心的外傷を受けた子どもの治療

愛着を巡って

ビヴァリー・ジェームズ 編著　三輪田明美・高畠克子・加藤節子 訳

Handbook for Treatment of Attachment-Trauma Problems in Children

by Beverly James

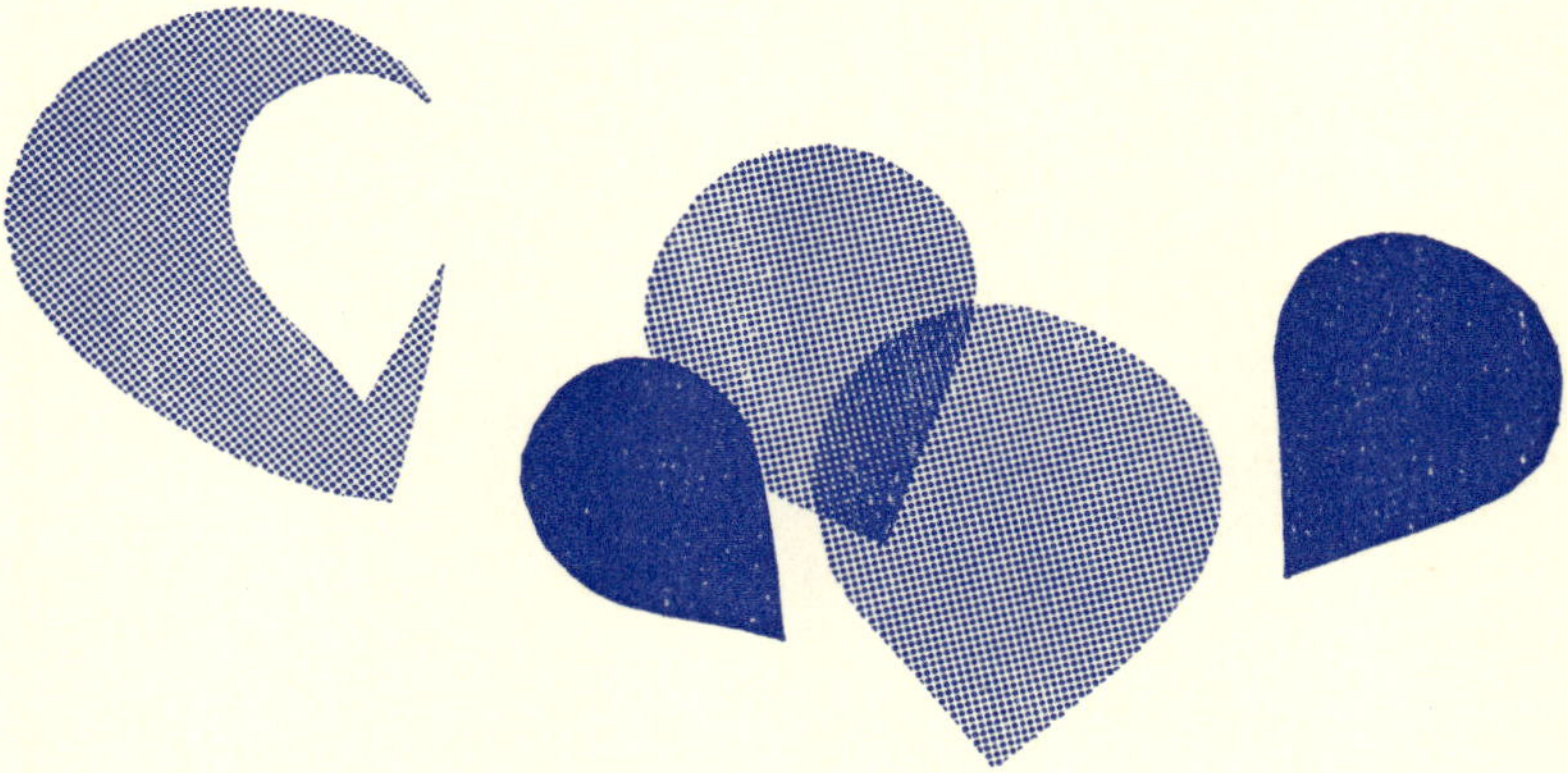

誠信書房

謝辞

ステファン・グロス氏に心から感謝致します。彼の支援と編集能力が本書を世に出す産婆役となったのです。たくさんの同僚、子どもたち、家族からの寄稿が、この仕事に深みと広がりを与えてくれたことをありがたく思います。私の友人であり同僚でもあるパトリシア・ディクソン氏と話し合うことで、愛着と心的外傷の理論を統合する概念の発展を見たのです。メアリー－ルー・カーソン氏、カレン・シトラール氏、モリー・ローナー・ウィトン氏は、私がこの原稿を書いている間中、惜し気もなく彼らの臨床上の専門的な意見や個人的な支援を提供してくれました。ジョイス・ミルズ氏は元気づけてくれました。レキシントン・ブックス社のマーガレット・ヅッキー氏には御指導をいただき、大変感謝しています。本書に書かれている愛着関係による心的外傷障害のさまざまな症状を私自身が呈したとき、家族と友人がしっかりと心の栄養を与えてくれると同時に、「耐え抜いて」くれました。

みなさんに「とてもたくさんの愛」と「感謝」をお贈りします。

目次

序章　子どもたちは私たちみんなのもの

お祖母さんたちは笑って豊かな浅黒い体を揺すり、私のことを分かり切ったことを質問する子どものように見ながら、ゆっくりといっせいにうなずきました。彼女たちは私に、ミクロネシアの習慣を説明するのに困っていました。その習慣はあまりにも固有のもので、自然で正しいことなので、誰一人としてなぜそんなふうにするのか考えたことがなかったからです。このミクロネシアの女性たちの仲間に、私にとっては単純と思える質問を投げかけました。「いつも赤ん坊の面倒を見るのは、なぜお祖母さんたちで母親ではないの」という質問です。

この女性たちは毎日集まって来て、〈物語をする〉ために、木の下にマットを敷いて座ります。自分の孫である赤ん坊を抱っこしたり抱きしめたり、鼻を押しつけたり、話しかけたりするのです。彼女たちは私が一緒にいることの物珍しさを楽しんでおり、私は招かれたことを誇りに感じていました。このように親密な仲間、女性たちの絆が、この世界の何処にあっても不思議ではないと考えていました。帽子や着物や肌の色を変えれば、私はインド、ペルー、タイ、スワジーランドへ行ったことになります。あるいは、合衆国のある地域に来ていることになります。

この島では伝統的に、母親たちではなくお祖母さんたちが、子どもたちの誕生から一次ケアの提供者なのです。母親たちのなかには、私の高校の生徒もいました。数人の子どもたちを置いて、島を出て大学に通う母親もいました。この母親たちは、長く子どもたちと離れていても、赤ん坊に会いたいとは思わないようでした。私が親だったら、最善の養育者がいても、気楽に何カ月も何年も小さな子どもを置いて家を離れるなんて想像もできないでしょう。母性本能はどうなったのでしょう？　愛着は？　この世に存在するこの異なる生き方を私は理解したいと思いました。

この面白がっている辛抱強い女性たちは、ナニおばさんを通じて、みんなで考えた回答を私にくれました。「母親たちはあまりにも、……あまりにも……」と、彼女は的確な言葉を探して、大きな身体の真ん中を両手で強く押さえて、「彼女たちは、あまりにも生命に溢れているので、日がな一日子どもと一緒に座って過ごすことができないんですよ。それに、彼女たちはとてもおバカさんです。母親たちはいまだに、赤ん坊をどうしたらよいか分かりません。彼女たちは、自分の赤ん坊の赤ん坊を世話するでしょう」と言いました。おばさんたちはいっせいにため息をついて、「そう、これが答えよ」と言いました。それから、私に一つ質問をしてきました。

「あなたの国で、赤ん坊を売るのはどうして？」

「ああ、なんてことなの」「一九四〇年代のどんな映画が今この島に上陸して、それを私が説明しなければならないはめになったのかしら？」。彼女たちは私の答えを待ち望んでいました。疑いなく、赤ん坊を売るアメリカ人のことは前に話し合われていて、この質問は期せずして口から出たものではありませんでした。

「このことで、あなたが知っていることを話してくれませんか。そうすれば、私も理解できるでしょう」と、第二言語としての英語を使って私は尋ねました。

編んだマットの上で微妙に居住いをくずしているところをみると、くつろいで、長い興味深い話をしようとしているようでした。彼女たちの間に、いっせいに興奮した声が起こりました。ファリタおばさんは他を圧倒する力強い声で、「えー、えー、知っているわ。あなたの国では、母親のいない赤ん坊は誰にも世話されないそうね」と言いました。仲間の女性たちは次々にうなずきました。「もし、親が交通事故で死んだら、赤ん坊は売られるんですってね。あなたの国では、親戚がそういった赤ん坊の世話をしたがらないそうね」。

「養子縁組……」と、私は考えました。「子どもたちは、一族から可愛がられ、世話されるという世界に住むこの人たちに、養子縁組の話をいったいどう説明すればよいのかしら。子どもたちは、大きな拡大家族のすべての大人たちから、愛情、食べ物、制限、おどけた注目などを提供してもらうのを、当然のことだと思っている世界で」。

「私たちは子どもたちを売りません」と、私は語り部兼先生口調で説明をし始めました。私は核家族の生活や、養子縁組のプロセスについて話しました。家庭をもたない人でも、子どもを育てたいと思っている人もいることを話しました。

「あーそう。だからあなたたちは、子どもをもたない人に赤ん坊や子どもたちをあげるのね」

「ええ、そうよ」

「それで、その人たちはこの子にお金を払うの？」

私はため息をつきました。私にはこの議論の行き着く先が分かりましたが、どうやってここから抜け出すのか分かりませんでした。「お金は、弁護士と医者の仕事に支払われます」。私は事務手続きの話をもち出せなくなりました。

「あなたたちはお金を払って子どもを手に入れる。これは人身売買です」。おばさんははっきりと言いました。

「これは私たちのやってはいけないことです」。

そうです。彼女たちはこんなことはできないでしょう。望まれない子どもは、彼女たちの理解の外でした。

そんなわけで、私の愛着への興味が始まったのです。

一九七〇年代の初め、私はミクロネシアで過ごしました。それから私は研究し、さまざまな大学で教え、政府機関で臨床の仕事をしてきました。ときには臨床の個人開業をやったり、講義や相談を行なったりしました。私の仕事は、心的外傷や虐待の治療、心的外傷や虐待が現在および将来の愛着関係に及ぼす影響が中心でした。このプロとしての生活を通じて、私は子どもたちやその家族をエンパワーすることに情熱を傾けてきました。

私は仕事で外国に行き、精神衛生の従事者を訓練し、教える人びとからいつも学んでいます。異文化体験や多様な体験は、フェミニストの視点と同様に、私の理論的アプローチや臨床的介入に影響を及ぼし、臨床ソーシャルワーカーや家族療法家としての訓練や実践に、また最終的には心的外傷や愛着の領域で仕事をすることで経験した多様で専門的な養育や挑戦などに影響を与えているのです。

私はじかに観察して、戦争や貧困や災害から生き残った子どもたちの驚くべき回復力に驚嘆しました。子どもたちは完全に無傷とはいきませんが、良好な変わらぬ家族のケアに支えられれば、多くの場合対処できますし、傷はほとんどなくなるでしょう。彼らのもっと深い傷、ときに癒やされない傷とは、愛着関係と関連するものです。すなわち家族を実際に喪失したこと、あるいは喪失しそうになったこと、家族との連絡が絶たれたこと、あるいは養育者によって虐待されたり保護されなかったりしたときに、子どもが体験する深い裏切りに関連するものです。

愛着や心的外傷や子どもたちの情緒的発達に関連する専門的な知識が、ここ二十年間でかなりふえてきました。専門の多様な組織が、それぞれの関係分野において問題点を徹底的に研究し、専門的ネットワークや雑誌での体験を共有するために設立されたことは良い面です。悪い面はこれらの専門分野で獲得された知識が、グループ間で直ちに統合されないことです。

この本に寄せられた多くの原稿を読み返しながら、私は改めて、若いサバイバーの根性、養育者の粘り強さやスキル、治療者の知恵と創造性に感動させられました。どの人も英雄です。この仕事は困難で胸の張り裂けるようなもので、多くの場合感謝されず、しかも不充分な資源に直面しながら成し遂げられるものなのです。

子どもたちのための精神保健資源が、もともと恥ずかしいほど貧困だったのが、今はさらに縮少されようとしています。私は、十回あるいは六回の臨床セッションで、あるいは親に会うこともなく子どもを助けるにはどうしたらよいのかとよく尋ねられます。なぜならば、これが使える時間のすべてだからです。短期療法や普通のセラピーだけでは、これらの子どもたちや家族に必要な援助を提供できません。それほど問題は大きいのです。スラム地区の小児精神保健クリニックで働く一人の小児精神科医は、戦場でたった独りで活動する写真家のように、被害を記録するだけで援助を提供できないと言います。

私たちの地球村に生きる次世代の人びとを援助するために必要な仕事は、すべての人びとに関わる問題であり、あらゆるレベルで取り組まねばならないことなのです。私たちは、子どもたちの精神保健の問題は、彼らの生き残りにとって、また私たちの生き残りにとっても、優先事項であることを認めないわけにはゆきません。

この本では、愛着、心的外傷、小児発達の領域から重要な概念を概観します。これは心的外傷関連の愛着障害に取り組むための統合された理論的青写真を提供しています。そこには、子どもにとって恐ろしいことである親の喪失や親との別離のような状況、不適応な親としての対応、養育者の無秩序で独断的な変更、親か子どもによる執拗な親密性回避パターンなどが含まれるでしょう。子どもたちや養育者の特異なニーズに合わせて変えられる査定や治療のための実用的指針が含まれます。

いくつかの章は、多くの人びと――専門家、親、そのほかの養育者、そして子どもたち自身――の寄稿に当てられています。さまざまな国で働き、この問題の普遍性を強化する同僚たちからの寄稿もありますし、また、戦争や国の政策の犠牲になった何千人という子どもたちに影響を及ぼす愛着障害の問題に一章が当てられています。

三つの章は専門家によって書かれていますが、彼らの特異な癒やしのアプローチは、心的外傷的な愛着障害の課題に苦闘している私たちに多くのものを提供してくれます。二つの章は、ジャスパー・マウンテンの居住治療プログラムについて書かれました。つまり重症の愛着障害をもつ子どもたちの長期治療ニーズを満たし、またゆくゆくはこれらの子どもたちをケアする里親家族に対する臨床的支援や指導を提供するために、特別につくられたプログラムなのです。これらの寄稿は、スパイス、豊かさ、希望、そして重症の愛着障害の子どもや家族との仕事が実行可能であるという証拠を加えてくれています。これらの声の合唱は、発言権をもたない子どもたちを代弁しています。

最後の章では、子どもたちや家族の幸せを支援し育てることのできる創造的で興味深いやり方について、私はいくつかの空想や願望を述べていますが、読者のみなさんもご自分の願望や提案をどうぞつけ足して下さい。子どもたちがもつ重症の愛着障害や心的外傷関連の障害問題は、精神保健コミュニティのケアだけに任せるのは、あまりにも大きく重要すぎます。私たちはあらゆる人びとからの助けを必要としています。子どもたちは所属する必要がありますし、子どもたちは私たちみんなのものなのです。

第1章　人間の愛着と心的外傷

他者に対する親密な愛着は、人生がその周りを巡る中軸のようなもので、乳児やよちよち歩きの幼児や学童期だけでなく、青年期や成熟期はもちろんのこと、老年期においても同様である。これらの親密な愛着から、人は自分の強さと人生の喜びを引き出し、貢献するものを通して他者に強さと喜びを与える。

（ボウルビィ　一九八〇）

胎児は、生存するために子宮のなかにいなければならないように、子どもは発達し、保護される感覚を体験し、養育され、人間らしくなる愛着関係がなければなりません。

愛着関係は普通、家族という文脈のなかで確立されます。一人親家族であれ、養子家族であれ、里親家族であれ、族家族であれ、です。でも、それが家族なのです――家族は子どもに必要な安全感覚を提供し、成長のための場所を提供する母体なのです。それはすべての子どもの生得権です（フレイバーグほか　一九七五）。

深刻な愛着障害と心的外傷（トラウマ）は、多くの子どもたちや家族生活のなかに共存します。一方が、他方を引き起こす原発的な出来事になるかもしれません。一次的愛着関係の喪失は、どの年齢の子どもにとっても心的外傷になりえます。家族のなかで起こった外傷的な出来事は、親と子の深刻な愛着障害になるでしょう。子どもや家族が、深刻な愛着問題または心的外傷になる出来事に対処するのを助ける臨床家や養育者は、複雑で高度に専門化し、まだ海図のない領域にあえて踏み込むのです。この章では愛着や心的外傷の基本的な概念を提示し、それにもとづいて作られた統合的治療枠を次の章で提示します。この概念は専門的な文献と、子どもや家族の愛着-心的外傷問題に親しく深く関わっている臨床家や養育者の体験から収集されたものです。

愛着とは何でしょう?

これ以降、愛着関係を愛着と呼ぶことにしますが、これにはさまざまな定義があります。臨床家の私にとって最も役に立つ定義は、愛着とは子どもと養育者との相互的、永続的、情緒的、身体的な親和であるというものです。子どもはこの関係を通して、生きるためにそして成長するために必要なものを受け取り、養育者は養育し指導したいという自分の要求を満たします。

乳児やごく小さな子どもたちは、普通優先的、あるいは一次的な愛着を発達させます。これは、慰めと安心が必要とされるとき、子どもから選択的に求められる人のことです。子どもは成長するにつれて、さまざまな愛着を形成しますが、一般に一次的愛着は両親、普通は母親との間にそのまま残ります。一次的愛着対象は、子どもが求める親としての対応を満たす際に、他人に助けを求めることができるかもしれませんが、関係の一貫性と質を通して、子どもの慰めと安心を一次的に提供する役割を常に取り続けます。

養育者、つまり子どもの世話をする人とは、ケアを提供し続ける人のことです。養育者は、子どもの生物学上の親、年長のきょうだい、祖父母、養父母、里親、児童保護スタッフなどになるでしょう。

一次的愛着者の使命には三つの要素があり、それぞれの使命は独自のメッセージをもっています。

・保護者として「すべてはうまくゆくでしょう。私があなたを世話し、制限し、安全にしてあげましょう」
・提供者として「私は、食べ物、愛情、住居、楽しみ、慰め、遊びを提供する源です」
・案内役として「あなたが誰なのか、私が誰なのか、世界の仕組みはどうなっているのかを教えましょう」

愛着とは、子どもの発達という建物のブロックを提供するものです。子どもは感情を調節したり、自らを慰めたり、これらの関係を通して他人と関係することを学びます。愛着とは、子どもたちが物理的・社会的環境を探索するための基地なのです。初期の愛着体験が、子どもたちの自己、他者、世界を形成します。

愛着形成

一次的愛着が最適に形成されるのは、赤ん坊と養育者の間でその準備や期待や可能性が存在するときです。養育者と子どもは、その関係のなかにさまざまな可能性、表現形式、要求、気質などをもち込みます。結びつきが形成され、感覚的な接触――見つめること、嗅ぐこと、味わうこと、聴くこと、触れること、揺らすこと、食べること、遊ぶこと、しゃべること――を通して強化されます。養育者と赤ん坊にとって、二人の関係が情緒的・身体的に満足をもたらすとき、安全な愛着が成長するのです。子どもは養育者を、喜び、驚き、愛の温かみ、痛みの除去などの源として知覚するようになります。養育者は、子どもの開花する発達を満足の源として体験します。

愛着探索行動はまず、乳幼児が親を求めて泣くことに始まり、子どもが成長するにつれて、より複雑になっていきます。乳幼児や幼い子どもが、驚きや不快で泣くことが、大人の世話する反応を引き起こす鍵になります。親としての対応への反応は、養育者が自分は有能だと感じ満足するばかりでなく、苦しむ子どもに救いをもたらします。子どもの側のそのほかの愛着行動には、接近希求や注意獲得が含まれます。ストレスを体験している子どもは、愛着行動が多くなります。私たちはこれを、子どもたちが脅え傷ついているときに見ます。一次的愛着者は、子どもを条件反射のように直ちに慰めることのできる人に少しずつなりますが、これは、たとえば母親が子どもの小さな傷にキスをすると、痛みが消えて遊びを再開できる例に一番よく表われています。この愛着が一度形成されると、たとえ一次的愛着者が不在でも愛着は継続します。

愛着への障害

早期愛着形成への障害は、親または赤ん坊が身体的・情緒的に相手になってやれないことを意味し、その障害は部分的または全体的になることもありえます。この相手になってやれないことは、とりわけ子どもあるいは養育者の身体的痛み、病気、薬物嗜癖、発達障害などから起こるでしょう。うつ病、解離性障害、過度の羞恥心、歪んだ知覚などの慢性的な情緒障害が、愛着形成の妨げになるでしょう。

私たちは臨床実践のなかで、早期一次的愛着の喪失や崩壊に苦しむ人びとが、しばしば後期の愛着形成ができずにいるのを見ます。新しい関係をつくることが、背信か、希望の喪失か、愛の欠落か、自分の運命を決める行為を表わすものかになりかねないのは、その行為が、自分の愛している人からもう自分は愛されないのだと思うことへの保証だと気づく場合なのです。愛着対象と離れて生活する子どもまたは大人は、親密な人間関係を形成できないか、自分から進んでそうしようとしないかでしょう。そうすることが既存の、しかし不在の愛着を脅かすものになりかねないからです。たとえば、自分の子どもと別居している離婚した親は、義理の子どもたちとの愛着形成に抵抗があります。そうすることは彼らにとって背信行為だと感じられるからです。生みの親と離れて住む子どもは、新しい愛着形成に抵抗するでしょう。別の大人と良い関係をつくると、疎遠になった親はきっと戻って来ないと信じるからです。

親からの酷い扱いを体験した人は、その後の愛着関係の形成にかなりの困難を残すでしょう。なぜなら、子ども、親、その両者との間では、誰か他人と親密で相互的な人間関係をどのように形成するのかを知らないからです。このことは、過去に愛着障害の生育史をもつ親や、里親家庭に処遇された虐待児にしばしば見られます。信頼、これは愛着形成に必要な要素ですが、これらの親や子には考えられない、または容易でないことなのです。また、愛着関係における親密さの体験は、彼らにとって傷つきやすさや危険に繋がるため、耐え難いことなのです。臨床家たちはしばしば、新たに形成された養子や里親や継父母の関係のなかに、このようなダイナミックスを発見します。

発達のダンス

愛着関係における調整すなわち調和は、当然変動するでしょう――とりわけ、子どもや養育者の気分、相手に慣れること、気づき、関心などの変化によって影響されます。子どもと親の間に深刻で慢性的な不調和があると、子どもの発達にマイナスの影響が出るでしょう。そのほかの重要な発達上の問題――たとえば、運動神経、認知、言語などの問題――があるとしても、乳幼児が生き残るためには、愛着がもっとも中心的で本質的なのです。

最愛の人との関係と同様、子どもや養育者が情緒的・身体的に相互に調整し合い、双方の要求が合えば、刺激、興味、喜び、歓喜、満足などが体験されます。親と子どもの愛着ダンスには、いつも動きがあります。いつもお互いが、自分自身や相手のさまざまなリズムに敏感になると、このダンスは優雅になるでしょう。窮屈でちぐはぐな踊り方は、踊りをリードする人やそれに従う人に混乱を招くでしょう。それは、愛着関係にあるパートナーが、いつもお互いにつま先を踏んだり、自分のソロに夢中になって、お互いに対する反応が鈍くなったりするのです。

養育者と子どもの双方の要求や能力は絶えず変化する状態にあり、親子の成長や周囲の環境によって常に影響を受けます。大人になろうとする子どもが示す一般的な自立への傾向は、養育者が自立を喜んで認めることにマッチさせる必要があります。子どもは、親がケア提供機能を放棄するにしたがい、独力で情緒的緊張に対処し、物事を決定し、守り、ケアすることを学ぶ必要性に迫られます。相互依存的な拡大家族や種族や一族のシステムとの臨床経験から明らかなことは、子どもの愛着欲求が、多様な愛着関係によってもたらされる絶え間ない良質なケアで満たされることなのです。

よちよち歩きの幼児の生物学的発達や愛着による安心感は、より大きな社会的世界を探索したり学習したりするのを促します。多くの場合、子どもは、拡大家族のメンバーとか一次的愛着機能を促進させるほかの大人とかに愛着をもつでしょう。このような関係は親子の愛着を支持し、考えられる人間関係上の問題を軽減するでしょう。

子どもは学童期により拡大した環境に入りますが、他人と自分自身を比較することによって、さらなる挑戦とその機会が与えられます。子どもが自律性を発達させたり、自分自身を家族の一員のみならず、コミュニティの一員でもあると考えるにつれ、愛着機能は徐々に子どものなかに内面化していきます。

一次的愛着機能——保護、限界設定、養育、指導——は、青年期に子ども自身や仲間やコミュニティのほかの大人に、その機能を移行させることで主役の座を退くことになります。愛着関係は安全網を提供しますが、青年期になると、子どもは大人の機能を実行するようになります。青年期の仲間や家族以外の大人との愛着は相互依存的で、この特徴が愛着機能を相互に分かち合うことになります。

成人期になると、家族や婚姻関係にあるパートナーや自分自身の子どもたちと、成熟した愛着関係が発展してきて、愛着機能は充分に展開していきます。

愛着関係への適応

すべての年代の子どもたちは——乳幼児から青年期まで——、親に養育されたいというニーズが満たされないと、愛着関係を保ち続けようと自分らの行動を変えていきます。このような変化は生き残るために必要で、しばしば賢明で創造的でもありますが、必ずしも健全とはいえません。子どもたちが、自発的な思考や感情や欲望を抑圧して、その代わりに親が世話するように、刺激するための適応的な役割を行なうのを見かけます。すべての子どもは時どきこれを行ないます。しかし、基本的な世話をしてもらうために、子どもが役割を引き受けなければならないとすると、これは深刻な問題になります。そうなると、それはパターン化された行動障害の愛着のダンスになります。子どもたちの適応的な役割には、虐待的な親の言いなりになりすぎたり、頭がおかしくなった親を楽しませたり、ひどく貧しい親の幼い養育者になったり、反応を示さない親に暴れて要求を突きつけたり、無頓着でおとなしい親を操作したりするなどの行為が含まれます。

子どもの適応的な行動は、結局親が子どもの要求に応えることで強化されます。子どもの自己価値感は、大人の世話を引き出す役割と結びつくことになります。親の世話や注目と引き代えに、自分の真の考えや感情を無視しなければならない子どもは、自分の演じなければならない役割に自己を同一化して、真の自己感覚をもつことはないでしょう。あるいは、彼女の自己が親に受け入れられなかったとしたら、社会やたぶん自分自身にも受け入れ難いものと信じている自己感覚しか、発達させることができないでしょう。

愛着問題のカテゴリー

親子の愛着関係に起こる問題が、子どもの発達を深刻に阻害しかねません。これらの問題は、一般的には三つのカテゴリーに収められます。

・障害された愛着
・愛着の心的外傷
・心的外傷関連の愛着問題

障害された愛着

愛着という安心感は、子どもの生理学的・情緒的・社会的ニーズの表出に対する親の反応の質と常に関係します。プロセスを妨げる問題がなければ、親は子どもの基本的要求にプラスの反応をしたいというやむにやまれぬ願望をもっています。子どももまた、誕生から神経学的に反応するように「配線されて」おり、自分の出す信号への養育者の反応の仕方やタイミングや頻度で調整されています。親と子の間に、調整の欠如やミスマッチが起こると愛着障害が起こります。この不調和にはいくつかの原因がありますが、それには愛着信号の送信や受信や反応に対する子どもか親の機能障害、気質の違いによる適応困難、不適切な親としての対応する能力、不安定で分裂的な親としての対応などが含まれます。

グリーンスパンとリバーマン（一九八八）の論評には、愛着障害に対する生理学的・神経化学的反応の研究が含まれていて、そこでは生物学的システムと行動学的システムの相互作用の本質が明らかにされています。養育者は好ましいやり方で子どもの早期の体質上のパターンを変えることができることを示す例を引用しています。

愛着の心的外傷

一次的愛着対象の喪失は、子どもにとってすべての喪失――愛、安全性、保護、人生そのものの喪失――であり、一次的愛着が長期にわたり形成されないことは、幼い子どもにとっては完全な喪失に等しいのです。このことは、スピッツ（一九四七）による孤児院の子どもの忘れ難い写真と、ロバートソン（一九五七）による八日間親から離されて入院し、心的外傷をこうむった子どもの映画で、視覚的に生々しく大衆の注目を集めました。このように子どもの苦痛を率直に描写することが、結果的に専門家を目覚めさせ、子どもの愛着欲求に関する社会政策に変化をもたらしました。

子どもたちは、生き残るために一次的愛着対象が必要であることを身をもって体験します――一次的愛着対象とは、その人の出現が子どもの保護をもたらし、その人の行動が手に余るほど大きな子どもの恐怖を軽減し、変化する状況に子どもが対処できるようにさせてくれる人物のことです（スピッツ　一九四七）。子どもの心配が小さければ、ほかの大人でも慰めを提供できますが、子どもの深い恐怖は愛着関係をもつ人の出現によってしか和らげられません。愛着対象の喪失は、和らげられない恐怖や鎮められないうつや絶望をかき立てます。なぜなら、安全や愛の源泉が失われてしまっているからです。

一次的愛着対象から虐待を受けた子どもは、多くの複雑な病み方をします。虐待それ自体からくる痛み、混乱、恐怖などがあります。それは、一人の人間のなかに、危険の源と保護の源を二つもつという理解し難い体験なのです。一番怖いのは、愛着関係の喪失すなわち親の虐待から自分自身で身を守ろうとするときに、起こるかもしれないと子どもが信じ込んでいる喪失の恐怖なのです。

子どもたちは、身体的には自分自身を解離させたり麻痺させたり、感覚の意識を弱めたりして、身を守ることに関わりながらこのような状況に適応してゆくのです。子どもたちは普通、虐待に対して自分自身を責めることで、虐待する親との関係を維持したいという要求に対処するのです。このことで、子どもは怒りを虐待者に向けることなく、その虐待する親から自由に愛と保護を求め、欠くことのできない愛着関係を保ってゆくのです。

心的外傷関連の愛着問題

心的外傷になる出来事がもつ緊急で生死に関わる側面や、心的外傷の結果起こる家族の困難は、心的外傷になる出来事によって生じた親子の深刻な愛着問題をぼかすことがあります。けがや重篤な疾病や大災害などの一回きりの心的外傷になる大事件は、機能障害、長期間の別離、恐怖、不安、行動上の誤解をもたらします。これらの出来事のどれかが、愛着関係を深刻に損なう親か子どもの行動パターンの変化をもたらすことがあります。親は子どもの要求を適切に認知したり反応したりできないかもしれませんし、子どもは大人に対して要求や反応を適切に表現したり反応したりできないかもしれません。子どもとの接触が子どもか親かのどちらかに辛い記憶を呼び起こすなら、子どもとの接触を避ける家族では心的外傷関連の機能障害が露呈されるのです。子どもを情緒的に抑圧する親も、そうしないと起こるだろう結果を怖れているのであって、そこにこそ機能障害が露呈されているのです。もしそのような行動が初期の危機段階のあとにも継続するなら、重大な愛着問題に発展するでしょう。

慢性的に繰り返される心的外傷になる出来事も同様に愛着関係を損なうでしょう。たとえば、虐待する親から心的外傷を受けた子どもは、虐待しないもう一方の親との愛着関係にも重大な障害を起こします——子どもは価値がなく可愛くなかったため、保護されなかったのだと信じるかもしれません。虐待する親は、嘘と脅しで子どもと虐待しない親との間に意図的に楔《くさび》を打ち込むでしょう。子どもの愛着関係は、保護的でない親や高圧的な親や虐待する親を許し、子どもに味方するもう一方の親などとの間で深刻に悪化することがあります。暴力的な家庭や暴力的なコミュニティで生活することは、子どもたちが親は自分を保護できないと信じているため、愛着障害を生み出すことになるでしょう。子どもは親との関係より、むしろ仲間関係に力や強さを求めるかもしれません。そうすると、親は子どもを制限したり懲罰したりするので、子どもはその親の行動を愛のないものと知覚するのです。

愛着と心的外傷のダイナミックスとの統合

重篤な愛着障害や心的外傷体験は、多くの場合子どもの生活のなかに共存し、どちらも生き残るための脅威として知覚されます。愛着過程と心的外傷体験はどちらも、子どもに生物学的・心理学的・行動学的影響を与えます。両者とも、子どもの自己概念に影響を及ぼし、将来の人間関係や出来事の体験の仕方に影響を及ぼします。愛着問題の治療や子どもの心的外傷の治療には、両者の相互関係を理解すること、二つの治療分野での子どもの発達と知識と能力に結びついている固有の複雑さを配慮すること、また子どもとその養育者の生活に両者が共存する場合には、両者の治療を一つにまとめる能力が求められます。そしてこれらの問題を扱う場合は、強靭かつ陽気な現実的な生き方が要求されます。

心的外傷とは何か

心的外傷は、現実に安全を脅かされるか、脅かされるという知覚が、個人のふだんの対処能力を超えたときに起こります。一般的に子どもたちに高いストレスを与える状況の多くが、特定の子どもには心的外傷とはなりません。ある子どもたちは対処でき、たとえ状況が繰り返され慢性的であっても、発達上の脅威にはなりません。心的外傷診断は、出来事それだけで行なわれるのでなく、子どもの体験の文脈や意味にもとづいてなされるべきです。大人の目から見れば、比較的害のない体験かもしれないことが――家族で外出していて、子どもが数時間〈迷子〉になった場合など――子どもには心的外傷になることがあります。反対に、銃を突きつけられて家族と一緒に人質になった場合、子どもは危険を理解していないため、比較的安全と感じるかもしれません。

ある出来事が子どもにとって、心的外傷になったりならなかったりするかもしれませんが、子どもの体験を正確に評価するには、臨床家や養育者が、その子にとって出来事の意味を考慮しなければならないという仮説を立てる必要があります。これが意味するところは、子どもの生物・心理・社会的経歴、気質、発達段階、準備性などから影響を受け、出来事が起こった文脈や愛着対象から得られる支援にも影響されます。たとえば、ある状況に脅かされた子どもが、助けを求めて泣き叫んで、親に慰めてもらったり保護されたりするとします。子どもにとってこのことは、自分には力があり、親は自分を愛してくれ保護してくれることを意味し、愛着関係は現に存在する愛すべき必要なものとして強化されます。別の子は、出来事に対して責任を感じたり、親に援助を求めることを恥じたり、保護される価値がないと感じたりするかもしれません。そして、この自分には何かが欠けているという証拠が、愛着関係を弱めてしまうのです。

出来事ではなく、指針になるという意味で単純でよくある例は、両親の離婚です。ほんの少しの例を挙げれば、子どもにとっての意味には、安全性、安心、脆弱性、羞恥、恐怖などが含まれます。

家族全体にとっての悲惨な心的外傷体験は、愛着にマイナスの衝撃を与えないかもしれません。子どもは大切な大人から何が危険かの手がかりをもらいます。家の倒壊を新しい始まりの機会と見たり、けがをしなかったことを喜び合ったりする家族であれば、事件に関連して愛着の問題は起こらないでしょう。

幼年期の心的外傷の特異な課題

子どもの心的外傷への反応は複雑で、脆弱性と幼年期の要求のために大人の反応とは異なります。子どもの心的外傷体験は、特にそれが慢性的に起こると、自己同一性の形成、認知処理、身体の統合体験、行動の管理能力、感情耐性、精神的・道徳的発達、自己および他者への信頼能力など、幼年期の発達のすべての領域を損なう可能性があります。

子どもの対処スキルは、年齢、言語能力、強さ、可動性、自由さ、経験、愛着対象の有無などで決定されます。子どもにとって、安全性や対処能力の一次的源泉は愛着対象で、その人がいてもいなくても子どもの危険な体験に影響を及ぼすのです。

退行的行動は心的外傷への普通の反応です。つまり、子どもたちはさらに無力な状態に引き戻されて、それによって、無力と恐慌の心的外傷体験がもう一度刺激されるのです。コントロールの必要性、親密さの回避、挑発的な行動のような適応反応は、愛着関係を形成したり回復したりするときの重大な障害になります。フラッシュバック、過剰反応性、解離などの心的外傷症状は、子どもの学習を阻害するばかりでなく、行為障害、敵対的で挑戦的な行動、嘘、親への尊敬や愛の欠落などとして誤ってラベルづけされ、症状として認知されないこともしばしば起こります。

心的外傷の結果

幼年期の心的外傷体験、特に繰り返される慢性的な体験は、神経発達的、生理学的、情緒的、社会的、行動的に強い衝撃をもたらします。

心的外傷の衝撃によってもたらされる相互関係の複雑な症状は、軽度から重度まで次の四つのカテゴリーに分けられます。

・執拗な恐怖状態
・記憶の障害
・感情の調整不全
・親密さの回避

執拗な恐怖状態

ペリー（一九九三）は、反復的・慢性的心的外傷体験が子どもに与える神経学上の影響について、最近発表した医学的研究に記述しています。発達の神経生物学上の重要な原理は、脳は経験の影響を受けて発達し組織化されるということです。子どもの急性ストレス期に見られる神経生理学的賦活は、普通急速で可逆的なものです。ペリーによれば、「ストレスになる出来事は、充分な持続時間、強度、頻度をもっているとき、脳に変化を及ぼす。……心的外傷を受けた子どもの体験は、恐怖、脅威、予測不能性、葛藤、混沌、飢え、痛みなどである。……心的外傷を受けた子どもの脳組織の鋳型は、ストレス反応性である」（一四頁）。

闘争、逃亡、凍結《フリーズ》（訳注　凍りつくように動けなくなること）は、傷害から生体を守るのに役立つ、急性心的外傷に対する即時的で自動的な生き残るための反応なのです。これらの反応は、恐怖に対する全身反応ですが、ほとんどが原始的な脳に左右される反応なのです。

ペリーは以下に述べるように、大人の闘争‐逃亡‐凍結行動を子どもの同じ行動と関連づけています。

・子どもの闘争反応は泣くことであり、そうして自分を防衛し保護してくれるだろう養育者に警告を発します。退行的な癇癪や攻撃的な行動も、恐慌を来たしている子どもには闘争と同じものでしょう。
・身体的逃亡は子どもにはその可能性がないことが多いのです。それに相当する最も普通の反応は解離です。
・凍結は危険な出来事を回避できないときに起こります。凍結は状況を処理し、評価するためのカモフラージュと時間を提供します。大人はしばしば、子どもの心理的・生理的凍結に対して脅しと要求で反応するため、結果的に子どもの恐怖体験を増幅します。子どもの凍結行動は普通、敵対的・挑戦的だと見なされます。

このような恐怖に対する反射的・原始的な脳の反応は、子どもが心的外傷を受けた出来事を思い出させる状況に晒され、執拗な恐怖状態に至ったときに、再び刺激されることがあります。その反応行動とは、過度の警戒、強い驚愕反応、焦燥感の増幅、不安、身体的過活動性、極端な退行行動などです。

記憶の障害

重篤な心的外傷体験は、ほかの出来事と同じように、処理され記憶のなかに貯蔵されることはありません。過去の体験に統合される代わりに、それらは分離したままの状態になっているようで、一部または全部が意識的認識外に存在することになります。強烈な回想は招かれもしないのに意識のなかに侵入し、まるで今起こっているかのように体験されます。意識への侵入は覚醒状態で起こるか、寝ている人を目覚ます生々しい悪夢となって起こるかどちらかです。

外傷的出来事のすべてまたは一部が、突然勝手に再体験されることを、普通フラッシュ・バックと呼んでいます。フラッシュ・バックは、生理的感覚、感情的体験、行動の再現、あるいは個人の意識のなかに侵入する恐ろしいイメージなどがあります。フラッシュ・バックは連想しやすい手がかり——無力感と結びついた恐怖などと類似した感情状態、臭いや大声などの感覚体験、囁くような脅しや平手打ちなどの行動反応、ナイフやビール缶などその環境にあった特定の物——で刺激されます。

乳児のフラッシュ・バックは、刺激に対する身体反応——虐待する母親に対して突然吐く子ども、病院の臭いで荒々しく苛立ったり解離したりする医療的心的外傷を受けた子ども——としてしばしば見られます。

小さな子どものフラッシュ・バックは、子ども自身は何も覚えていないのに、突然脈絡なく起こり、強烈な感情・行動上のエピソードとして親から報告されます。子どもの治療中に観察される、追いつめられて繰り返される心的外傷の再現（テアー 一九八一、ヴァン・デア・コルク 一九八九）は、フラッシュ・バック体験でしょう。

保護的解離は別の記憶障害です。解離とは、体験が本人の意識的感知とは分離されている意識の統合機能のなかでの突然の一時的な変容なのです。この非自発的で自然に起こるメカニズムは、子ども時代に立ち現われて大人になっても続きます。日常的に解離反応は起こり、たとえば遊びに夢中になっているとき、話を聞いているとき、運転しているとき、しばらくは自分や周囲の環境が意識されていないときに起こります。解離は心的外傷サバイバー（訳注 心的外傷からの生還者）を、圧倒されるような感情、思考、感覚などから守り、彼らを環境のなかで機能させます。子どもが保護的解離を慢性的に使用すると、どのようなストレス要因にも反射的・習慣的に反応するため、子どもの機能や発達の阻害になる可能性があります。解離性障害は、人格の断片化と自己同一性の問題を助長する点で、子どもの発達に重大な妨げとなるでしょう。

心的外傷関連の記憶障害の症状は、子どもの嘘、説明できない攻撃性、引きこもり、奇妙なあるいはボーッとした行動が見られるとき、容易に誤解される可能性があります。

感情の調整不全

心的外傷サバイバーは、感情の調整に重大な問題を体験しています。彼らは麻痺や感情の回避によって、コントロールや防止を試みようとする心的外傷に関して、侵入的、自然発生的、感情的な回想をもっています。普通、感情の調整不全は、〈すべてか無か〉という情緒的様式で記述されます。大人のサバイバーは、感じていることを少しでも体験したり表現したりするように求められると、一気に情緒が爆発してしまいそうで、コントロールを失った抑えの利かない感情表現で、自分自身も他人も圧倒してしまうだろうと言います。子どもであれば、心的外傷を受けた子どもたちの遊びのなかにこれが見られます。それは極端に感情を制限し（言語化、運動、空想を描くこと）、遊びとは無関係に、コントロールを欠いた感情の嵐をところどころに散りばめるのです。発達上の悲劇は、感情を調整する学習能力を破壊すること、子どもが自分自身や世界を学ぶ助けになる遊びの自由と創造性を妨害することなのです。

失感情症とは、心悸亢進、発汗、口渇などの感情の生理学的側面で気づかれる障害として現われ、情緒的体験に名前をつけたり、象徴化したりできないのです。情動を理解したり同定する能力は、たとえばもし別の子どもが不当に罰せられているとき、その子がどう感じているかを語れる能力で立証されますが、失感情症の子どもは、生理学的側面以外に、自分自身の感情体験を語ることも予測することもできません。失感情症は、自分の情緒体験から学ぶことを妨げます。

クリスタル（一九八八）は、失感情症を早期幼年期の心的外傷に関連するものと考えます。臨床家や養育者はときに、拘束の多い行動と平板な感情を表わす若い心的外傷サバイバーを見て、失感情症を見落とすことがあります。

心的外傷関連の強烈な感情は、自らの体験を言語的に伝達する能力を妨害します。心的外傷体験は、脳の原始的・非言語的領域に書き込まれるようで、これによって体験の言語化が妨げられたり、できなかったりすることが説明できます。私たちが〈言語を絶する行為〉〈ものも言えない〉〈恐怖で口が利けない〉などと言うとき、言語のこの現象をよく表わしています。

感情の調整不全に関連する子どもの行動には、反抗的、挑戦的、非協力的、不安な、抑うつ的、衝動的、予測不能の行動などが含まれます。これらの子どもたちは学習障害児であり、言語的・非言語的手がかりを誤解することが多いのです。

親密さの回避

一般に大人や子どもの心的外傷サバイバーは親密になることを回避します。なぜなら、本来備わっている情緒的接近は脆弱性やコントロール喪失感を引き出し、この二つの感情が、暴力的虐待やほかの心的外傷を受けた犠牲者には耐え難いからです。親密さは、安全ではなく脅威を意味します。執拗な恐怖反応、記憶障害、感情の調整不全に関連する行動にのめり込む子どもに、親として対応するのは非常に難しいことです。親密さを積極的に回避したり、依存性に断固抵抗したりする子どもに、親として対応するのは不可能とさえ感じますが、親密さも依存性も一次的愛着関係の本質的な部分なのです。

親密さの回避は、大人に傷つけられたり大人の暴力を目撃したりする子どもたちには、適応的な反応です。一回きりの事件による心的外傷ではこのような行動は起こりませんし、行動の持続時間が短かければ、愛着関係は損なわれないでしょう。まとわりつき行動、多動、アイコンタクトの回避、引きこもり、反抗的行動、むかつくような個人的習慣などは、親密さの回避に役立つ行動でしょう。

臨床家や養育者は、心的外傷を受けた子どもが養育者と関係するとき、接近と回避の行動を同時に見ることがよくあります。すなわち、これは矛盾する発達上の欲求を示す重要な例なのです。子どもが自分の要求を満たそうとする例としては、よちよち歩きの幼児が両親に近づくために後向きに歩いたり、抱かれると金切り声を上げたり、親から顔を背けたときだけ抱かれたり、小さな子どもが、養育者を見ないときだけ食べ物を食べさせてもらったり、ペットの犬と幻想に彩られた関係を通して自分の愛情要求を満たしたりなどが挙げられます。普通、親密さの回避は、心的外傷の源泉である人に限られるわけではないのです。同様に、行動はしばしば別の大人にも広がります。

親密さを回避する子どものほかの行動には、大人への不信と身体的あるいは情緒的接近を嫌がることも含まれます。これらの子どもたちは、用心深く、多動で、支配的だったりして、偽りの成熟性を示したりすることがあります。

まとめ

愛着関係とは、子どもと養育者、典型的には親との間にできる、相互的で永続的な情緒的・身体的提携なのです。愛着は子どもに基地を提供し、そこから子どもは世界を探索することを学習し、子どもの発達にともなって愛着の強度や要素は変化します。さまざまな心的外傷体験が愛着を妨害し、障害された愛着、愛着の心的外傷、心的外傷関連の愛着などと一般的にカテゴリー化される問題を生み出します。心的外傷になる出来事や愛着障害は、子どもや養育者の生活のなかにしばしば共存します。臨床家や養育者は、一貫性のある治療や回復体験を発展させるために、この特殊な領域から得られた概念を理解し、統合できなければなりません。

第2章　警告／麻痺反応

恐怖の状況下で、人びとは自然に慰めと保護を最初に与えてくれるものを求める。

（ハーマン　一九九二）

本章で提示される警告／麻痺反応モデルは、心的外傷の文献に引用される覚醒／麻痺サイクルと、愛着の問題をもつ子どもに一般的に見られる挑発的な行動を結びつけたものです。このモデルでは、子どもはマイナスの危険な状況を追い求めるように見え、プラスの中立的な出来事に対して、挑発的で破壊的な行動で応じます。これらの行動は、心的外傷と結びついた耐え難く増幅する不安からのちょっとした解放をもたらし、それ以外の方法では得られないのです。なぜならば、その子どもは役に立ち有効に機能する愛着関係をもたないからなのです。まず背景にある情報を提示し、次に三つの一次的構成要素——警告反応、麻痺反応、挑発的な行動——について述べます。それからこれらの要素をモデルのなかに結びつけ、治療の意味の要約へと続けます。

背　景

心的外傷体験から生じる鍵となる症状は、過覚醒から麻痺まで――侵入的に心的外傷が思い出されることへの過覚醒と圧倒的な覚醒体験を何とかしようとする麻痺――の二相性の振幅をもちます（ホロヴィッツ　一九七六、リンデーマン　一九四四、ヴァン・デア・コルク　一九八七）。

心的外傷関連の子どもの覚醒と麻痺のパターンは、大人が子どもの行動に主眼を置いたり、大人が苦しむ子どもの体験を知ることに抵抗したりしてあいまいにされます。これらの子どもたちはしばしば、誤って行為障害と診断され、治療目標を行動の変容に置かれることがあります。

情緒的・身体的覚醒の管理は、子どもの発達によって制限されますが、愛着関係によって歩み寄りが見られるでしょう。子どもは少しずつ、一次的愛着対象から身体的・情緒的にケアされているという体験を通して、覚醒が調整されることを学びます。この体験によって子どもは、ケアされ安全である権利と同様に、自己のなだめ方、自己の守り方を内面化させるのです。

生育史に心的外傷と愛着の問題をもつ子どものいくつかの挑発的な行動、さらにそれらに対する最近の説について調べてみましょう。家庭外の施設ケアに置かれている子どもにしばしば見られる怒りや当惑の行動は、見たところプラスの体験に対する極端にマイナスの反応のようです。ベテランの専門的な養育者は、子どもがもらった新しい洋服や贈り物を壊すまでの時間を驚くほど正確に予測できます。家族と外出して楽しい時間を過ごした子どもが、一日の最後に処罰を求めたり、子どもがサッカーチームでうまくプレーしているときに、その後に予想される余波をひどく恐れながら待っていたりすることを、ベテランの専門的な養育者は知っています。良い出来事に対するこういったマイナスの反応は、しばしば子どもの低い自己評価の特徴として説明されます。すなわち、子どもは自分が何か良いことをしてもらえるとは絶対に信じていないため、物を壊したり、プラスの体験を妨害しなければならないのです。

そのほかの当惑させられる行動は、危険で子どもまたは他人に害を及ぼすものです。これらの行動には、自傷、動物虐待、身体的・性的児童虐待、摂食障害、持ち物の破壊、他人からの虐待を引き出すことなどが含まれます。私たちはこれらの行動を、マイナスの自己像に生きぬいたり、過去の外傷体験を何らかの形で克服したりする試みとして説明します。

警告反応

恐怖や無力の感覚は、外傷的出来事と関連する手がかり、たとえば情景、音、臭い、味、物などによって再び刺激されます。気づかれていませんが、同じくらいの力をもつのは、子どもが現在の内的状況と過去の外傷体験の間につくり出す連想です。心的外傷を受けた子どもは、たとえば誰かが彼を怒鳴りつけるのを聞いたら、極端に恐れおののくでしょう。彼の恐怖の内的状況が手がかりになって、過去の外傷的出来事に関連する恐怖と無力感が再び刺激されるのです。

この考え方によると、失感情症の状態の子どもは、感情の生理学的要素にしか気づいていないので、良い情動と悪い情動を区別できません。彼は興奮と恐怖を区別できず、二つの情動は同じで、二つを区別するための認知ラベルをもっていません。生理学的表象はプラス、中立、マイナスを問わず同じです。興奮と恐怖の身体的体験は同じですから、たとえば遊びは警告を引き起こしかねません。しかし、失感情症の子どもはなぜ自分が警告や不安を体験するのか分かりません。つまり警告が更なる警告の手がかりになり、心臓はさらに激しく鼓動し、覚醒（驚愕）は増幅します。何かがそれを中断するまで、彼は警告を増幅させるサイクルから抜け出すことができないのです。

麻痺反応

危険で避けられないと思われる出来事は、情緒的・生理的麻痺によって緩和されます。麻痺と似た別の不安解消の形は、解離、うつ、情緒的・運動的制止、社会的引きこもり、激しい集中、触覚的・情緒的刺激の回避などです。普通に言われる「麻痺反応」とは、上記のどれかのことです。基本的には、内面からわき上がる恐怖に圧倒されている人は、「一人にしておいて！」というメッセージを送り、息を潜めながら、内的爆発装置のように感じているものが爆発しないようにと祈りながら、じっと座っている必要があります。

麻痺反応は、感情的覚醒を調整できない人びとにとって唯一の方法で、それによって警告の増大をくい止めます。不安の増大はあまりにも強烈で、速く圧倒的です。子どもたちは未だ、強烈な感情を調整する能力を発達させていません。すなわち、彼らを援助しようとする人びとがいないことが多いのです。体験を克服する普通の方法――象徴化、空想化、遊びを通じての鈍化――は、対処する局面が恐ろしくて生きるか死ぬかの場合は、不自然な行動なのです。

麻痺反応は、感知された危険とほかの脅威とが対になるか、結びつくかするため、自動的に起こりかねません。アルコールの臭い、大声、テレビで放映される暴力、異様なペットなどが、暴力で心的外傷を負った子どもにとって、麻痺反応をエスカレートさせたり、自動的にそれを引き起こしたりする恐怖を生み出すかもしれません。別の例では、一歳八カ月の子どもはワセリンの容器を見るとすぐ反応を起こします。すなわち目をひっくり返して恍惚状態になり、脚を広げて自分の拳で鼠蹊部を叩き、お決まりの歌を歌い出します。その後の医学的な所見では、その子はレイプの被害者であることが分かりました。

たとえ感知された危険が、単に彼女自身の生理学的覚醒を起こしたときでさえ、直ちに麻痺することで彼女は経験された危険に自動的に反応するかもしれません。もし、環境が継続的に危険な状態であると見なされるなら、麻痺反応の時間は延長されるでしょう。しかし、ある時点で麻痺効果はなくなり、子どもは驚愕反応に再び晒されるのです。

挑発的な行動

恐怖のときに生理学的覚醒を体験し、保護的な麻痺反応では不安解除を体験できない、あるいはしない子どもたちは、挑発的な行動に打って出るかもしれません。彼らの行動は、自分の麻痺反応の引き金となり、耐え難い不安から解放されようとして、内的な警告をエスカレートさせるのに役立ちます。挑発的な行動は普通、苛酷な処罰や自傷や他害という危険を内包する行動を含みます。その行動が何であれ、それが情緒的にかなりぴりぴりした状態なので、自己麻痺反応の引き金となるのです。

大人は、警告を引き起こす不安を麻痺させるために、酒や薬を使います。もしそれが手に入れば、子どもたちも同じようにするか、同じ目的を達成するために常軌を逸した行動をとるでしょう。

警告／麻痺反応モデル

恐ろしい出来事に対する感情的な反応には、情緒的・生理学的・認知的要素が含まれています。心的外傷を受けていない子どもは、この三つのすべての領域でその体験を処理し、苦痛を取り除くために対処機制を使います。子どもは、一次的愛着対象から助けを求めたり、自分のもっている資源に頼ったりするでしょう。この子ど

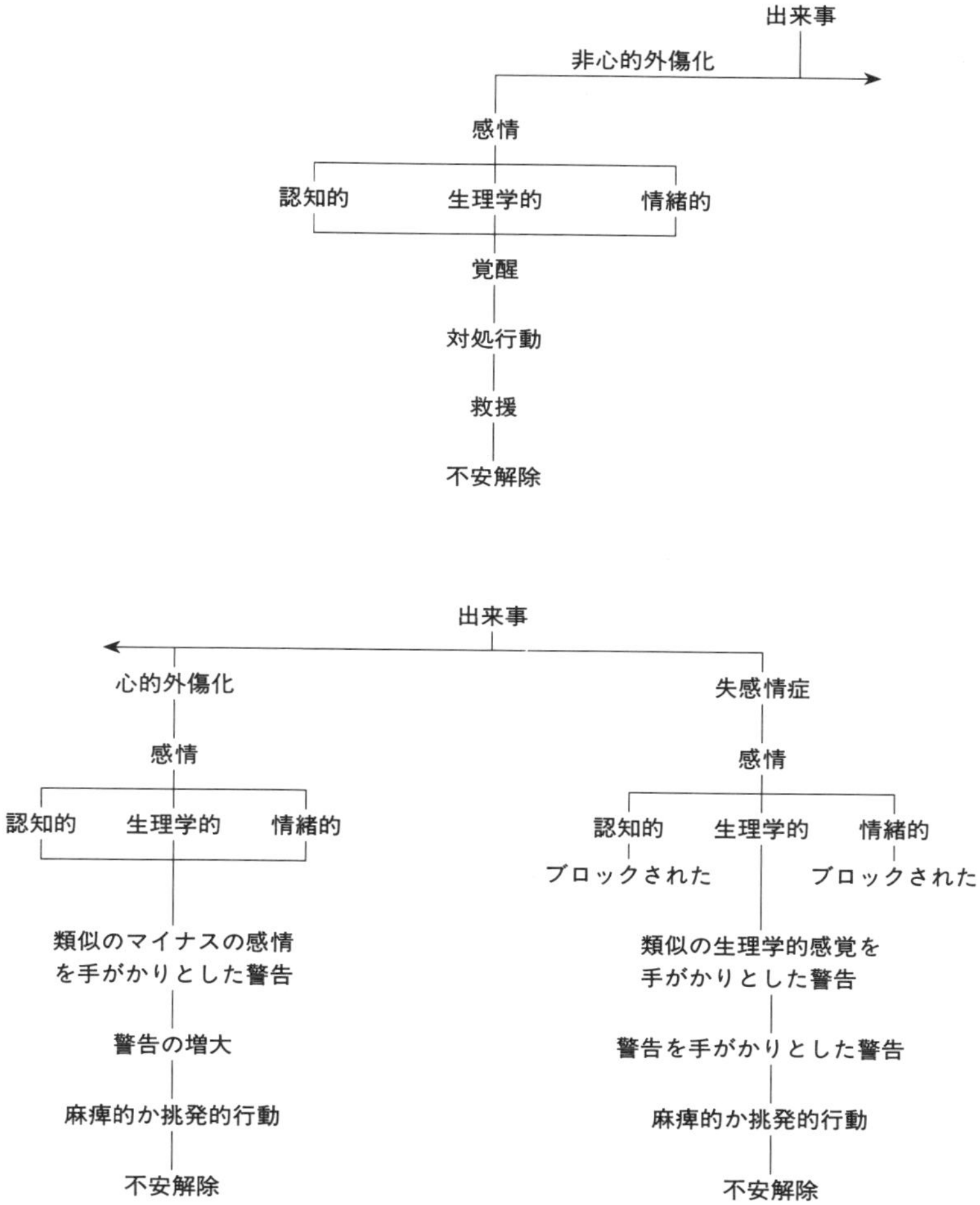
出来事
非心的外傷化
感情
認知的
生理学的
情緒的
覚醒
対処行動
救援
不安解除
出来事
心的外傷化
感情
認知的
生理学的
情緒的
類似のマイナスの感情
を手がかりとした警告
警告の増大
麻痺的か挑発的行動
不安解除
失感情症
感情
認知的
生理学的
情緒的
ブロックされた
ブロックされた
類似の生理学的感覚を
手がかりとした警告
警告を手がかりとした警告
麻痺的か挑発的行動
不安解除

図 2-1　警告／麻痺反応モデル

もは恐ろしい場面でも、麻痺反応を引き起こす必要はないのです。

心的外傷を受けた子どもは、どのような恐ろしい出来事にもエスカレートする警告反応で反応します。子どもは自分の内的状態をはじめとする手がかりが、心的外傷を受けていたときに体験した環境と似ていると不安になります。子どもの恐怖はさらに恐怖を増幅させ、覚醒水準が促進され過度の警戒、つまり普通の警告の結果が、子どもをそのほかの危険信号にも警戒させ、さらなる警告刺激に晒すことになります。子どもは麻痺反応を起こしたり、挑発的行動をしたりして、警告刺激を中断させます。

失感情症の子どもは、引き金になる刺激が感情の生理学的要素だけであるとか、情緒的、認知的要素が気づかれずに遮断されたりする以外は、おおよそ同じパターンに従います。感情を識別したり、情緒的ラベルを貼ったりする能力がない場合、子どもは危険や無力の手がかりとして、興奮や驚きや喜びを体験するのです。心的外傷の間に体験されたものと似た身体反応を生み出す刺激はすべて、エスカレートする不安の連鎖と、そのエスカレートの過程を中断する麻痺または挑発的反応を開始しかねません。

心的外傷を受けない子ども、受けた子ども、失感情症の子どもの出来事への典型的な反応は、図2-1で概説してあります。

ヴァン・デア・コルク（一九八九）は、なかには外傷的出来事の再体験またはスリルを追い求める行動、それに生理学的に嗜癖する人もありうることを暗示する神経生理学的視点を提供しています。大人の心的外傷を受けた人びととの作業で、次のように述べています。「心的外傷を思い起こさせる状況に再び晒されると、不可避的なショックの後、軽度のショックに晒された動物の反応と似た内因性オピオイド（アヘン様物質）反応が起こる」（四〇一頁）。このように人びとは、「麻酔性の」不安解除を誘発する自己治癒の形態として、自分をそのような状況に再び晒すのかもしれません。

「警告／麻痺反応モデル」は、意識的であろうとなかろうと心的外傷を受けた子どものマイナスの挑発的行動の意図が、意識的・無意識的に関わらず、耐え難い不安からの解放であると仮定し、ヴァン・デア・コルクの研究を敷衍します。

特定の心的外傷反応行動に臨床的焦点を当てることで、自傷、破壊的行動、摂食障害、子どもに加えられた性的・身体的虐待など、専門的な研究領域に発展した例もたくさんあります。このモデルはこれらの行動に共通の基盤を提供し、重要な臨床的意味をもたらすと私は信じています。治療の焦点は、子どもたちが感情的な手がかりを同定し、感情を調整し耐え、感情的体験の個人的な意味を理解する、これらの学習に対して援助の手をさしのべることに置かれるべきです。

まとめ

「警告／麻痺反応モデル」は、愛着障害をもつ子どもに見られる困った行動の多くが、耐え難い不安に対処しようとする子どもを助ける機能をもつと提案しています。警告された子どもは、麻痺反応が自動的に起こるレベルに自分の不安状態を高めようとして、意識的・無意識的に挑発的あるいはそのほかの危険な行動をします。麻痺反応は、ほかの方法では得られない不安からの解放をもたらします。有効な治療の焦点は、感情調整と耐性、不安をもたらす手がかりの同定、感情体験の意味の理解に置かれます。

この「モデル」は、愛着障害や心的外傷を受けた子どもたちの困った行動のいくつかを理解する助けとなり、さらに重要なのはこれらの行動に関連する治療の問題に基盤と方向性をもたらす臨床的枠組みを与えてくれます。私は、提案、批判的な意見、物語、同僚や養育者や子どもたちからの支援を歓迎します。

第3章　愛着 対 心的外傷の絆

（虐待的関係の）強化に二つの強力な原因がある。暴力の前の「覚醒的空騒ぎ」や興奮と、暴力の後の降伏という平和である。適切な間隔をおいた、これらの二つの反応は、被害者と虐待者の心的外傷の絆を強める。

（ヴァン・デア・コルク　一九八九）

安全な愛着をもつ子どもも、大人の養育者と心的外傷で結びついている子どもも、彼らの人間関係こそ生き残るために必要なものと見なし、同じやり方でそれぞれ養育者にしつこくつきまとうのです。しかし、これらの人間関係におけるそれぞれのダイナミックスと、それらが子どもの発達に及ぼす影響は大変異なります。私たちがこの二つを区別することはきわめて重要なことです。

安全な愛着とは、思いやる愛の人間関係であり、ギブ・アンド・テイクで時間をかけて発達するものなのです。愛着は、修得と自律性に先立つ自己信頼感を徐々に適切に育《はぐく》み、慈しみと導きを提供します。

心的外傷による結びつきは、恐怖にもとづいた人間関係です。服従と柔順という目標は、ほとんど即時的に達成されます。一般的に心的外傷で結びついている人は、虐待者が自分の思い通りにするということを体験しており、自分の生命が危いと感じています。殺されなかったときに被害者が感じる安堵は、しばしば加害者に対する感謝となって表現されます。

子どもは怯《おび》えたり危険や苦痛を感じたりすると、一次的養育者に、より一層の接触を求めるのを私たちは知っています。私たちは、普通この行動を見かけ理解します。子どもが泣き叫び、親がそれに反応します。虐待的な親であれ、大人のパートナーであれ、宗教の指導者であれ、戦時や平和時に人質を取っている人であれ、虐待する相手にしがみつく大人や子どもの行動は、前述の場合よりも見られたり理解されたりすることはありません。

ヴァン・デア・コルク（一九八九）は、危険に直面して愛着が強まる現象を研究しました。心的外傷の絆への固執に関連した行動的、情緒的、神経内分泌的要因について、彼は支持する研究をまとめています。ここに彼の研究を引用します。

心的外傷の絆の強さと持続性は、人災や天災でしばしば見られる愛着を求める行動の増加と関連しています。子どもの被害者は外部の援助は有効でないことを知っています。すなわち支配者は、恐怖とやさしさの行為を使い分けながら絆を強化します。子どもの反応——とりわけ解離、麻痺、自責——は判断を妨げ、被害者が恐怖を克服するために、自分の愛着欲求を用いるという苦痛と愛の混乱を招きます。同時に、恐怖に起因する生理学的覚醒の高まりが、内因性のアヘン様物質を生産し、それによってストレスが緩和され、心的外傷の絆が強化されます。

親から虐待を受ける子どもは、親子関係や発達やそれらの代替がないため、囚われた人質なのです。この子どもたちの生存は虐待する相手次第です。すなわち、彼らはほかに誰も助けてくれないと信じています。理屈から言えば、被害者はそのような状況を抜け出せば、二度とそこに戻ろうとはしないでしょう。ところが、戻るのです。虐待者は彼らに生命を与えているため、大人も子どもも同様に、文字通り虐待者なしに生き残れるとは想像できません。これは認知の歪みによる学習された無力感です。

表 3-1　愛着および外傷的絆関係の特徴

愛　　　着	心　的　外　傷　の　絆
愛　　情	恐　　怖
時間がかかる	瞬 時 的
相互性とケア	支配性と恐怖
自分が生き残るためには人が絶対必要だと経験によって知っている	自分が生き残るためには人が絶対必要だと経験によって知っている
接近 ➡ 安全（喜び）	接近 ➡ 葛藤（警告／麻痺）
別個の人として自立する	別個の人ではなく，他人の要求の延長
自己統御	他人による統御
自律・個別化	他人の意志に従順

評価者は、愛着関係と心的外傷で結ばれた関係を混同するかもしれません。愛着と心的外傷の絆を、それぞれに特異な病因と結果をともなう実際に存在する二つの明確なプロセスとして見るよりも、愛着の連続体の二極と見る傾向があります。表3-1は、それぞれのプロセスに関連したダイナミックスを表わしています。

愛着の強さや質がさまざまであるように、心的外傷の絆の強さや特色も多様です。親子関係は、結びつきの強さだけで評価されてはなりません。その結びつきは、強い心的外傷の絆であって、安全な愛着関係ではないかもしれません。私たちはまず関係の質と機能を調べ、それからその本質や子どもに与える影響について判断を下さなければなりません。子どもは、必ずしも私たちが人間関係の種類や質を考慮したからではなく、子どもが述べた願望や感知された欲求のために、心理的にも身体的にも危険な生活環境に留まることを許されてきました。心的外傷の絆は潜在的に危険なので、今とは別の危険な状況にいたいと述べたり、今の状況に留まりたいと述べたりする子どもの願望を信用してはなりません。

親との接触を求める願望が述べられたとしても、子どもの本心ではないかもしれません。親の脅しや強要の下で述べられたかもしれませんし、面接者が聞きたいと思うことを、子どもなりに理解して述べているかもしれません。子どもの願望や情緒的欲求は、臨床的観察、家族の歴史やダイナミックスを包括的に検討し、子どもの発達や愛着や心的外傷の絆についての全面的な理解にもとづき、慎重に評価されなければなりません。

心的外傷の絆を扱う場合の重要で複雑な要因は、子どもが関係をもっている人に対して体験した欲求です。その人と別れること自体が外傷になり、絆を強め関係の理想化が増大し、その結果別の一次的人間関係の形成ができなくなりかねません。そのような複雑な状況での決断や介入は、子どもの幸せに対する細やかな感受性をもって行なわなければなりません。子どもの見地から、私たちは大人の知恵を働かせなければなりませんし、新しい状況で子どもが安心を体験できる時間を提供しながら、子どもの保護のために責任ある迅速な行動を取らなければなりません。たとえば親の直接的ケアから子どもを引き離し、子どもにとって辛かった別れの経験を和らげるために、情緒的にも身体的にも安心できる監督下で親と接触させることが適切かもしれません。

まとめ

愛着と心的外傷の絆の間には、重要な相違があります。一方は愛にもとづき、他方は恐怖にもとづいています。すなわち一方は子どもの発達を促進させ、他方は潜在的に有害です。治療者はまず、子どもと養育者との関係の質と機能を慎重に査定し、その後に適切な介入を決める必要があります。これら二つの異なるプロセスの査定法については、次章に概略を述べます。

第4章　心的外傷を受けた子どもの愛着査定

モリー・ロメール・ウィットン

三、四十年前、愛着という用語は、乳幼児の研究者や乳幼児の発達に興味をもつ人びとにだけ理解される非常に明快な意味をもつものでした。これはもともと、乳幼児や小さな子どもの不安が高まったときに、いつでも安全を求めて親や一次的養育者に近づくことを特徴とする一連の行動でした。愛着の研究が臨床家や教育者に浸透するにつれ、別の意味を帯び、乳幼児やよちよち歩きの幼児が養育者から離れるときに遭遇する現実の困難にまで拡大解釈されるようになりました。ごく最近では、愛着の文献の概念が発達精神病理学の事例に適用されるにつれ、第三の意味が現われ、人間関係の発達に広く取り込まれてきました。まず愛着についてのこれらの異なる視点を統合し、私たちの観察に一貫した焦点を当てるなら、心的外傷を受けた子どもの愛着問題には容易に取り組むことができます。この焦点がないと、子どもを助けるためにその子の臨床的ニーズについてわずかしか学ぶことがなく、その子の安全性が危険な状態かどうかを正確に言うこともできません。

この章は四部からなり、最初は愛着理論の簡単な歴史を述べます。第二部では、子どもの愛着システムを表わす行動や行動パターンと、他人との外傷的関わりに対する子どもの反応を表わす行動や行動パターンとの違いを議論します。第三部では、査定の道具と活動を扱います。最後の部では、可変的な要素を結びつけた子どもの特異な状況について、それをよく表わす愛着査定プロセスのつくり方を説明する事例研究となっています。

愛着概念の歴史

最初の概念化の段階では、愛着とは一連の行動、すなわち個々の赤ん坊とその母親、父親、一次的養育者との間で起こるダンスだと考えられました。ダンスのステップは、赤ん坊と親の両方の神経システムに配線されているように見えます（ボウルビィ　一九六九）。ダンスの目的は、子どもが未熟なために回避できない危険性の餌食にならずに、世界を学べるように促すことです。

ジョン・ボウルビィは、このような生得的保護システムを考察した最初の研究者ではありませんが、乳幼児期の人間関係の本質と発達について記述したとき、愛着の分野で新時代を画する最初の仕事を完成させました。彼の結論のおかげで、心理学者や発達心理学者やそのほかの人びとは、子どもが言葉で何が起こったのかを話せるようになるずっと前の、母親に対する赤ん坊の行動を理解できるようになりました。ボウルビィは、よちよち歩きの幼児ができる四つの補足的行動パターンを観察しました。それは探索、恐怖／心配、愛着、所属です。子どもは探索と、世界に入りたい切望と、他人、特に最も親密な養育者と繋がりたい願望の間で、柔軟なバランスを取ることをボウルビィは知っていました。このバランスは、子どもの経験、発達的な成長、家族環境などと一体になった一つの機能として変化します。

メアリー・エインズワースと同僚たちは、愛着プロセスの研究のためのパラダイムを考案して、私たちの知識をさらに深めました。彼女の仕事は、愛着プロセスが生来備えているバランスについて、私たちの理解を広げたのです。

これらの考察のすべては、探索行動と愛着行動との間の相対的バランスや、探索するための安全基地として乳幼児が母親を使用するやり方が、さまざまな環境によって影響されることを示唆している。その環境とは、部屋の大きさ、観察セッションの長さ、探索を賦活し維持する刺激の性質や多様性や複雑さ、母親の志向性や行動が含まれる。さらに、乳幼児の内的状態や、母親の接近と応答という子どもの期待に及ぼした以前の経験の影響も含まれる。

（エインズワースほか　一九七八、二五九-二六〇頁）

エインズワースは、愛着行動が観察される三つの状況を確認しました。

・子どもが母親を安全基地のように使用して環境を探索する状況。
・新しい刺激、しばしば知らない人を探索空間に導入する状況への子どもの特徴的な反応。
・一次的愛着対象から離された状況への反応。

彼女は子どもの一次的愛着関係における安全性のパラダイムを使って、分類システムを編み出しました。このパラダイムでは、ほとんどの子どもの愛着行動に関して三つのカテゴリーに分類されると仮定しました。分類システムは、一次的養育者を安全と保護の得られる人として使用するという子どもの能力の〈有効性〉の観察にもとづいたものです。

グループB

グループBの乳幼児は、母親に安全な愛着を示します。エインズワースによれば、「この赤ん坊たちは、より容易に社会化する傾向がある。すなわち、より協力的で母親の命令や要望に従う用意がある。彼らはほかの二グループの赤ん坊と比べ、より肯定的で社交的であまり親しくない大人ともより協力的である。グループBの赤ん坊は、より効果的により自信をもって探索し、そのため環境の顕著な特徴を学ぶときに、彼らはまず最初にスタートを切る。彼らはより熱心で、問題解決の課題にも容易に葛藤を起こさないだけでなく、感情面でも積極的で根気強い」（エインズワースほか　一九七八、一六六頁）。

グループA

グループAの赤ん坊は、愛着行動の第二タイプを示します。このグループの赤ん坊は、分離場面でしばしば悲嘆にくれるのが特徴的です。彼らは新しい状況や知らない人に引き合わされると、母親を安全基地として使用するのを回避するようで、一次的愛着対象と別れた後も、グループBの赤ん坊ほど愛着システムに強力な働きかけを見せません。乳幼児側のこの行動は、グループAの母親が、乳幼児の身体を密着させたいという接触要求を否認し、拒絶的なやり方で乳幼児に反応したという観察結果に一致しています。このタイプの愛着が長期間続くと、探索行動や協調性に欠陥が生じ、不適切な攻撃性や他人との共感的関係の形成が困難になります（エインズワースほか　一九七八、一六六頁）。

グループC

このグループの赤ん坊は次の行動を示します。

グループBの赤ん坊のまったくプラスのイメージと、グループAの赤ん坊の〈接近-回避〉の葛藤と、それらのおよそ中間にある。彼らは適切に求めているにも関わらず、母親との身体的接触に対して両価性を示す。彼らはなかなか慰められず、母親に対する怒りの表現がより一層多く、母親からの分離に敏感になっているようだ。彼らは認知的な発達が一番遅く、容易に葛藤を起こし、過剰に母親を当てにし、一般的に問題解決状況で能力を発揮できない。

（エインズワースほか　一九七八、三一五頁）

エインズワースは、結果をすばやく修正し、彼女が観察した行動を直接臨床場面に転用しないよう警告しました。彼女は確固とした態度で、たった一つの行動で〈愛着行動〉と見なすことはできないと述べました。なぜなら愛着の現象とは、次の通りだからです。

養育者または後の愛着対象に接近するか、あるいは接近を維持するかという予測可能な結果になる種類の行動であると定義される。……その問題行動が観察時点で、愛着システムまたはほかの行動システムによって有効に機能していると私たちが断言できるのは、その行動が現われる環境上そして行動上の双方の文脈を考慮する場合に限られる。〈愛着行動〉というラベルを、愛着対象に排他的に、あるいはほかの人より愛着対象に頻繁に示される個別的な行為のために残しておくべきだと要求するならば、愛着行動の機能についての私たちの理解は歪められることになる。

（エインズワースほか　一九七八、三一五頁）

エインズワースの愛着パラダイムは、臨床母集団に適用されて広がり、三歳（原サンプルの限界年齢）以上の子どもにも広げられました。

虐待された子どもの母集団で観察される不安定な愛着である第四パターンは、被虐待児を対象にした調査の結果として生じたものです。このグループの幼い子どもは、効果的でないやり方で母親への接近を求めて、奇妙な状況調査のパラダイムに符号します。たとえばある子どもは母親に接近し始めますが、途中で立ち止まって床にひっくり返って泣き出すので、母親は再会のプロセスを終えなければなりません。別の例では、子どもは母親が戻るのを認めても、母親と身体的に再会するという動きをまったくしません。

病因論や小児虐待の影響についての研究も、私たちが愛着を概念化する上で助けになりました。クリテンデンとエインズワース（一九八九）は、被虐待児の行動に関してさまざまな観察を行ないました。

- 被虐待児は、親に対する不安な愛着を形成する。反抗か、強迫的な従順かどちらかを示すことが特徴である。
- 不安な愛着は、矛盾するように見える行動を行なわせるという、葛藤的な衝動を子どものなかに引き起すだろう。この状況は、子どもが親への回避と怒りの双方を示すのに、しつこくつきまとうべたべたした態度で行動するとき起こる。
- 被虐待児が親に反応するやり方――一般的な反抗か、外見上の柔順か――と、無視された子どものやり方――親が反応するだろうという期待がない――には観察可能な違いがある。無視された子どもは、自分自身の要求を伝えられないし、母親の協力も期待できないと思い込んでいる。子どもは、役割を逆転させて母親の養育者になるかもしれないし、あるいは早々に独立して母親の考えを意に介さないかもしれない。このようにして、子どもは役に立たない親を乗り越えて行く。
- 親との関係をもつことの困難は、被虐待児が効果的に自分の環境を探索する能力に影響を及ぼす。「被虐待児は、母親に接近しても適切な保護を受けられないし、母親が親身になってくれると信じても安心できないので、そういった子どもの安全で効果的な探索能力は当然弱まるであろう」（クリテンデンとエインズワース　一九八九、四五三頁）。

・社会的には、被虐待児はほかの子どもより広い範囲で暴力に関わり、仲間との関係ではより警戒的で仲間の暴力の被害者になる傾向がある。
・被虐待児は、母親の行動を牽制したりコントロールしたりすることで生じる、操作的な対人関係スタイルを発達させる傾向がある。このスタイルには、過度の社会的警戒、表面的な柔順さ、怒りの抑圧が含まれる。
・被虐待児／遺棄児は、他人との上手な関わり、積極的な環境への探索、刺激を適切に追求するための戦略の発展などを学習していない。したがって、この子どもたちは孤独で、人とのつき合いが不器用で、事故を起こしやすいだろう。

認知的、(二者の) 対人関係的、そして社会的特徴で計られる母子の相互関係の側面、それらが多少とも機能的か混乱しているかを調べることで、臨床家たちは母子の相互関係を記述する観察上の指標を発展させてきました。愛着システムのなかや、もっと具体的に言えば、子どもと一次的養育者との相互関係のなかで観察された機能不全レベルは、①葛藤の強度、②不安の継続時間、③機能不全の汎化性、④学習能力の機能不全レベル、⑤反抗的な行動の存在、⑥要求に対する拒絶癖、⑦相互関係の消極性、⑧過度の従順行動、⑨問題解決行動での無能性と粘り強さの欠如が含まれ、それらの多くの特徴によって見分けられます。

愛着行動と心的外傷の影響する相互関係パターンの相違

子どもは普通、安全基地としての愛着対象や親を使用することからどんどん離れていきます。子どもは、養育者からもらった安全の記憶をもっているためこれが可能になるのです。子どもが危険を判断するとき、愛着対象との間で培った期待を基盤にして決定を行ないます。危険を認めてそれを正確に判断できる能力があればあるほど、原愛着対象から遠く離れて社会的な環境に旅立って行けるでしょう。前述したように愛着障害があると、子どもは危険を判断したり問題解決したりする能力が培われません。むしろ特徴的なのは、大変な危険に飛び込んだり、安全と養育をもたらす愛着関係をめったに使用しなかったり、愛着対象に密着してまとわりつき、探索しない学習スタイルを発達させたり、結果的には認知的限界に悩んだりするのです。

虐待を受ける子どもは、しばしば愛着パターン障害をもっているかのように反応します。すなわち、愛着システムの発達不全の子どもには、挑発的あるいはまとわりつき行動が見られます。ハーマンは、この心的外傷の絆を次のように雄弁に述べています。

> 虐待環境に捉えられた子どもは、膨大な適応課題に直面させられる。信じるに値しない人びとのなかでの信頼感、安全でない状況のなかでの安全感、恐ろしく予測できない状況のなかでのコントロール感、無力な状況のなかで力を保つ方法を見つけなければならない。子どもは自分自身をケアしたり守ったりできないので、自分の勝手にできる唯一の手段、すなわち未熟な心理的防衛システムで、大人のケアや保護の失敗を補わなければならない。
>
> （ハーマン　一九九二、九六頁）

子どもの心的外傷反応に関する文献には、〈心的外傷の絆〉と呼ばれる相互関係の形態に関するものが充実しています。ハインドマン（一九八九、二二九頁）は、心的外傷の絆を「心の痛手という習慣……生き残るために使われる対処スキルとして特別につくられた習慣」と述べました。愛着理論や研究は、心的外傷の絆の概念が拡大するのに貢献し、やがて子どもがそのなかで生きてきた子どもと虐待的養育者とのシステムの関係全体を表わすようになりました。内的表象に関するスターン（一九八五）の理論のみならず、対象関係論やそれに誘発された他の概念は、子どもが虐待的大人と有効な関係性を発展させるプロセスを明らかにする上で助けとなりました。

理論的には虐待的絆とは、子どもに安全だと感じさせ、時には安全にしておく虐待的大人との相互関係に関して、子どもがもつ一連の内面化した期待でもあります。虐待的関係のなかで、虐待を防ぐことができない子どもは、一連の内的手がかりをつくり、虐待的関係になりそうになると警告したり避けたりします（ハーマン一九九二）。これらの手がかりは、今度は子どもが虐待的な大人を懐柔したり、虐待的な大人が許容し得る行動を示したり、そのようなやり方で子どもを行動させる動機となります。子どもは環境について学ぶことはどうでもよく、対人関係を維持するか自分の心理的自己を学ぶか、より一層込み入った方法を開発します。虐待的大人のニーズや願望や感情状態に焦点を当てることが、子どもにとって安全を維持する精一杯の試みなのです。

この障害された関係パターンを特徴づける行動パターンには、認知的制限、鈍い感情または情動、先制的な服従、対人関係の距離の極端な近さ（まとわりつき）、または身体的距離の極端な遠さ（焦点の定まらない多動）などが含まれます。

子どもはしばしば、子どもの頃に行なう普通の対等な譲歩よりも、大人の出す合図に自動的に反応します。なぜなら、子どもは慢性的に高いレベルの不安を抱えているので、次にいつ虐待が来るかと怯《おび》える苦痛に満ちた不安を少なくするために、自分の感覚を制限するのです。この制限によって、子どもの認知機能を高められるすべての刺激を使わずに、知覚的・認知的制限がもたらされるのです。

また、子どもは自分自身の緊張感覚を制限すると、緊張体験に少しでも結びつくおそれのあるほかの多くの感情をも制限しなければならず、その結果、子どもは活気のない相互関係スタイルを発達させることになります。時どき、これを知らない大人は、活気のないスタイルや周囲で何が起こっているかを関知しないのを、低い知能のせいだと誤解することがあります。もし子どもが、（無防備でねらわれやすい標的より）動く標的になる習慣を身につけていれば、この習慣は多動または高度の注意散漫と見られるかもしれません。

査定プロセスでは、心的外傷の絆関連の行動と愛着行動を発見し、それらを区別しなければなりません。心的外傷の絆に特有の行動の多くは、愛着障害の行動固有のものであるため、この査定は大変難しいのです。子どもを里親家庭に留めるべきか、以前の虐待的な大人の養育に戻すべきかを決定するとき、この相違はさらに重要になります。評価者は愛着の質を観察すると同時に、心的外傷の絆を構成している行動を定義するために、一連の評価基準を開発しなければなりません。この努力は、それぞれのタイプの行動パターンがもつ目的を思い起こす助けになります。

愛着行動パターンの目標は、安全、探索、危険の回避、所属などです。したがって、愛着維持の目的で行動する子どもは、探索行動、広い範囲の感情表出、愛着対象との定期的なチェック、年齢相応の愛情のこもった行動への参加などを示すでしょう。子どもに愛情障害があると考えられたり、ある状況でうまく対処できなかったりする場合でも、これらの行動は起こるでしょう。

しかし、心的外傷の絆の行動は、大人の幸せ、感情の強度の調整、制限された相互関係、安全などを目的としています。心的外傷の絆を反映する行動には、自発的または完全で確固とした服従、まとわりつき行動、大人の欲求状態を反映する感情のわずかなまたは過剰な表現、制限された認知機能などが含まれます。

いくつかの要因は、心的外傷の絆と愛着パターンの両者の質に影響を及ぼします。これらの要因のなかには、里親に預けられた回数やその期間、監護権のない虐待的親との相互関係の規則性と質、子どもの発達段階、すでに起こっている治療的介入、一時的な養育者の情緒的有効性、里子を預かる家庭での子どもの安全感などがあります。評価者は査定プロセスで結論を引き出すとき、これらの条件を考慮しなければなりません。これらの要因は、観察された行動の意味を決定します。

評価者は、心的外傷を受けた子どもの愛着行動パターンの質や本質を適切かつ正確に査定するために、心的外傷関連の相互関係パターンの質や本質を査定しなければなりません。この二つのタイプの相互関係パターンの査定では、以前に虐待した親に対する子どもの行動が、愛着と符号する目標を示すのか、安全性の維持だけに関連する目標を示すのかを明確にします。そうすれば評価者は、里親あるいはそのほかの一時的な親が、子どもとの有効な愛着パターンを形成できるのか、また子どもが本当に養育的な大人との間で心的外傷関係の再現を乗り越えられるのか、より良く評価できる立場にいるでしょう。

これらの微妙でしかも重要な違いを表わす質問の一部には、少なくとも次のようなものが含まれます。

- どのような状況で子どもは従うのか。
- 大人と子どもの相互関係で、どちらが感情の強さを調整するのか。
- 大人は子どもがより自立的または依存的になるのを支援するのか。大人はこの支援をどのように達成するのか。
- 大人の行動と子どもの行動の境界が、どの程度保たれたりぼかされたりするのか。これらの境界はどのように確立されるのか。
- どのような状況で子どもは探索するのか。子どもは自分の探索能力を高めるために、大人を利用するのか。大人は子どものすべきことを、肩代わりしたり命令したりするのか。問題にふさわしい解決法について、大人はどの程度子どもに教えるのか。
- もし子どもが多動の場合、どのような観察可能な条件のもとで、この活動レベルは変化するのか。
- 子どもの行動は、大人との相互関係で退行するのか。もしそうなら、どのような方法でこの退行を観察できるのか。そのような状況での退行は適切なのか。
- 大人が部屋を離れなければならないとき、子どもは不安を示すのか。もしそうなら、どのように示すのか。大人が戻ってきたときの子どもの反応はどうなのか。

査定の道具と活動内容

このような条件や特徴があれば、愛着の査定は親子または養育者と子どもの相互関係について、さまざまな側面を反映するデータを収集するという問題になります。これらの情報を得るには、基本的に三つの異なる方法があります。

- 大人の報告とまたは子どもの自己報告チェックリスト
- 直接観察
- 投影的技法

行動の多面的サンプルは、同時に妥当性を立証する手段として用いられます。もし三種類のデータがすべて収集されれば、おそらく最も正確なものになるでしょう。与えられた一連の情報を確証するために、交互確認が査定プロセスに組み込まれます。

ばらばらの相互関係情報を集めても、愛着の質や豊かさを表わすことにはならないので、愛着の査定は無制限な行動サンプルに対して提供されなければなりません。行動サンプルは、内容で構造化しなければなりません。そうすれば、ある養育者からある養育者へのプロセスで、個々の相違が表われてくるのです。

ジャーンバーグとブース（一九七九）は、親のパターンを〈感情提供〉型と〈命令提供〉型とに区別するために、「マールシャッハ相互関係法」（ＭＩＭ）を採用し、公表しました。ＭＩＭの課題は、子どもの発達レベルに応じて分類されています。新生児期、乳幼児期、よちよち歩き期、就学前期、潜在期、青年期などです。課題は四次元に応じて、各発達レベル内でグループ分けされています。

・養育的活動――互いにローションをつけあうなど。
・構成的課題――簡単な教育的課題など。
・侵入的活動――かくれんぼなど。
・挑発的活動――スキルまたは体力が必要な連続ゲームを子どもにさせるなど。

七から十の活動内容がリストから選ばれ、それを書いた説明書が親に提示されます。説明書を黙って読み、課題を実行するように言われます。

観察者はできるだけ控えめに、二人の間に起こる相互過程を構成する具体的な行動を記録します。子どもとさまざまな養育者との間の相互関係を検討することで、観察者はその子の愛着強化行動、逸脱あるいは矛盾する行動では、だれか特別な大人に対して有効に反応する全般的な能力などの特徴が査定できます。しばしばこの一連の活動では、子どもについての親の想定が投影的に演じられるでしょう。この方法を使うと、その子が相互関係のなかで実際に使っているモデルと、その子に対する期待と同様、親自身の役割についての想定を引き出すことができます。

「早期関係査定」（クラーク　一九八五）は、もう一つの親子の相互関係の尺度で、観察者は特徴的な相互関係パターンを引き出すことができます。

「早期関係査定」の目的は、乳幼児または子どもの親についての体験、親の子どもについての体験、親と子どものそれぞれが相互関係にもち込む感情的・行動的特徴や関係の質もしくは色合いを捉える試みです。

これは親や子どもや二者における強みの領域や関心の領域を査定するものです。……親子のやりとりを観察するために、また二者関係における現時点での関係性の課題を査定するのを助けるために、①食事、②構造化された課題、③自由遊び、④分離と再会の四場面について、親と子どもの行動がそれぞれ五分ずつビデオテープに収められます。

（クラーク　一九八五、二頁）

この道具は、主として五歳未満の子どもに用いられます。

チェックリストと自己報告書

愛着の査定では、三つのタイプのチェックリストが使用されます。第一のタイプでは、親は子どもの行動目録を作ってほしいと言われます。第二のタイプは、大人の機能についての自己報告チェックリストです。第三のタイプは、査定専門家が使用するためのチェックリストと観察目録です。「子どもの行動チェックリスト」（アッヘンバッハとエーデルブロック　一九七九）、「コナーズの行動評定尺度」（コナーズ　一九七三）とそのほかの子どもの行動調査票が、このカテゴリーの査定道具の例です。自己報告調査票は、子どもの行動レパートリーを明らかにするには有用です。

しかし、査定のポイントは子どもの行動ばかりでなく、その子どもと大人の相互関係を見抜くことです。したがって大人の機能についても、情報を収集することがとりわけ重要になります。「簡易症状調査票」や「症状チェックリスト九〇　改訂版」（デロガティス　一九九〇、一九九二）などの大人の自己報告書は、大人の行動観察を文脈のなかに取り込むには有効です。うつ病調査票も、適応的機能を計れるので有用でしょう。麻薬濫用が疑われるときは、麻薬濫用の可能性を調べたり測定したりする自己報告調査票を、査定のなかに含めることが重要です。理論的には、そのほかの詳しい人格調査票を使用することも可能ですが、これらの道具の規模からすると、相互関係の査定という文脈のなかでしか役に立ちません。

道具や評価尺度の使用は、協会の使用条件で分類分けされる傾向にあります。信頼性の訓練を要する「子どもの養育査定サテライト訓練」(バーナード　一九八八)は、元来は看護の専門家がもれなく記入するように考案されたものです。診断医のためのいくつかの道具は、厳密な使用によって信頼性が得られています。その一つの例が、「親子関係総合機能尺度査定」(PIR-GAS)です。子ども用チェックリストもあって、一次的健康ケア専門家が日課用の身体検査中にもれなく記入するようになっています。これらのチェックリストの有用性は、実施が容易でデータ収集に要する時間が短いという点です。

もし子どもがマーカーで色づけしたり、「動的家族描画」(クノッフとプラウト　一九八九)、「人物画」(バック　一九六六)、「家-木-人」(ハリス　一九六三)を完成できるほどの年齢であれば、描画法は有効な投影的情報をもたらします。嫌がったり抵抗しない子どもたちは、これらの活動を喜ぶようで、描きながらしばしば自発的に重要な情報を提供してくれるでしょう。このほかの投影的査定法も有効な情報を提供できます。しかし、刺激がより曖昧であればそれだけ、その子と誰か特定の大人との間の相互関係の特質や質について、診断医は推測しかできなくなります。

完成された評価の臨床例

【ジルの対人関係報告書。年齢、三歳十カ月】

情報の確認と照会理由　ジルは三歳十カ月の女児で、生母、里母、両者との関係査定のために照会されてきました。完全な診断評価報告書は、十二月の法廷に提出されました(完全な発育歴および社会生活歴については、大学病院記録を照会して下さい)。

免許をもった臨床心理士が提出した報告書の要約には、「粗大かつ繊細な運動神経能力や社会的スキル領域での発達は、この年齢の子どもにふさわしい正常範囲である。しかし、ジルの言語表出能力は期待されたレベルより有意に低く、平均を二標準偏差値下回っている。受容的理解力は表出力より発達していたが、それでも平均を一・五標準偏差値下回っている」と書かれた箇所がありました。精神科医の書いた大学の報告書の残りの部分は、次のように要約されていました。「ジルの一次的愛着は里母との間にある。私たちは過去三カ月間、ジルが引き離されたことによる破壊的な影響を見てきて、愛着の崩壊が明らかになった……私たちはジルの退行や自傷行為、そして過去三カ月間にわたりこれらの行動の解決の失敗を見てきた」。この報告がなされて以来、ジルは里父と里母のケアのもとに戻され、彼女の行動は再び変化を遂げています。この査定の目的は、ジルが生母と里母との間で発達させてきた愛着について、現時点での質を明らかにすることです。

使用された査定の道具

- 「マールシャッハの相互関係法」(MIM:ジャーンバーグとブース　一九七九)最初は生母と、次に里母と行なう。
- 「アッヘンバッハの子どもの行動チェックリスト」(CBCL:アッヘンバッハとエーデルブロック　一九七九)生母と里母に完成してもらう。
- 「症状チェックリスト九〇　改訂版」(SCL—90R:デロガティス　一九九〇)生母と里母に記入してもらう。
- 評価に先立つ診断的遊戯。
- 「動的家族描画」(クノッフとプラウト　一九八九)生母、そして里母と一緒にジルに描いてもらう。

・家－木－人の描画（ハリス　一九六三）生母、そして里母と一緒にジルに描いてもらう。

行動観察　第一回目のセッションで、ジルは里母、里子の姉妹、里母がデイ・ケアしている同年齢の女児に伴われて来ました。里母の話では、デイ・ケアの女の子はＨＩＶ陽性患者とのことです。このセッションで、初めジルは用心深く、そのあとで一緒に来た二人の女の子と遊戯室のおもちゃで夢中になって遊びました。三人の女の子の間で起こった葛藤や口げんかを切り抜けるために、ジルは里母を適切に利用しました。ジルは同年齢の女の子たちと、遊びを楽しんでいるように見えました。彼女はほかの二人の女の子と年齢相応の空想世界に入り、別のときには自分だけ独りになり、空想を働かせたり再現（過去の心的外傷事件の記憶を）したりしました。外部から押しつけられた枠組みに対処する能力だけでなく、ジルはほかの女の子との相互運動ゲームに興じる適切な能力を示しました。ジルは前年に入学準備学級に行きませんでしたが、今年は行くでしょうと里母は報告しました。ジルは里母を情緒的補給源として利用しているようで、いつも里母の居場所を知っていました。

第二セッションでは、里母は生母と朝十時に会う約束をして、ジルを連れて行きました。しかし、生母は約束時間を間違えたようで、結果的に会えたのは午後三時でした。ジルはほとんど一日を里母と繁華街で過ごしました。生母と会う時間までに、ジルは疲れてしまい昼寝が必要でした。それでも、彼女は生母とＭＩＭや投影的描画活動を夢中で行ないました。彼女はセッションの初めには里母と、終わりには生母とあっさりと別れました。

第三セッションまでに、ジルは私を瞬く間に認知し、里母との遊びを楽しみにやって来ました。しかし、このセッションでは――ジルは里母とＭＩＭと投影的描画を完成させたのですが――、ジルは里母が部屋を出て行くのを恐がっているようでした。評価を通じてジルは年齢相応でしたが、前二回のセッションに比べて、この回の行動は依存的でまとわりつくようでした。またこの最後のセッションでは、ジルは最後まで人形と自由に遊んでいました。自由遊びのなかで、ジルは人形と性的行為を演じました。人形の服を脱がせ、男と女の人形を一緒に

〈ベッドに入れました〉。ジルは人形の穴に自分の指を入れるのに興味をもったようで、人形の頭に別の人形を載せたり、性的行動を示すような言葉を使ったりしました。検査者は彼女の行動や意見を探ることはしませんでした。この遊びの間、ジルは苛ついているのが観察されました。彼女は人形と離れ難かったのです。そして、未解決の心的外傷体験を夢中で繰り返し再現しているかのように、ある遊びの場面を繰り返し再現しました。

三回の全セッションを通じて、ジルは基本的に満たされていない欠乏ばかりでなく、安心と情緒的養育を求めていることを示しました。この欠乏は、満足や行動解決を先に延ばす能力が乏しかったり、ほかの人たちと食べ物を分かち合えなかったり苛つく泣き言の時間が長かったり、切り換えが困難であったりという形で表われました。里母は彼女が辛いときに、気分を良くするものを探すように励ましました。生母とのセッションでは、ジルは不気嫌な時間のせいで退行しているように見えました。生母はジルにもたれかからせたり、どこでもキスさせたりして、苛つくジルに対応しました。この相互関係もジルに気嫌を直す上で助けとなりましたが、自立的なやり方ではなく――むしろ、生母に適切な機能を求めてより依存的にさせるやり方でした。

M-M観察、投影的描画、生母との調査票　MIMは、大人と子どもが共に特定の相互関係に専念する半構造的な一連の活動です。これらの相互関係は、四つのカテゴリーに分けられます。①養育的相互関係、②挑戦的またはストレス軽減的相互関係、③構造的相互関係、④侵入的相互関係です。異なる場面での相互関係を観察すると、もしあれば、その親子に典型的な活動タイプが二人の問題を表わしていると調査者は査定できます。

生母はジルの注意を集中させる素晴らしい能力をもっているようで、彼女はジルとの活動を楽しんだと報告しました。活動を組み立て、ジルを助けて環境の異なる特徴に方向づけるすぐれたスキルをもっていることを示しました。彼女はジルが絵を描いたり、おもちゃでやりとりして遊んだり、物語を聴いたりするなどの遂行課題を成し遂げるために、手本を示したり、受け身でまねしたりするように勇気づけました。彼女は、ジルにストレスを起こさせるような挑戦的な活動を行なうのはさらに困難でした。これらの活動で、ジルが反抗したり、自分のやり方を主張したり、めそめそ泣いて退行したりし始めると、生母はいつでも親役割を放棄してしまうようでした。生母はこれらの活動で、ジルが年齢相応の行動をし続けるのを助ける方法をあまりもっていないようでした。特に養育活動では、最初にどちらが食べ物を受け取るかで、ジルと生母が競い合う場面が何度か見られました。たとえばキャンディーを分け合う活動で、生母はまずジルに最初のキャンディーを与え、ジルが別のキャンディーをもらう前に、母親にキャンディーをくれるべきだと主張したのです。生母はキャンディーでジルをいじめて、そのためにストレスが低いとされている養育活動を、ストレスの高い活動に変えてしまったのです。活動が進むにつれ、ジルはキャンディー全部を独り占めしようとしました。生母は断固としてジルからキャンディーを取り上げ、ジルが持っているキャンディーを母親にくれない限り、絶対にジルにキャンディーはあげられないと言いました。MIMの間中、ジルが苛立つと、生母は対人関係の刺激を軽減するのではなく、その刺激を増幅させて対応しました。ジルの反応は感情的に幼くなり（退行）、あるいは活動や相互関係を中断し、母親と身体的な距離を取ろうとするものでした。生母はこれらの手がかりに反応し、ジルがうまくできないときに娘が回復する手助けを試みました。

ＭＩＭの別れの活動で、ジルは生母の後を目で追ってしばらく静かに座り、それから生母が戻ってくるまで没頭しました。最初は生母が出ていくのに抗議しましたが、諦めて受け入れました。心配そうな顔をして、安心のために観察者を次から次へと見て、生母のハンドバックの中身を探索し始めました。生母が出て行くと言ったとき、自分も連れて行ってほしいと頼みました。しかし、生母が出て行った後は、前段の査定のときよりも、ジルの行動は探索的で詮索的で年齢相応のものになりました。生母が戻ってくると、生母を無視しがちで、財布を返さないと言って反抗的になりました。ジルは財布を取り戻そうとする生母の努力に逆らうことにエネルギーを集中させました。生母は財布を取り返すのに成功しました。生母がそれを取り戻すと、ジルは嬉しそうにニヤッと笑い、また没頭しました。この課題で起きたストレスは、ジルと生母との間ではなくジル自身によって調整されたようでした。

「家‐木‐人」と、〈家族が一緒に何かをしている〉絵では、ジルは二歳半くらいの発達レベルでした。ジルはまず初めに、生母が描くようにと言い張りました。生母はジルの要求に従いましたが、どう描いたらいいか細部にわたってジルに尋ねました。このやり方で生母は、ジルの内面世界を表現させましたが、ジルには受け身で模倣させるだけでした。「家族が一緒に何かをしている絵を描くように」と言われて、ジルは生母と異父姉妹ではなく、里姉妹と里親の絵を描きました。

ＭＩＭ観察の時に、生母はＳＣＬ‐90Ｒ、すなわち先週七日間で体験した症状についての自己報告調査票を完成させました。この調査票の質問の回答では、ＭＩＭ課題のときに症状の九段階評価中では六で、少し高めの点数を示していました。彼女の点数は、病理的症候群となるようなはっきりとした統計上有意な証拠を示してはいませんでした。

ＭＩＭ観察から三週間後、生母はＣＢＣＬ、すなわち子どもの行動と症状に関する親の報告書を完成させました。この調査への生母の回答は、ジルの行動面すべてで正常範囲にあると知覚していることを表わしていました。このとき生母が唯一心配していたことは、ＨＩＶ陽性で里母に日中世話されている子どもとジルが遊んでいて、ＡＩＤＳになるのではないかでした。ジルとの間で何か困難があるかを尋ねられたとき、ＭＩＭの養育、挑戦、侵入の課題で観察された葛藤にまったく洞察がないことが分かりました。彼女はジルとの関係が適切で、困難はないと感じていると述べました。ジルは強情で反抗的でしたが、これは彼女にとって大切な大人を喜ばせたいためのもので、母親と一緒のときは従順な子どもであることははっきりしていると述べました。生母はさらに、ジルが異父妹と非常に良く遊び、これが母親の誇りであるとも述べました。

M―M観察、投影的描画、里母との質問票　里母はジルを集中させる素晴らしい能力をもっているようでした。彼女は四タイプの課題に素晴らしい能力を発揮しました。彼女はジルが描画、おもちゃでやりとりする遊び、物語を聴くなどの遂行課題を成し遂げるために、感情の認知的調整、創造的表現、手本や模倣などを活用するように励ましました。ジルが反抗したり、自分のやり方を言い張ったり、苛立った行動に退行し始めると、いつも里母はジルに自分の行動を反省させ、状況にどう対処するかを選択させているようでした。養育課題では、里母は明らかに親役割を取り続け、ジルがキャンディーを持って部屋中をダンスしたり、結局は独りでそのキャンディーをほとんど全部食べたりすることも許しました。ついに、ジルはキャンディーをいくつか里母にあげたのです。独りでそのキャンディーを食べてしまうジルの明らかな欠乏感に、里母は動じないようでした。ついに、ジルはキャンディーをいくつか里母にあげたのです。ジルがこの課題に苛ついてくると、里母はジルが感じているように見えるストレスを鎮めたり、低下させたりする努力をしました。

ＭＩＭの別れの課題で、里母が出て行こうとしたとき、ジルは取り乱しました。ジルが大声で激しく泣いているとき、里母は自分から部屋を出始めました。でも結果的には、コントロールの利かないジルを残して行けなくて、里母はジルをトイレに連れて行きました。里母の話では、ジルは家では母が出かけるのをあっさり許していたのに、査定が行なわれた面接室が、ジルにとって比較的馴染みがなくて怖かったのだと思うということでした。この課題はジルにも里母にも、生母と過ごした三カ月間を思い出させるきっかけになったのです。ジルはときどき悪夢にうなされて目を覚まし、もうどこにもやらないでと里母は約束させられたこととこれを結びつけました。ジルもどっかにやられるのは嫌だとチラッと話しました。二人がトイレから戻ってきて、観察者はジルに怖がらせたのかしらと質問すると、ジルは里母の膝に座って賛成してうなずきました。うなずきながら、「でもね、ママはここにいるから怖くない」と言いました。

里母と描いた「家‐木‐人」や〈家族が何かを一緒にしている〉絵は、彼女が三歳半くらいの子どものレベルに発達していることを示していました。ジルは最初に里母が絵を描くべきだと主張しましたが、里母はジルが終わったら描くと約束して、彼女が最初に絵を描くように励ましました。このようにして、里母は解説者にならずに、ジルが自分自身の内的世界を表現するように助けました。ジルは家族で何か一緒にしている絵を描くように言われて、里親と里子の姉妹もペットも一緒に描きました。

ＭＩＭ観察中に、里母はＳＣＬ－90Ｒ、すなわち先週一週間に感じた症状の自記式調査票を完成させました。この質問への回答について、ＭＩＭを行なっている間の彼女の点数が、病理的症候群になるような統計的に有意な証拠を示すものではありませんでした。彼女の点数は上がることもなく、まったく臨床範囲内でした。里母は生母と同様に、ＣＢＣＬ、ジルとの関係で子どもの行動や症状についての親による報告書を完成させました。その道具への回答は、里母がジルの対処スタイルを内在化させた境界臨床範囲であると知覚していることを示していました。この時点での里母にとって重大な関心事は、生母を訪ねてからジルの行為的表出が増えたようで、ジルは年齢相応に自分の気分を調整することが困難になったことだと言いました。里親はジルとの間に何か問題があるかと尋ねられて、生母を訪問した後ジルをおとなしくさせるのが大変なことや、ほかの子どもたちに対して攻撃的になったり、癇癪を起こしたり、床に身体を投げ出したり、噛んだりするときが大変だと言いました。里母は、ジルがときに自分の世界に引きこもるように感じていて、特にジルが怖がっていると、ジルが何を求められているのかを理解する上で助けになろうとしても、ジルに近づくことは難しいと言いました。里母は全体として、ジルがとても愛らしく思いやりのある子だと言いました。

まとめ　生後三カ月から里親に引き取られ、三歳十カ月になる女の子のジルは、九十分ずつ三回のセッションを受け、彼女と里母および彼女と生母との愛着の質が査定されました。前回の評価では、認知的、社会的、運動的機能については正常範囲でしたが、言語の表出にも受容にも遅れがあるというものでした。今回の評価では、軽い発音障害が観察されました（完全な発育歴および社会生活歴については、大学病院の記録を照会してください）。

愛着行動の一つの機能は、未成熟な幼児や子どもを危険から守ることです。ジルの行動は、幅広く高度の機能レベルによって、里母と一緒にいるときが一番安全に感じていることを示しています。ジルは生母と一緒の時間を楽しんでいて、生母が彼女にとって大事だということは明らかです。ところが、ジルは生母と一緒にいるときは、行動がかなり制限され、生母に拘束されるやり方で行動しているように見え、自分自身の認知にもとづく自己の内的世界を表現しないで、その代わり生母を模倣しようとします。また、次のことも観察されました。ジルと生母の間の交渉が難しくなり始めると、生母はジルをそそのかしてもっと幼い発達段階に戻らせ、退行させ依存させて生母の世界を受け入れさせたのです。この妥協法は、ジルに必要以上に幼い年齢レベルで機能させ、回避的な対処戦略の利用を促し、接近対処機制を発達させる力づけにはなりませんでした。

ジルが二人の女性と強い関係をもっていることは明白です。しかし、養育や分離や探索的状況への反応は、一次的愛着が里母に向いていることを示唆しています。里母と一緒にいるとジルは、実際の相互関係でも、描画でも、生母と一緒のときよりさまざまな感情を表現し年齢相応のレベルで活動しました。里母と一緒にいると、たとえ里母が彼女の見方を喜んでくれなくても、ジルは陽気に楽しげにときには生意気に、自分の意見や知覚を表現します。

・勧　告

(1)　もし、ジルの処遇が彼女の心理的幸福にもとづいて行なわれるなら、この査定はジルにとって今の里親家族での処遇維持が必要であるという考えを支持しています。彼女は家族の一員として振る舞い、機会があればこの家族と行動します。四つの典型的な親子の相互関係――すなわち養育面、挑戦面、構成面、侵入面――に見られる彼女の行動から、里母がいればもっと安心して探索したり、認知的・情緒的危険に立ち向かったりするのは明らかです。

（2）ジルの生母との関係も、援助され育てられることが重要です。この二人の関係には大きな強みがありますから、生母もジルも、現在および以前の評価で指摘されたように関係性の問題に取り組むことのできる免許をもった臨床心理士、精神科医、またはソーシャルワーカーに照会され、母子の心理療法を受けるべきでしょう。

（3）ジルが現在示している言語上の障害を適切に解決するために、入学準備学級での教育および言語評価を受けるように、教育委員会に照会されるべきでしょう。

まとめ

この章の目的は、愛着行動の査定を詳しく論じるさまざまな視点を強調することでした。愛着の査定には、子どもと養育者との相互関係の査定がともないます。一連の行動や状況だけでは、このような査定の本質的な部分を構成することはできません。むしろ関係性を査定するためには、子どもの行動は一連の状況や相互関係を超えて広く観察される必要があります。さらに、養育者の行動パターンも子どものそれと同じように、観察され理解されることが重要です。自己報告、観察、投影的道具を含む多くの異なる査定手段が使われ、それらの結果が統合され、その結果適切な行動サンプルが開発されるでしょう。

相互関係の査定には、必然的に愛着行動と心的外傷の絆になる相互関係が共に含まれるでしょう。この二つの相互関係パターンを区別する唯一の方法は、子どもの生活における重要な大人との相互関係の文脈のなかで、その子どもを注意深く観察することなのです。

第5章　関係性を基礎にした治療の種類

存在する権利と独自の自己同一性をもつ権利が極めて深く不確かな場合、他者と親密な関係をもつことが恐ろしくなる。

（マクドゥーガル　一九八二）

明らかなことを私たちに気づかせることは時には役立ちます。情緒障害の子どもたちを治療するレシピを考案するのは不可能だということです。子ども一人ひとりとその家族状況で素材は独特の組み合わせになります。ありとあらゆる組み合わせを網羅した料理本は、巻数が多過ぎて役に立たないか、基本的すぎて利用されないので、その本の知恵はむだになるでしょう。この章で提示されるのは治療の核心となる治療の基本原理――範疇、要求、焦点、プロセスの混じり合ったものです。ですから個々の子どもと家族の特定の要求に合う〈風味付け〉オプションをつけ足さなければなりません。

愛着関係は、その関係性の質あるいは、性質上五つの種類に分けることができます。①ほどよい（グッド・イナフ）愛着関係、②変化の可能性のある不適応な愛着関係、③変化の可能性のない不適応な愛着関係、④新しい一次的養育者との愛着関係、⑤一次的なものでない補助的な愛着関係。この関係に基礎を置いた治療の種類を使うことは、臨床家が治療の核心、すなわち愛着関係に焦点を置き続ける上で役立ちます。

この作業には臨床的な焦点化が不可欠であり、注意を引くために金切り声を上げる複雑な問題、隠れた分かりにくい否認された力動、子と親の要求と関心事の対立、同時に要求がましく抵抗しかねないさまざまな関係者がこの作業の本質なのです。

臨床家が子どもとの関係で、あるいは養育者との関係で、そして可能なときはいつでも両者との関係で、継続して焦点を置くのは、程度の差はあれ、愛着関係なのです。これは、現在の愛着関係を豊かにすること、古い愛着関係に別れを告げたり、また再会したりすること、家族みんなにとってかなりの「お荷物」のために、臨床家が時間と機会を工面しなければならない里親家庭での場合のように、新しい愛着関係を創造するのを手助けすること、などが含まれます。臨床家が望むときに、家族の誰かをあるいは全員を臨床家が選択して出席してもらうのがベストなのですが、そういうことは滅多にないことです。しかし、そこにいないからといって、その人と関わる大切な関係上の問題に取り組めないというものでもないのです。

ほどよい愛着関係

ほどよい愛着とは、子どもと養育者の、両者の欲求を満たす関係のことです（ウィニコット　一九六〇）。問題が生じるのは、ほどよい愛着が妨害されるとき、つまり子どももあるいは親の病気、災害、離婚、死などによるような、情緒的あるいは身体的に愛着対象が長期にわたり不在であるときです。慰めと保護を、その愛着対象に依存している子どもは親がいなくなったことに圧倒され、外傷体験をもつようになります。

子どもの時間感覚とはそういったものなので、喪失にともなう恐怖感が果てしなく続くように感じられ、その感覚は、慰めてくれる人がいないために和らぐことがありません。子どもにとって親がいないということは、自分は愛されていない、あるいは何か自分が悪いことをしたということを意味していることになりかねません。治療の重要な点は、できればそのような子どもの側の誤解を正すために、親がいないことがその子にとってどのように受け取られているのか見極めることです。

親がまたいなくなるだろうと子どもが信じている場合、その不安感と恐怖は、親と再会した後でも継続する可能性があります。親がいなかったことで、子どものなかに不信感が芽生え、その子のその後の行動が信頼関係の再構築を妨げるか、遅らせることがあります。子どもの激しい怒りや引きこもりのために拒絶されたと感じる親は、混乱し、その行動にどう対処してよいか分からなくなります。

治療のポイントは二つです。①親がいなくなった原因となる状況について理解し、それを受け入れること、②子どもと保護者が自分たちの関係に信頼感を再構築することを援助すること。

変化の可能性のある不適応な愛着関係

不適応な愛着関係とは、子どもの発達に必要な安心感とケアを充分に与えない関係です。それはたいていの場合、保護者が子どもを保護できないことや、親として不充分なケアや虐待傾向のある対応や、子どもの行動障害に関連していることがあります。臨床家は、親としての不適応な対応に関連した行動の歴史、状況、文脈、その関係のなかの長所を注意深く評価することが治療の成功はもとより、子どもと親の幸せと愛着関係にとってきわめて重要です。以下の点が回答されるべき質問です。その子の行動は何かのアレルギーと関係があるのか。ほかに医学的な問題と関係がないのか。子どもと母親は機能不全の二者関係で身動きがとれなくなっていないか。母親は、子どもを身代りにしていないか。その子の兄弟との母親の安全な愛着関係を私たちはどう説明するのか。

重要な特質は、子どもと親の双方において、変化への能力と、変化への高い動機づけが見られるかどうかによって判断される長期的でプラスの変化の可能性です。裁判実務のなかで発達した「長期的でプラスの変化の可能性」という用語は子どもに安全で愛情ある家庭を提供する用意も能力もないときに、そのようにしてやりたいと陳述する親たちとの数多くの苦い経験から生まれたものでもあります。だから評価者は、親がしたいと述べている希望的内容と、する用意があることを示す内容を比較検討しなければなりません。外に表われている親のもっている能力および進んでやろうとする意欲についての評価は、通常、その親の現在の行動と、過去の行動についての記録によります。評価者は、親の過去と現在の状況とともに、文化固有の価値や習慣も考慮に入れなければなりません。たとえば現在のストレス要因、個人的危機的状況、現在行なわれている評価への意味づけと目的、恥や激怒といったものが親の機能に影響を与えるため、子への、親子相互の、あるいは地域の人への親のふだんの接し方を正確に表わしていない場合があるかもしれません。

子どもの行動は、しがみつく、引きこもる、親の幸せに主眼を置く、周りの世界を探索しないといった特徴を表わします。子どもは、慰めを求めて誰かの所に行っても行かなくても、結局は自分で自分を慰めることができません。この不適応な関係は、子どもの発達上、マイナスの影響を与えがちであり、介入しないとその子を、対人関係の形成や維持に際し、虐待や深刻な機能不全をこうむる危険に陥れるでしょう。子どもと家族への治療の焦点は、子どもと親の現在と過去の愛着機能と外傷体験をチェックすることにあります。親子の二人一組みの対話療法、必要なら家族療法は、すでに愛着関係のなかでつくられてしまった根深い機能不全のパターンの相互の関わりに直接に働きかけることになります。愛着関係の修正には、それが確実に家族の行動パターンに安定した状態で統合されるように支援し、相談し、監視し続けることが必要です。

子どもがすることは、過去の外傷体験と、結果として残った否定的な不適応行動に対処し、克服することを学ぶことです。子どもの治療は、個別またはグループ・セッションと、親が参加あるいは同席するセッションを含みます。

親がするのは、心理力動的なものと心理教育的なものです。心理力動的な取り組みは、親が自分の行動の発生源を理解し、自分の子ども時代に源がある問題が現在、親として自分が子どもに対応する際にどのように再現されているかを含めて、これらの問題により一層効果的に対処する上で役立ちます。親としての不適応な対応を矯正するには、直接の教育やデモンストレーション、集団療法や、カップル療法あるいはその両方の療法のなかで、親としてプラスの対応を練習するといった、心理教育的な方法を活用することです。

臨床家は、通例他機関のスタッフと協力し、果たすべき役割を明らかにし、力を分かち合うことを学ぶ必要があります。このしなければならない臨床的な取り組みは、誰もが考えるよりはるかに長い時間を要するでしょう。

変化の可能性のない不適応な愛着関係

この関係性は前出の関係性と同じか、それより悪い不適応パターンを含みますが、子どもが親とは再び一緒に住めないか、住みそうもない場合を指します。この状況には、遺棄、長期の実刑、親としての不適格、子どもの身体的安全を明らかに脅かす深刻な児童虐待のパターンが含まれます。これらは、矯正が不可能であり、親権がすでに停止されたか、これから停止される状況です。

子どもへの処遇計画は、一次的愛着対象と訪ねていく家族として、あるいは拡大家族として関係を保ちながら、恒久的に家庭外のケアを受ける里親家庭へ預けられることとなるでしょう。あるいは、実の親の親権は停止し、新しい愛着関係を育む養子縁組家庭で育てられるという計画が立てられるかもしれません。

治療は、初めに子どもを力づけることに焦点を置き、子どもが新しい環境で安全だと感じるのを助け、治療の最初から最後までずっと数々の喪失と人生の変化に対処してゆくことができるよう、自分についてプラスの感じをつくり上げるのを助けます。

後半の臨床作業の基本的部分は、その子が、一次的愛着対象の一部または喪失全体に対処するのを助けることです。これによってその子は、過去の外傷体験を受け止める作業の準備が整い、それをするよう求められます。

子どもは、再構築された関係に適応し、古い関係の喪失を嘆くために古い家族（もしいるならば）と新しい家族両方の助けが必要です。嘆きのプロセスは時間がかかるものであり、喪失に抵抗したり、失った関係を内面化したり、さよならを言ったり、悲嘆の作業をしたりすることが含まれます。治療は、子どもの親とだけの作業の場合もあり、親子の二人一組みの療法であったり、現在の養育者との作業の場合もあります。

新しい一次的養育者との愛着関係

子どもが一次的愛着対象を恒久的に喪失した場合や、新生児のように、以前に愛着関係が存在しなかった場合には、私たちはその子と養育者が新しい愛着関係をつくるのを助けなければなりません。そうはいっても、新しい母親はみんな治療が必要と言っているわけではありません。しかし、①重篤な病気の子ども、②特別な要求がある子ども、③母親が能力／機能が限られているといった問題のある状況に置かれて初めて母親となった場合では、④支持的な介入作業、⑤教育、⑥子どもとの間で健全な愛着関係を育んでゆくための何らかの手助けが必要となるかもしれません。

新しい愛着は永続する可能性があることもありますし、初めから一時的なものとして見なされる場合もあります。永続する可能性のある愛着とは、新生児と母親の間や、長期の里親や義理の親、養子縁組をした親との間に生まれることがあります。一時的な愛着は、子どもの人生のなかのある時期に子どもと絶えず接触し続けた唯一の存在であったかもしれない里親、施設の養育者、治療者などと適切に育まれることもあります。

ここでの目的は関係性の構築であり、それは教育やガイダンスや、支持、モデリング、練習などを通して達成されます。新しい関係性は、特に、子どもが一次的愛着対象の喪失を嘆き終えていない場合のように、新しい関係構築を妨げる要因が解決されていないときにはバラバラになることがあり、何度も再構築されなければなりません。支援、相談、監視し続けることが不可欠です。

一次的なものでない補助的な愛着関係

なかでも、拡大家族のメンバーや短期の里親、セラピスト、ケースマネージャー、デイケア提供者、集団療法の仲間は一次的愛着維持に必要な、きわめて重要な支えとなる愛着関係を提供することがあります。補助的な関係は、親の無能力、不適格、目下会えないとき、あるいは子どもの行動があまりにも恐ろしいか、あるいは要求があまりにも圧倒するほどなので、親が大きな支援なしではその要求を満たすことができないときに必要となります。

臨床的な作業は、子どもの一次的愛着対象を支援しつつ、その子の支えとなる愛着対象から同じ支援を引き出すことに向けられます。役割を明確にすることは不可欠であり、継続しなければなりませんが、それは子どもに必要な支援を破壊する、「良い奴・悪い奴」分割による嫉妬と恨みを防ぐためです。臨床家が子どもの治療をするのであっても、臨床作業が進むたびに、支えとなる愛着関係をもつ人と相談します。

関係性を基礎にした治療の種類、臨床的注意が必要な状況、そして治療の焦点については表5-1を参照してください。

表5-1　愛着の治療の種類

関　係	状　況	治療の焦点
・ほどよい愛着関係	・中断・妨害された一次的愛着関係	・愛着の再形成
・変化の可能性のある不適応な愛着関係	・保護できない ・親として不十分な・虐待的な関わり ・ケアを妨害する子どもの行動	・心的外傷についての取り組み ・愛着関係の修正
・変化の可能性のない不適応な愛着関係	・虐　待 ・親としての機能不全 ・遺　棄 ・死　別	・喪失の解消 ・心的外傷についての取り組み ・新しい・再構成された関係に対して子どもに準備してもらう
・新しい一次的養育者との愛着関係	・特別な要求のある子ども ・法的に和解が成立している乳児と母親 ・一次的養育者の喪失	・喪失を嘆くことを促進する ・関係性の構築
・一次的なものでない補助的な愛着関係	・支援なしでは，子どもの一次的愛着関係が危険に晒される	・一次的愛着関係を支援する ・各役割の明確化 ・関係性の構築

関係性の種類と愛着問題のタイプの統合

治療はさまざまな愛着関係の種類（良い、悪い、ひどい、古い、新しい、終わろうとしている、始まろうとしている）の問題に取り組み、第1章で述べられた、愛着問題の種類に含まれる新旧の問題に対処することです。その種類には、①既存の愛着を危くする愛着障害、②一次的愛着の喪失、あるいはそれが得られないことに関連した愛着の心的外傷、③愛着関係を悪化させる心的外傷的出来事に起因する心的外傷に関連した愛着問題。愛着関係と愛着問題の種類が組み合わさった例として、以下に挙げられるようなものがあります（表5-1）。

（1）心的外傷に関連した愛着障害をともなうほどよい愛着関係。七歳の女の子で生命に危険のある病気がある。母親は事態の深刻さを否認することで対処している。その子を支えると言う父親は、離婚するつもりである。

（2）愛着心的外傷をともなう変化の可能性のない不適応な愛着関係。十歳の女の子で、娘が目撃した殺人で最近有罪となった怠慢で注意散漫な母親と安全でない情緒的関係をもっている。この子は里親家庭に預けられている。父親もほかの親戚もいない。

（3）愛着障害をともなう変化の可能性のある不適応な愛着関係。十二歳の男の子で、実父に不安定な愛着をもっていて、実母とは生後接触がまったくない。この子に対する父親の情緒的な虐待パターンは飲酒問題に関連しており、親としての対応を学ぶクラスを含む、リハビリテーション・プログラムに参加している。親子は父方の祖父母と同居している。

（4）愛着心的外傷をともなう新しい一次的愛着関係。五歳の養子縁組をした男の子。入り組んだ不安定な愛着を実父母にもっていたことが分かっている。生家では慢性的な虐待を受け、いくつかの心的外傷的な里親家庭に預けられた体験がある。養親となった両親はしっかりしており、経験もあり、セラピストと一緒に取り組む用意がある。実父母は、この子の新しい一次的愛着形成の助けとなるように、その子が「さよなら」を言いやすくするのに協力する用意がある。

（5）心的外傷に関連した愛着をともなう一次的でない補助的な愛着関係。家の火事で母親がけがをし、家も家財道具も全部焼失してしまった。父親も拡大家族もいない。十歳と十三歳の子どもたちは、強い、プラスの愛着を母親にもっている。過去には、二人は自分たち自身と母親を世話しようと奮闘してきたが、今は、情緒的に圧倒されている状態となっている。

まとめ

愛着障害の治療は、とりわけ、愛着関係の性格で変わります。臨床体験のなかに観察される五種類の愛着関係について考慮することは助けとなります。①ほどよい愛着関係、②変化の可能性のある不適応な愛着関係、③変化の可能性のない不適応な愛着関係、④新しい一次的な養育者との愛着関係、⑤一次的なものでない補助的な愛着関係。

関与する作業や焦点が異なるように、それぞれの治療目標も異なるのです。ある出来事で崩壊した場合のように、なかには強める必要のある愛着もありますし、また、親子の相互の関わりがもつ不適応な、破壊的なパターンを変化させる助けとなる集中作業の必要な愛着もあります。治療で扱う点は明らかに関係の喪失と、それにともなう安心感と自分の周りの安全性の喪失を嘆くことであり、必要ならば新しい愛着関係形成の支援に力点が置かれるでしょう。

第6章　治療に必要とされるもの

もし、ボクが先生にもう会えないっていうのなら
それでも、月曜日ってこれからも来るの？
（セラピストへ　5歳児）

五つの条件――安全、保護的環境、治療的子育て、適切な臨床技術、治療関係――は、重大な治療的取り組みが始められる前に必ず整っていなければなりません。以上の条件は、治療中の全過程を通して安定していなければならず、したがってそれが継続し、力が維持されていることを定期的に評価する必要があります。

子どもの安全

安全な環境とは、危害の恐れあるいは現実に加えられている危害からその子を守り、その子が他者を傷つけることをも防ぐものです。虐待傾向のある家族の成員あるいは世話をする人が、その子に「重要な情報を言ってはならない」と脅すことは安全を脅やかすものです。暴力的で衝動的な両親、子どもが危険をかえりみずにする行

動、子どもへの情緒的な支援と監督が欠けていること、いずれも皆、子どもの安全を脅かすものです。

　私たちが子どもの安全の評価のために使うものは、さまざまな過去の記録からの情報、その子の成育歴、養育者を含めてその子を知っている人たちから聴取した情報、そしてその子自身から得られた情報です。子どもの安全を満たすためには監督、環境の管理、評価の継続が必要です。

保護的環境

　保護的環境とは、たとえば親の喪失といった恐怖を感じるような出来事や問題を探究できる情緒的に子どもが安全であると感じる環境のことです。保護的環境とは、初めに信頼のおける個人的関係の代わりをするものであり、ほとんどの療法モデルの治療の基本となるものです。しかし、愛着関連の外傷問題には人を信頼することができないことが必ず含まれ、親密な関係が多くの場合に心的外傷の原因になると考えれば、私たちはすべての子どもがやすやすと信頼のおける臨床的関係を発展させるとは期待できません。子どもであれ大人であれ、親密さを避け、不信感をもつ人間は、セラピストや新しい養育者の温かさや親しさに疲労し、ことによると怯《おび》えさえするのです。

　安全な治療同盟というものは、治療の過程——つまり治療目的、治療構造、治療方法——が理解可能で、一貫性があり、予測可能なものであるときに形成されるものです。その過程を信頼することが、最終的にセラピストや新しい養育者を信頼することになり、人との関わりが可能になるのです。

　臨床家は治療過程に対する信頼を、以下に挙げるものによって促進します。

- 自信と希望と共感的な温かさをもちながらも適切な隔たりをかもし出す専門家としての物腰。

- 役割の明確化。
- ルールについての話し合い。
- 治療が必要な理由とそれがどのように作用するのかについての説明。
- 査定に必要になるものは何かを伝え、子どもと養育者に、評価の過程に積極的に参加するように励まし、言葉と文書で査定の結果を伝えること。
- 子どもと家族が治療計画に参加するように勇気づけること。

治療的子育て

児童への個別の治療それ自体だけでは愛着問題の治療には不充分です。その子の愛着欲求を認めなくてはなりません。それをしないことは無責任であり、危険かもしれません。その子の行動障害、情緒的苦痛、そして「大人たちは自分を守ってくれず、気にかけてくれない」という恐れは毎週行なわれる治療のなかでは表われてこないかもしれないのです。治療は、その子の環境全体に及ばなければなりません。治療のなかで子どもが問題を表現したとしても、それをその治療のセッションという限られた時間内で充分に取り扱うことは不可能なのです。治療的環境――それは家や集団の施設や病院かもしれませんが、そのなかで子どもは日常的ケアを受けるわけですから、その環境は治療的で親のような関わりをするもの（治療的子育て）と言えるのです。子どもが多くの時間を一緒に過ごす人びと――教師、訪問してくれる両親、拡大家族などは、理想的には一貫したケアを子どもがその人たちから受け取れるように治療プログラムのなかに組み入れるのがよいでしょう。

治療的子育てには、平均以上の子育ての技術を必要とします。

以下に、ケアをする人に必要とされる資質をいくつか挙げておきます。

・子どもの行動の裏に潜んでいる問題について考慮できる能力。
・子どもの痛みに気づき、認め、証言できる能力。
・感情または行動障害が浮かび上がった際に、それを認めて適切に介入する技術。
・子どもに対しての自分の不適応な対応パターンに気づける自己認知。
・過去の痛みをともなった体験を処理し、統合することが子どもには必要であることへの理解。
・子どもの治療に参加し、臨床的な指導を適切に利用する意志。
・治療チームの一員として作業し、家での関わり方を良いものも悪いものも醜いものも報告する意志。
・必要ならば個人的な支援や治療を自ら求め、利用するほどの充分な自覚。
・治療的子育てをする以外に自分の人生があること。

なかには合法的に子どもの治療に参加できない養育者もいるでしょう。しかし、私たちはほかの理由から、親とは作業しない方を選ぶかもしれないことを心の奥底では秘かに分かっているので、親が子どもの治療には参加できないという申し入れを快く受け入れるのです。フレイバーグほか（一九七五）が提唱するように、以下に挙げる現実にもかかわらず、私たちは両親が治療に参加するように誘わなければならないのです。

・自分たちが子どもにしたことで、嫌悪感をもちやすい親たちがいる。私たちを襲う強い逆転移があると、私たちはその子を愛して幸せな状態に戻すことができることを知っている。
・親たちは迷惑で、非協力的なことがある。
・子どもを預かる家庭が脆弱で、その子の養育者が充分な責任とやる気をもって関わってくれない場合には、その人が参加することでかえってその家庭が危機に晒されるかもしれない。

・過労の里親や養護の担当者に対し、もっと精一杯がんばり、もっと子どものために尽くして欲しいとは頼みづらい。

・両親の作業では治療者が今している内容とその理由を説明することが必要である。ときには治療者自身が不確かで、迷って混乱していてそれができないときがある。

臨床的技術

セラピストは、愛着や子どもの発達や、子どもの認知・情動・行動の発達に及ぼす心的外傷と愛着障害の影響や治療の必要性について、基本的な理解をもっていることが必要です。子どもと家族の治療に熟練し、親として関わるための技術について知識と理解があり、相談にのり、両親やほかの専門家たちと組んだチームの一環として作業ができることが必要です。私たちは特に子どもと家族の苦痛にかなり影響されることに気づいていなければなりません。自分たちの反応のせいで臨床決定が十分にできないということがないように、以上のような複雑に入り組んだ強い感情をともなった問題に取り組む際には、一般に治療仲間からの支援を受け、相談にのってもらうことが必要となります。

治療的関係

たいていの心的外傷と、愛着対象の発達、機能不全、あるいは喪失を扱う心理療法は臨床関係という状況で行なわれなければなりません。痛みと恐怖をともなう生き残るという問題に関連する作業には、技術だけでなく臨床的関係のなかでの情緒的な支援と保護も要求されます。子どもが治療で初めに、安心感を体験するためには、前に述べたように、保護してくれる環境を信頼できることが必要です。しかし信頼のおける関係を築いていくにはそれ以上の深い取り組みが必要とされます。

大人を信頼してはいけないことを学び、親密な関係を避ける子どもは、何カ月もの間、セラピストとの関係を発展させる様子をまったく見せないことがあるかもしれません。子どもがより深い作業を始めるために十分な関係上の支援を感じていると臨床家が徐々にではなく突然気づくのは愛着障害の作業ではまったくよくある出来事です。この突然〈打ち解けること〉は情緒的な準備ができたというより、的確な臨床的な介入や技法に子どもが反応していると理解されるかもしれません。

このような臨床的な出来事を〈進展〉と考えたくなるのはやまやまですが、間違いです。この現象はある特定の行動か特別の出来事がもたらした即時的変化、つまり子どもかセラピストのどちらかがめちゃくちゃにし、割り、破って通った〈抵抗〉の壁のように見えるかもしれません。子どもが自分のセラピストを信頼することができるようになり、自分の弱さを許し、やさしい感情を見せるプロセスは〈突然の進展〉ではなく、情緒的安全感がゆっくりと複雑な過程を経て、臨界量に達したことにたとえることができます。

〈進展〉といった考え方をすると大変危険です。すなわち臨床の力点は完全で巧みな介入法を探すことになります。また、子どもとの関係が大切にされなくなったり、ある場合には無視されたりします。成功しないと臨床の専門家としての自己評価を下げます。そしてそのような間違った信念は、子どものための短期療法というむこうみずな考えという強引な画一化方針を強化し、支えてしまうのです。

まとめ

子どもの安全、すなわち保護的な環境、治療的な子育て、適切な臨床技術、そして治療的な関係は、愛着障害の子どもと深刻な作業がはじまる前に必ず整えられていなければなりません。安全とは、情緒的、身体的なものです。セラピストが育んだ保護的な環境が子どもとの臨床的繋がりを促進し、やがてある関係ができます。治療的子育ては養育者個人が行なうものではなく、治療的環境と環境全体によって行なわれるものです。必要とされる臨床的技術は専門的なものであり、まず治療関係を確立しなければ関係性の問題を治療することは不可能なのだということです。

第7章　治療過程

私たちを救うのは愛することであり、私たちを破壊するのは喪失でない。私たちを怒らせるのは、私たちとともにいる人びとであり、去っていく人びとでないのとそれは同じなのである。

（ヴァリアント　一九八五）

愛着と心的外傷に関する問題の治療は骨の折れる困難なものであり、多くの場合長期にわたりますが、このことがこれらの障害のもつ激烈さと複雑さをよく表わしています。この種の治療を成功させるには、左記に挙げる五つの領域で継続的に取り組まなければなりません。

- 教育
- 自己同一性を育てる
- 感情の耐性と調整
- 関係性の構築
- 行動の克服

これに追加して行なわれる二領域の臨床作業があります。それは、子どもがセラピストと現在の養育者との関係のなかで、十分な安心感がもてるようになり、そのため圧倒されずにこの二領域に関する問題に子どもが取り組めるようになったときに初めて行なわれます。

・心的外傷の探索
・喪失を悼む

課題を急ぐのは臨床的には誤りです。それは子どもに心的外傷を再体験させ、セラピストとの関係を駄目にし、その子がもっている「大人は保護してくれず信用できない」という信念を強化することになってしまう誤りです。

上記の五領域に費やされる時間配分——ある特定の領域に取り組むかどうか——は心的外傷の特質と愛着関係の質によります。

子どもにとっての治療過程は遊戯療法のなかで花開き、ときには大人だけが、あるいは子どもも一緒で得るところがあります。愛着関係の促進を目指す家族の遊戯療法のための創造的な数々の治療アイデアは第16章を参照してください。ボディーワーク物語、アート、冒険活動、人形劇、箱庭、音楽が広く活用されています。愛着障害があり、極度に怯《おび》えていたり、あるいは生きるか死ぬかの状況にいた子どもたちには、自由に自発的に遊ぶことを学べるように手助けが必要です。長期間脅迫的な状況下で暮らしてきたような場合は、子どもは決して自分で遊ぶようにはなりません。このような子どもたちは、遊び方を教えてもらわなければならないのです。情緒的に恵まれなかったり、重度の火傷や強姦の被害者や親の殺害現場の目撃者になってしまったような深刻な外傷体験をもつ幼い子どもたちは、多くの場合、象徴的な遊びやファンタジーに浸ることができません。通常の状況であれば遊びは当然癒やしとなります。遊びによって子どもは、よくある恐ろしい状況――普通の挑戦やストレス――を、創造的に克服することができ、想像の世界のなかで欲求を満たすことができるのです。遊びによって押しつぶされそうな感情を子どもは言葉を用いずに最も容易に表現することができるのです。それに、子どもは充分な言語表現に必要な言語能力をもっていません。治療は、やりにくい時間を埋め合わせるように、子どもが興味をもって治療を継続できるように、楽しい要素を必要とします。

安全な愛着を促進するための乳児とその親との臨床作業は、本章で述べたのと同じ目標をたくさん含んでいます。臨床家は、親と個別の作業、そして親と乳児の二人一組みの作業を行ないます。この作業の例は、回復しつつある世慣れた母親と乳児との作業を語るルツ・シーツと青年期の母親と新生児と作業するヴァレリー・アイルズの話として第10章で述べられています。

教育

直接あるいは間接の臨床教育は、それぞれの治療領域の一部をなすものです。教育と情報は、圧倒され無力であると感じている個人をエンパワーします。治療の初期段階での教育の焦点は、愛着と外傷的な出来事の特質とそれらが家族と子どもに与える影響についての基本的な情報に置かれます。それはほかのアプローチより、感情を刺激しにくいアプローチであり、治療的環境のなかで子どもに居心地の良さを育む時間をもたらし、子どもと家族が治療のなかで使うことのできる道具を与えます。特に、ボディワーク、アート、そのほかの形の遊びは感情の名前と、その感情が身体のなかでどのように感じられるかを教えたり、あるいはコミュニケーション・スキルやソーシャル・スキルを教えるのに使うことができます。

初期の教育段階には二つの主な目標があります。①子どもが自分の体験を区別し、理解し、正常化できる枠組みを与えること、②その子と家族が体験した外傷的状況についての具体的な情報を与えること、です。

子どもと家族は、愛着と心的外傷の力学的原理について学ぶときにエンパワーされるのです。愛着関係形成の成り立ち方、抗しがたい生きるか死ぬかの周囲の状況によってこの形成の過程を妨げたときに何が起きるか、あるいは心的外傷によって、思考、感情、行動、関係がどのような影響を受けるのかを知ったときに、自分の体験についてよりよい理解を得て対処できるようになります。子どもや十代の若者は、勇気ある宇宙飛行士や警察官でさえ、ぎょっとしたり、がたがた怯えたり、ふるえたり、お漏らしをしたり、ときには誰も守ってくれないと感じることがあることを知り、気楽になれるのです。

セラピーの参加者は、養子縁組、離婚、死、手術、虐待、裁判、刑務所そのほかの関連事項に関係する方針や手続きについての話し合いのような参加者の具体的な状況に関連する情報が必要かもしれません。この話し合いで誤解や認知の歪みが特定され、取り組みが可能となるより深い対話への道を開くのです。

臨床家が、子どもの世話をする重要な大人から相談を受け続けるだけでなく、治療的な親としての接し方と行動の管理について彼らに教えることはよくあります。この教育は、通常の親としての接し方に関する問題を扱うと同時に、それ以前の発達段階でさまざまなスキルを学んできていない年上の子どもや、見かけは大人のようにふるまうが、実はそうではなく、子どもであることが安全であり、楽しいものであることを納得する必要がある子どもといったような障害のある子どもたちの複雑な欲求にも対応します。

教育は情報を伝えるという単純なプロセス以上のものです。それは養育者が無力だと感じるときにエンパワーしてくれます。養育者は、自分の子どもに対しての反応や対応に目を向けることができるように自己認識が高まるにつれ、支援が必要となります。臨床家は、子どもとの作業のなかで養育者の経験、創造性、知恵について指摘し、臨床家と子どもは養育者を子どものセラピーのパートナーとして歓迎します。このパートナーシップの強さと質は、その親のもつ能力と、子どもとの関係と親を治療に参加させようとするセラピストの意欲によって左

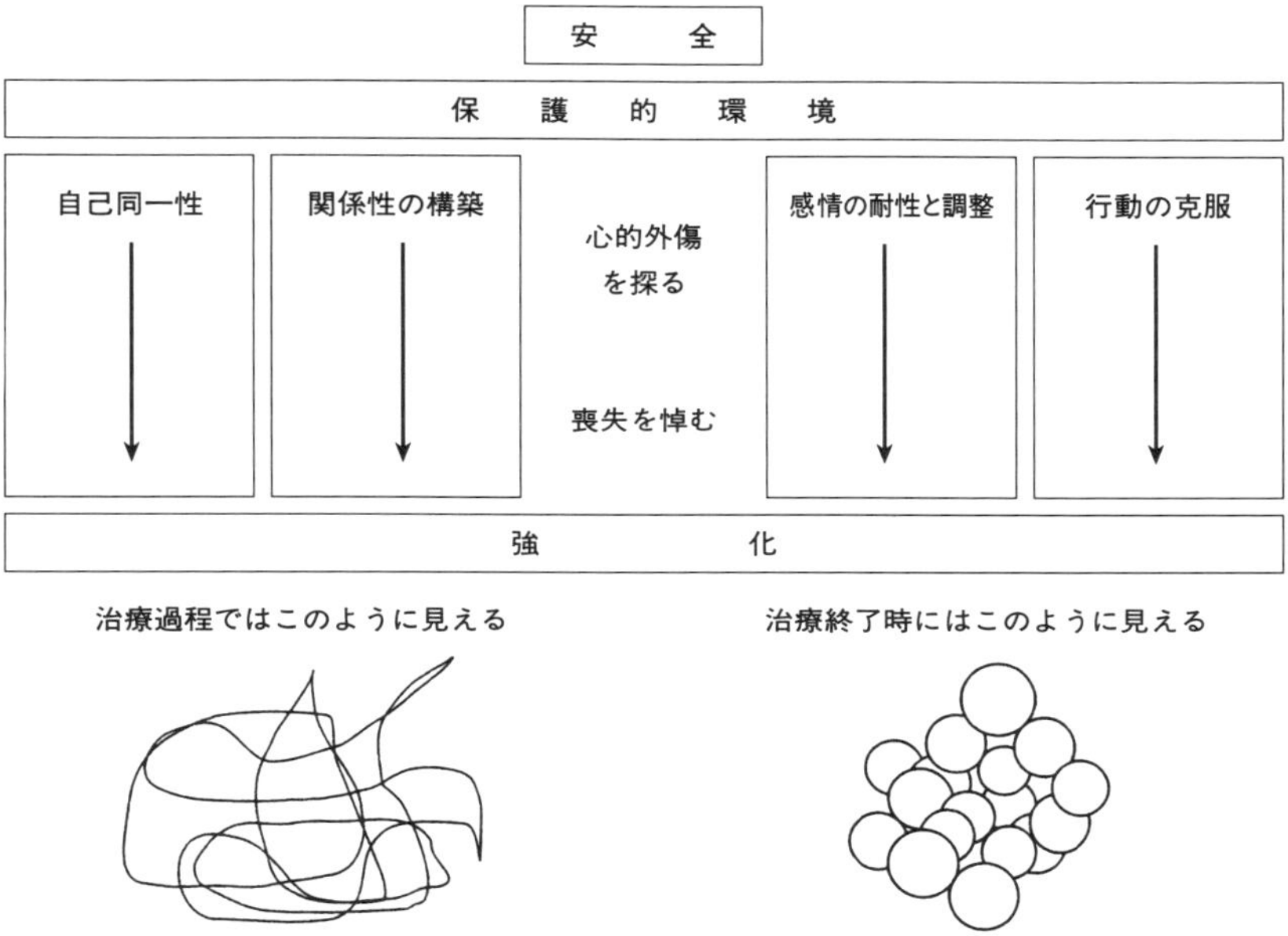

図7-1　愛着治療の青写真

右されます。

セラピストは、子どもと養育者が同席する治療セッション中に手本を示し、直接に指示を与えることで、さまざまな対応の仕方を教えることができます（フレイバーグ　一九八〇）。親へのモデルとして示す一番大事な技術は、親が自分の間違いを認め、助けを求めることです。

学んだことを練習する時間を常に取るべきです。練習は治療中ずっと継続されることですが、いくつかのセッションの主眼点として――普通は一つの治療範囲の終了時に――行なわれるべきです。練習のなかで指導や手本を示したり、獲得したスキルや知識や成功の体験に声援を送るといった時間をとることができます。

子どもと家族、そしてセラピストは自分たちの手にした進歩を確かなものとし、それぞれの関係を成長させ、強める時間をもつことが必要なのです。これが、子どもと親が次の段階の集中作業を準備する助けとなるのです。

「愛着の治療の青写真」を示した図7-1は、

愛着と心的外傷の治療のなかで臨床的に特に注意が必要な基本領域を示しています。すなわち自己同一性を発達させること、感情の耐性と調整、関係性の構築と行動の克服です。最初にすることは、まず安全性と守られる環境づくりです。過去の心的外傷を探り、喪失を嘆くことは、治療のなかで何らかの進展が見られたときに、継続作業のなかにはめこまれていくものです。進歩の強化は具体的な治療目標が達せられた後になされるべきです。図に示した治療過程は、セラピストが自分の計画を覚えておく手助けとなるように単純化されたものであって、その過程が単純で退屈なものであることを意味するものではありません。問題は複雑であり、セラピーは、遅れや停滞、隠されていた強さと弱さ、この種の作業によくあるそのほかのいまいましい変わりやすい要素や予期せぬ結果に絶えず合わせなければなりません。

自己同一性を育てる

子どもの自己感覚は、愛着関係のなかで発達し、開花するのです。理想的には、子どもは自分と自分の愛着パートナーとの間で何千回も繰り返される関わり合いのなかで、自分は何者かを学びます。理想的には子どもは、自分は有能であるとか価値があるとか、関心を引くとか一緒にいて面白いとか、自分の要求を伝え、他者に影響を及ぼすことができるということを学ぶのです。愛着パートナーの一方に限界があるとか、お互いの性格が合わないとか、その愛着関係が深刻な外傷的影響を受けているなどの愛着関係に問題のある場合、この領域の発達に不足が生じます。

幼時に受けた親からの対応が無秩序なものだったり、あるいは機能不全だったりすると、子どもは不適応行動や認知の歪みがひどく「真の自分」という感覚の発達や気づきを踏みにじり妨害する「生き残るための自分」を発達させてしまうことがときにはあります。

生き残るという語は、この作業では頻繁に使われるため、一緒に作業する子どもにとってまったくの真実そのものであることがセラピストに理解されずに終わってしまうことがあります。傷つけられたり殺されたりされずに、養われ愛されるにはどんな感情や行動を示す必要があるか、子どもは骨の髄まで知っていることをセラピストが理解することが重要です。子どもはどう行動すべきか、次に何をなすべきか最も微妙な手がかりで予測する方法を学ぶのです。

これらの小さな「生き残るための存在」は「真の自分」を知るという贅沢なことはできなかったのです。彼らは、自分の考えや感情、行動を隠し、自分のものとは認めません。というのは、それらをもつことは安全でないからです。どのようにふるまったら良いかはっきりしない場合には、そういう子どもたちは、自分の周りにいる人の行動をまねする天才なのです。保護者たちはそういう子どもたちを、うそつき、感情がない、現実感がない、あるいはまわりを操作しようとすると言い、彼らと親密な関係をもつのは困難か不可能だと思います。

私たちはどうやって子どもが、自分という感覚を育てるのを手助けできるのでしょうか。まずは、その子にそういうものがあることを教え、そのようなものをもっても安全であり、それをもつ権利があることを教えます。それから、周りにいる大人すべてが、その子の存在を助産婦のように見守ってやるのです。

子どもは、実際に自分を見てもらい、聞いてもらうことによって、核となる自己同一性を構築することができます。保護者、教師、セラピストは、子どもをよく観察してその子の耳の形からピーナッツバターを自分のパンに塗る独自のやり方に至る点まで、その子の独自性についてコメントします。第17章のブロディの作業は、子どもが核となる「自分」を発達させ他人から見守られていることが本当だと実感することができるようになることに焦点を置いています。

どの年齢の子どもの場合も、早期における発達上のさまざまな問題をうまく処理することが必要かもしれません。乳幼児とよちよち歩きの幼児との作業については、第12章のヒューウィットと第13章のバローネによって記述されています。心的外傷を受けた子どもと同居している人は、共通して、その子が自分の身体の全体、または一部についての意識を麻痺させたり、解離させたりしていることを知っています。そのような場合、養育者も子どもも、第2章に述べられている警告/麻痺反応について理解することによって何らかの助けが得られるかもしれません。

外傷体験からの生還者である子どもたちとの臨床体験から、そういった子どもたちが自分の感覚を麻痺させたり、ぼかしたりすることが分かっています。触れること、嗅ぐこと、見ること、聞くことは、感覚的に心的外傷記憶を呼び起こすことになるので、それらを避けるということなのかもしれません。セラピストは子どもに、今は自分の周囲の状況を感じても安全だということを教えることができます。私たちは感覚の世界に用心深く入っていき、その子が少しずつ進んでゆくことに耐えられるようになるにつれ、私たちはもがいている感覚に向かって進んでいきます。

刺激することと分かち合うこと——感覚の覚醒とペアになった喜び——これが愛着の機能です。この作業領域は、愛着と心的外傷の治療とをはっきりと統合します。どのようにするのでしょうか。紙ヤスリ、絹、ペタペタするものなどが入った箱、いろいろな香りやローションやパウダーの付いた綿の玉を詰めたフィルムの空き容器、オレンジとチョコレート・プディングの小さい容器——どれも感覚をよみがえらせ、刺激するためのゲームや遊び、コンテストの小道具なのです。相談できる幼稚園の先生を見つけましょう。子どもを見つけましょう。試しに、自分が子どものとき、楽しかったことをやってみましょう。第9章で、グラスは運動を利用して、子どもがよみがえるのを手助けすることを述べています。音楽、ダンス、そして運動は、子どもに自分の身体を目覚めさせ、揺さぶり、立ち直らせることを教えます。要するに子どもは、基本的に感じていても、生きていても、自分は誰か知っていても安全であることを学ばなければなりません。

自己同一性の作業は、臨床のセッションのなかで、かつ治療的な子育て関係の範囲内で行なわれる継続的治療です。その子の気持ち、考え、身体での体験、食べ物、遊び、衣服、音楽についての好き嫌いについて意見を求めることはほとんどいつでもやってよいことです。その子への身体的なケアは、その子の独自性を見いだし、尊重する機会を与えます——髪の色や手触り、歯、身体の格好はコメントするのによい題材です。その子の色彩や質感や音の好みあるいは自分の巻き毛や、茶色の肌の色について徹底的に話し合うことは自分という感覚を育てていきます。自分は何者なのか、自分にとって何が重要なのか、ほかの子とはどのように違うのか、どのように他人に自分を見てもらいたいのかについて学び始めるのは、このようにしてなのです。再び、私たちはここで愛着の機能を果たしているのです。つまり自分の独自性と自分はどんな特徴があるのか、その子が学ぶのを手助けしているのです。

事実上、どのような状況でも、人間は一人ひとりユニークで、同じ状況に対して異なる体験をすることを子どもに教えることができます。セラピスト（と周りの大人たち）は、自分がある出来事で経験したこと——自分の気持ち、考えたこと、想像したこと——などを説明することによって、自我の意識のひな形をつくります。次に、すべての人は違っているのだと説明して、その子が体験したことについて話すようにその子に求めます。「感情のバスケット」というゲームがあらゆる年齢層の子どもとこの作業を行なうのには効果的で面白いやり方です（ジェームズ　一九八九）。

同じ作業は、その子の心、身体、行動、精神の面での独自性を見つけ、尊重し、祝う、一段と集中した体系化されたやり方で継続されます。蟻や異星人や犬やジャガイモやビデオデッキはある事件をどのように体験するかを推測する子どもやセラピストによって、想像と創造の世界が広げられ、レッスンが行なわれるのです。自分のユニークさを見てもらい、聞いてもらい、敬意を払ってもらうことによって、自分は何者なのかを知り、自分を尊重することを学び始めるのです。子どもは個人の境界について学び、自分の、そして他人の境界を尊重することを学びます。絵やコラージュや作文や写真でその子のすべてを伝える「私」という本を作ることは、自分らしさの感覚をたしかなものにするのに役に立つ手段でもあります（第11章のバウアー参照）。

ある子どもたちは、断片的な自己同一性をもっています。それは、単純な否認行為や分裂や解離で、自分自身の受け入れられない側面と縁を切るのです。このような子どもたちとともにする課題は、縁を切った部分を見つけ出し、その部分を操作しやすくすることです。劇遊びと話し合いは、他人が普通体験する気持ちと行動について学ぶのに役立ちます。それによって、セラピストが、自分や（ウサギや警官の指人形を）ありのままに受け止めているのを見たり感じたりし、悪いことを考えること自体が悪いことではないことを学びます。このプロセスは、セラピストとの信頼関係のなかの治療過程で得た自信とともに子どもが自分の経験を確認し、最終的にはそれを受け入れ、自分のものとすることができる上で役立つのです。

感情の耐性と調整

感情をコントロールしきれないことは、心的外傷に関連した愛着問題をもつ多くの子どもたちにとって一つの問題です。その子たちの体験は、多くの場合、圧倒する統御不能な感情的状態を生み出し、次にそのことで恥と罪悪感にかられるのです。それへの子どもの対処のし方は、破壊行動から、何も感じないようにしようとする感情的引きこもりまで、さまざまです。ホーンスタイン（一九八九）は、重篤な解離障害をもつ子どもを情緒恐怖症だと述べています。ですから、私たちはセラピーの重要で継続的部分とは、子どもたちが感情耐性と調整力をもてるように調整することだと分かるのです。

クリスタル（一九八八、三〇頁）はこのように言っています。「われわれの臨床的、治療的概念にとって最大の妨害となるものは、情動を〈吐き出す〉ことに関する隠喩である。……ある人間が情動を表現することが多くの場合、厄介払いであることを暗に意味しているのですが、患者たちにとって唯一の実際の助けとなることは、自分の情動に耐える力と、管理する力を増すことである」。この作業への最善のアプローチは、――子どもが自分の心的外傷をもたらす情緒的体験についての特定の作業をする前に、さまざまな媒体を使ってその子と親たちが一連の異なる感情の状態を見分け、情緒的表現を練習する上で助けとなる――一般教育です。

さまざまな技法が感情に関する作業に適しています。探偵ごっこは子どもが楽しめ、とても効果があります。そこでは、子どもとセラピストは一緒に、すべての子に共通する気持ちにどんなものがあり、それはなぜ、いつ、どのように感じるのかを〈探し出す〉のです。〈その場〉に合わないほど感情が激しくなり、決定する力を台無しにしてしまうときに、何が起きているのかといった手がかりを見つけ出すのです。

天候は感情の大変良い隠喩となります。情動と同じように天候はいつでも存在します。それをなくすことはできないし、それは人生を興味深いものにしてくれるから、私たちは実際になくすことは望みません。もし自分の住んでいる家が頑丈で良い作りなら、どのような天候の変化にも対応できますが、私たちがその天候に慣れていないか不意打ちを食わされると、小さな暴風雨でさえも不愉快なものとなることを、子どもは理解できます。子どもはそれにどのように準備し対処するかについて話し、そのような話し合いでは、必要なときには助けを求めるということを必ず入れることです。ハリケーンだけでなく、嵐の前、最中、後に起きることについても気づくようになります。子どもたちは私たちの感情が伝えようとする素敵なサインを学びます。

科学者ごっこをするのも良いでしょう。脳内神経伝達物質についての簡単な図は、子どもたちの関心をそそります。子どもは、人がびくっとしたときに耳の中の細かい毛が立つことを知って、大喜びするのです。このようにして子どもは、すべての生理的なサインを自分自身に起きていることと関連づけて考えられるようになります。年上の子どもには、恐怖を味わったときにのどが渇くのはなぜかを調べさせたり、〈おじけづく《コールド・フィート》〉の言葉の起源と意味を発見させるなどの課題を与えることができます。

ボディワークに関する可能性は、想像次第で無限に広がります。どのように乳児が怒りを表わすか、アクション映画のヒーローがどのように孤独感を表わすか、小柄な老婦人がどのように愛を示すのか、子どもたちは身体で表わすことができます。

物語とドラマは、小さな動物や宇宙飛行士や、その中間にあるいろいろなものが、それぞれに感じる気持ちを子どもが練習するのによいでしょう。アート・プロジェクトは、子どもが具体的なやり方で自分の気持ちを表現しはじめる手段を与えます。子どもは登場人物がどのように感じ、それをどう表現するか具体的に指示するので、箱庭の作業と指人形は子どもたちが自分の人生の重要な出来事を物語る上で役に立ちます。

スクール・カウンセラーのマイク・フィミスターは、「スローモー」というゲームを攻撃的な子どもに教えます。子どもたちは自分の感情を誇張し、スローモーションで表現すること、つまり数秒間以上、さらに数分間以上も人を馬鹿にした言葉を大声で叫び、ジェスチャーをすることを学びます。彼らが学ぶのは、攻撃的行動をコントロールすることでした。

この本の第16章の「親子遊戯療法」と第18章の「プレイバック・シアター」では、子どもが情動表現に耐え始める上で役に立つ創造的な方法を説明します。安全で尊重の念に満ちた方法で、子どもからの証言をとる必要もなく子どもたちは言葉では表わせない行為を親たちや地域の人びとに認められ、目撃され、尊重されるようにします。これは子どもたちに道を示し、彼らが生き残ったことに対して尊敬と名誉を感じるように誘っているのです。

感情を言語化することで、個人的力を回復し、コントロールできるのです。これは、子どもが感情に含まれる〈思考〉の部分や自分にとっての個人的な意味を見分けることを学ぶ上で役に立ちます。十歳のリディアによると、柔らかいやさしい感情のなかの思考の部分が自分はとても小さくて、ひどく傷つけられるのだと言いました。三歳のカルバンは母親に、自分の〈考え〉では、頭にくるとき僕は悪い子だと言いました。

子どもたちは、自分たちにとって英雄と思える人、たとえば消防士、オリンピックで優勝した選手、ティーンエージャーなど誰であろうと、その人たちが使うテクニックについて私たちが話をすると、子どもたちは、自らを慰める〈パワー〉テクニックをさっそく使えるようになります。イメージ法、瞑想法、呼吸法、自己宣言法などを子どもはさっそく学びます。子どものためのバイオフィードバック法はとても人気があり、特にモニターを使う装置は人気があります。あるセラピストが、モニター付きの二人乗り自転車タイプのバイオフィードバック装置を使う兄弟の例を最近教えてくれました。その兄弟は、最高にリラックスできた方が勝ちという競争で、リラックスする練習をしています。

感情に耐え、調整する学習は、セラピーのなかで子どもが過去の体験を探索する手助けになり、現在の生活上の出来事に、より効果的に対処するのを助けます。ボディ・ビルダーが筋肉を訓練できるように、子どもは感情を訓練できるようになります。子どもはそれを根気強くやり、自分は何を達成したかを知るために、自分自身を見つめ、新しい筋肉群を動かすか、発達させたものを微調整するかします。こうして子どもたちが外傷の再体験をせずに、自分の力の範囲内で元の苦しい外傷体験を取り上げ探る準備が整うのです。

関係性の構築

関係性の構築は治療全体を通して継続されますが、その関係をつくる過程で、二つの特定の治療領域に取り組む必要があります。一つは未解決の心的外傷問題を探求することと、もう一つは失われた関係にさよならを言うことです。これら二つの治療課題は、子どもが適切な支援を受けられる関係性の構築が十分に強化されていない限り、取り組むことはできません。

当を得た支援を受けられるにしても、セラピストと養育者は一般にこの時に起きる愛着危機に対して、覚悟をしておくのが肝要です。子どもはこの作業の密度の濃さとストレスに、退行行動やほかの受け入れられない行動で反応することが多いのです。子どもが退歩するように見えたり、養育者を避けるかもしれないので、誰の目にも関係性の構築は時間の無駄だったように見えるかもしれません。養育者はすべてが失われるわけではなく、このような行動はいつまでも続かないことを理解するために、前もって警告を受け、次に支持と助けを受ける必要があります。

関係性における親密さと親近感は、子どもの過去の心的外傷に関連する無力感と恐怖感を再び刺激する可能性のある、傷つきやすさとコントロールの欠如という感情を引き起こします。新しい関係の受け入れは、子どもが脅かされないように注意深くゆっくりとしたペースで行なわれる必要があります。理想的には、子どもがその関係ができるのを望んでおり、強制されてその関係ができたのではないと認めるようになることです。

過去の外傷的体験による大人の養育に対する子どものマイナスの固定観念を徐々に壊すには、保護と親切という小さな行為が無数に必要です。家族とセラピストが、子どもとプラスであれマイナスであれ親密な体験を分かち合うことで、関係性の構築が促進されます。その体験とは、博物館に行くとか、何か興味をそそる現象を話し合うとか、何か一緒にプロジェクトを作るなどの心の体験や、真情あふれる映画を一緒に観るとか、一緒にペットを親密に世話するなどの情緒的体験や、星の下や自然のなかで、あるいは教会のなかで分かち合う精神的な体験です。

たいてい関係性の構築は、子どもと血の繋がった親であろうと養父母であろうと、治療的な対応をする親や、拡大家族やグループ・ホームのスタッフあるいは病院のスタッフとの間で始まります。もし、子どもが一時的な家庭環境のなかで適切に機能しているならば、セラピストは、その子が長期間生活する環境に預けられるまで、安定を保つ力として機能できる愛着を形成するのに必要な相手となるでしょう。

関係性の構築は、子どもが里親の家庭に預けられていたり、裁判所による親権の変更によって長期にわたる離別の後に両親の家に戻ったりする場合や、特定の養子家庭が計画されている場合などで、その子と将来的に子どもに治療的子育てをすることになっている両親との間で行なわれることもあります。第20章で出てくるジャスパー・マウンテン・センターは愛着障害をもつ子どものための養子縁組求愛モデルについて述べています。

家族のアイデンティティ

愛着と心的外傷の問題がある子どもは、大変化が起きてみんなが憶病になってしまった原家族であれ、家族の人間関係がひどかったためにリハビリテーションが必要な家族であれ、家族に繋がる際には助けを必要とします。子どもが新しい家族に加わりつつあるとするとその場合、その子がくっつくかくっつかないかもしれないつけ足しの部分ではなく、そのシステムに不可欠な一部になるように、私たちはそこの家族のシステムを開き、それを再構築するのが望ましいのです。

家族は一つの集団として〈私たちは誰か〉を整理をすることで利益を得、それを楽しみます。遊び、探偵ごっこ、家族の物語の劇的再演などの活動を用い、しっかりした構造をもって家族がする作業は、家族の歴史、価値、文化——すなわち家族のアイデンティティ——への意識を促す上で役立ちます。

この家族の作業の一つとして、家族のなかでどのように物事が行なわれるかを整理することが挙げられます。たとえば、プライバシーと個人の境界についてどのようなルールがあるのか。悲しみや怒りなどの感情を家族はどのように処理するのか。どのようにしていつ、家族それぞれが働き、遊ぶのか。もしあるとすれば、家族の精神的な支えは何なのか。どのようにして規律は維持されるのか。いつどのようにして、家族それぞれが触れ合うのか。家族は一人ひとりどのように異なり、それでも、どのように家族に適合するのか。この作業の結晶として、写真、物語、絵、研究記録で構成される「私たちの家族」というアルバムやビデオの形にして残します。

家族のアイデンティティを発見する過程は、どこを維持し、どこを変化させる必要があるかを見つける良い機会となります。家族とセラピストは一緒に作業をし、どの課題を家族内で処理し、どれを親戚や精神的な助言者などの他人に関わってもらうべきか、どれを治療で取り組んでもらうべきか決定します。

クレイミング（主張すること）

クレイミングとは、新しく親となった人が、自分たちの赤ん坊のにおいを嗅ぎ、なめて味わい（たしかにそうします）、足の指を数え、全裸の身体を見たりこすったりするときに彼らがしていることを意味します。あるいは棄てられて大きくなった子どもに、新しいあるいは回復した家族が、こういった素敵な原始的な結びつきを生み出すことすべてを行ない、無条件に〈あなたは私のもの〉と行動で表わすことは、理論的には素晴らしい考えかもしれません。しかし、そのような行動は、たぶんその家族に新しく来た子どもを混乱させたり、驚かせたりするでしょう。また家族にとっても、そのような行動はすぐやる必要を感じないことが多く、それをした方が良いという示唆にも、混乱したり驚いたりするでしょう。その上、そのような行動は子どもを預かる家庭を斡旋する担当責任者にとって揉め事になるでしょう。クレイミングすることは愛着の必要な部分ですが、傷ついた絆を癒やすには、もう少し喜びを抑え、もう少し繊細なやり方で行なわなければなりません。

クレイミング行動をする家族は、子どもが新生児であろうと八歳児であろうと、青年期であろうと、その家族に入ったり、再結合したりするのを助けます。クレイミングは、家族に入った直後、あるいは少し後でも始められます。子どもを家族に結びつける絶えまない、しかし微妙な言語表現がその子の所属感を高めます。たとえば子どもと両親は新しい家族写真を撮り、それを家のなかの特別な場所に置いたり、子どもの作品（絵・工作など）を家のなかに飾るかもしれません。また、食卓でその子のための特別な席を選んだり、その子の部屋に置くための特別なプレゼントを買いに家族そろって買い物に行ったり、歌と宣誓つきの正式の歓迎の食事を用意するかもしれません。儀式や厳粛な活動を行なうことは、家族への受け入れと所属が強化されるのを助けます。

その一方で、セラピストは臨床場面でクレイミング行動を再現することで、家族の結合と家族への所属を促進するこの過程を支援できます。人形遊びはとても効果的です。虐待を受けた子どもたちは、しばしば人形を使って恐ろしい場面を再現しますが、それがセラピストに、後で適切なコメントをし、その人形がどんなに大切で、世話を必要としているかを示す機会となるのです。物語を作って、それを箱庭で、人形を使うか、劇を再演することで行為的表出をするときに似たような機会をもたらします。セラピストは、外見とも期待とも異なった失われたあるいは新しい家族を捜し、見出す物語も加えたいと思うかもしれません。セラピーで効果的に使われる愉快な物語の一つは、母を捜す捨てられた虎の子どもの話です。ほかの種類の動物と何回か冒険をした後に、虎の子どもは本当の母親とは何か気づき、結局、一羽の鳥が彼の母になれると決まるのです。

触れること（タッチング）

肌の触れ合いは人間らしい要求です。それは健全な発達に不可欠なものであり、関係性の成長に役立つものです。愛着と心的外傷に関連する問題は、多くの場合、触れることについての過去の否定的な体験を含んでおり、これらの問題をもつ子どもたちは、親密な触れ合いは本質的に価値があるだけでなく、安全で快いコミュニケーションの手段であるということを体験を通して学ばねばなりません。どの年齢の子どもであれ、新しくその子の親になった者は、触れることにぎこちなさを感じ、親密な触れる行動を始めるのに励ましと指導が必要かもしれません。

専門家も、似たような教育と指導が必要かもしれません。集中治療保育室の看護師は、自分が世話をすることになっている乳児を里親が赤ちゃんを抱っこして、肌と肌を触れ合わせて揺する〈カンガルー〉の部屋に自分がこれからケアする乳児を連れて行きたいと言ってきかないと困りました。看護師は生母や養母との触れ合いは奨励しましたが、乳児の養育者の欲求については見落としており、里母の行動を不自然なものと見なしたのです。

有害なあるいは不適切な身体接触の生育史をもつ子どもたちは、特にプラスの親密な身体接触の必要があります。この子どもたちに触れるための環境や構造は明快であり、子どもが混乱しないようなものにする必要があります。十代の子どもたちは、触れられることと、それがもたらす自分の身体へのプラスの確認をもっとも欲しいと切望しているにもかかわらず、触れられることに特にぎこちないのです。こういった子どもたちと気持ちよく触れたり、もたれかかったりする方法を見つけることはちょっとした挑戦です。

家族の接触行動は、種類が増え、工夫されていって、日課になるでしょう。これらの行動は子どもに説明され、数人の家族の人たちに関わらせ、子どもの不安を呼び起こさないような時間と場所で行なわれ、シャンプー、散髪、髪の毛のスタイリング、足の爪を切り、ペディキュアをするなどの身づくろい行動、足、肩、スポーツマッサージ、椅子に揺られる時間、身体を使うゲームが含まれます。

新しく親になった人や、子どもと疎遠になっていた親は、触れたことに対する子どもの驚愕反応や、さっと身を引いたことに対して時には傷つけられたと感じ、今度は親たちが身を引きます。親や年齢の高い子どもが初めのぎこちなさを克服する助けとなるセラピーの宿題としての、数週間の間に一日二回、一回十分のあらかじめ決められた身体接触があります。家族はテレビを見ながら親にもたれかかる、娘が母親に化粧をする、親が子どもの足のマッサージをするといったようなことのなかから家族が選んで決めます。子どもたちは最初、セラピストが、「こんな馬鹿げた練習を自分たちにさせようとしている」と文句を言うでしょうが、安堵と喜びの気持ちとともに、自発的な身体接触は自分たちの関係の一部になったと異口同音に報告しています。

巣作り

巣作り行動とは、家族が一箇所に固まって身体的な親密さを体験するときに感じる居心地の良い時間のことをいいます。セラピストは家族の巣作り行動を支援し、励まし、その体験を遊び、絵、その出来事について物語、体験についての話し合いなどの形で、セラピーのセッションに持ち込むことができます。親の寝床で物語を語ったり、キャンプのとき同じテントで過ごすなどは、巣作りの場所として最適です。野外での活動が嫌いなある養母は、毎月、町の外に旅行に出かけ、家族全員がホテルの一部屋に泊まる計画を立てて実行しました。

凝縮性の高い共有体験

感動をともなう情緒的体験の共有――家庭や合唱団で一緒に歌う、礼拝に参加する、音楽を一緒に演奏する、スポーツ行事に参加する、ゲームを一緒にする、一緒に星を見る、食べ物・芸術作品を作る、一緒にプロジェクトを行なう、恵まれない人びとを援助するなど――は、家族の繋がりを強調する一方で、家族の重要な思い出となります。

行動の克服

子どもの執拗なマイナスしがみつき、または反抗的、従順または脅迫的、意図的または非意図的であろうと、子どもの執拗なマイナスの行動パターンは、プラスの親密な関係性の形成や維持を防げます。愛着問題に関連する行動上の問題は、ほとんど常に、子どもにも養育者にも存在します。普通は問題を悪化させるやり方で子どもが始め、養育者が反応して、悪循環ができ上がります。このようなマイナスの行動パターンを変えるには、適切な介入を利用し、子どもの有害な行動の心理的意味と機能を理解できる、機敏で使命感に満ちた忍耐強い有能な養育者が必要です。

行動の変化が始まるのは、成功の扉を開ける魔法の鍵を探すのをやめたときです。行動障害は、理解、高い動機づけ、学習、練習によって、時間をかけて変化します。もし子どもの行動が、危険または脅かすものなら、子どもの行動が変化の過程にある間に、監督や環境のコントロールなどの予防的手段をとらなければなりません。

行動の意味と機能の理解

第1章で述べたような愛着と心的外傷に関連した行動を認めることは、感情の問題をもつ子どもとその養育者の助けとなります。子どもに見られるフラッシュバック、過度の警戒、引きこもり、怒り、親密性の回避などは、養育者やセラピストによって、しばしば単に困ったことだとか悪いことだと解釈されて、隠れた葛藤や恐怖は理解されません。

養育者やセラピストは、それが子どもが生き残り、痛みを回避するために行なう、マイナスの適応行動だと気づかないかもしれません。マイナスの説明不能なまたは変な行動は、多くの場合、直接的な目前の恐怖に駆られるか、子どもが恐怖や以前の心的外傷を連想する状況への自動的反応なのです。ところが以下のような理由で、子どもにとっての隠れた恐怖や生き残る価値は、簡単には見分けにくいかもしれません。

- 行動自体が危険であったり、それが、保護や慰めを与えることのできる養育者から子どもを引き離してしまうため、その行動は苦痛や危険を回避するようには見えない。
- ある状況が子どものなかに恐怖を引き起こすのかどうか明らかでない。
- 行動は操作的で意志によるものに見える。
- 子どもは自分の行動の理由づけができない。心的外傷を受けたときから相当長い時間が経ち、子どもはいつもすべてがうまく行っているように振る舞う。
- 親やセラピストは、自分たち自身を情緒的に守るために、子どもの恐怖に気づくのを妨げたり最小限にしたりする。この子どもたちが実際に、どれほど深く恐れ、恐怖し、痛めつけられているかを目撃するのは辛いことなのだ。

第1章で述べた、しつこくつきまとう恐怖状態や、第2章で述べた警告／麻痺反応パターンは、これらの行動のいくつかは自動的に起こり、生物学的な基礎をもち、現在または過去に危険だと知覚されたことから、子どもを保護する役目を果たしてきたことを示唆しています。ここで臨床的に意味していることは、気にさわる行動を取り除くことだけに注意を限定してはならず、その子が安全だと感じられて、感情の調整を学習するように助けなければならないということです。瞑想、呼吸に心を集中させること、バイオフィードバックなどの自己沈静法が使われます。精神薬理学的治療がときには必要となるかもしれません。セロトニン・システムを標的にする抗うつ剤のいくつかは、効果があることが分かってきました。

行動の原因として、過去の体験だけでなく、現在の課題にも目を向けるように気をつけなければなりません。たとえば子どもは親に感じている怒りを兄弟に向けているのかもしれません。

保護の持続

養育者は、リーダーシップを維持し、世話している子どもに操作されたり、コントロールされたりしない巧みな技を学ばなければなりません。このような子どもたちは、周りをコントロールすることで、安全を感じやすく、親密な関係を回避するのに役立つため、普通、操作的でコントロールする行動をとります。一見、これは矛盾するように見えるかもしれません。もしコントロールする行動が安全感を与え、子どもが実際の作業の始まる前に安全を感じられるにちがいないのなら、なぜ状況が変わるのでしょうか。答えは、子どもの安全の知覚は、実際の安全を伝達するのではなく、実はその子の周りの人びとを虐待的にさせることが多いからです。また、子どもの行動は共に生活するにはあまりにもひどい苛立ちを引き起こすために、子どもはそんな自分の行動のせいで真の安全感を与える愛着を遠ざけてしまうのです。

なかには子どもが、しつこくつきまとい、大人の注意をやたら要求するときのように最初はコントロールするようには見えない行動もあります。しかし、このような子どもと一緒に住むと、しつこくつきまとうこととやたらと要求する行動が、親密性の行動とはまったく無縁であると誰もが納得させられるはずです。これは力学的にボクサーのクリンチにちょっと似ています。つまりコントロール行動が自分の動きを止め、あまりにも相手に近づき過ぎるため、相手から殴られないのです。

コントロールする行動から子どもを引き離すのは骨が折れ、消耗することです。親は子どもに充分に安心を与え、選択する機会を与えなければなりません。これはその子にコントロールとエンパワーメントの感覚を授けますが、子どもの生活のなかで重要な大人にコントロールされる安全な構造の範囲内で行なわれます。構造、定期的に繰り返されるフィードバック、その子に何が期待されているか繰り返し伝えること、これらは、コントロールが維持されており、激しい感情は手に負えるようになるだろうと子どもに確信させます。養育者は力をもち、愛情深く、きちんとコントロールする親としての役割を確固として主張し行なわねばなりません。それに失敗すると、子どものコントロール行動が強化され、恐怖が鎮まりません。消耗、子どもへのあわれみ、プラスの愛着を育てる目標を見失うことなどが、多くの親が一貫して保護し続けることのできない理由です。

親はさまざまな方法を用い、限界設定をすることで子どもに自分をケアし、自分に共感することを教えます。限界は、コントロール／安全の喪失を意味するため、子どもにとって恐ろしいものとなり得ます。ここでの課題は、子どもに自分を保護してくれる点で大人は信用できることを知らせることです。たとえば、母親はこう言うことができます。母親は子どもを愛していて、安全でいてほしいから、三日間スケート靴をしまっておくと言うことができます。子どもは安全のルールを守ることによって、もっと自分自身を守れるようになるまで、母親は自分を監督し、コントロールし続けるだろうということが分かっているため、安全のルールを守ることを通して自分自身を愛し、大事にすることを学ぶのです。

親たちは、確固たるコントロールを維持し、子どもの操作的行動を予測・阻止し、権力闘争を回避し、確固たる行動管理を行なうために、たびたび手助けと支援を必要としています。強く、やさしく、忍耐強くこそが、養育者にとってのキーワードです。治療的行動管理とは、学習、練習、どんな小さな進歩でも祝うことを続けることです。

当たり前のことですが、養育者は、自分自身の欲求不満や心配事を吐き出す能力をもっている必要があります。養育者は、膨大な支援を受けるに値すると同時に必要でもあるのです。ときには、特別にあつらえられた具体的な提案が必要なこともあります。子どもの行動管理の本や一般的な育児クラスは、このような親たちの欲求を満たすには適切でありませんが、セラピストとの定期的な相談と組み合わされると有効でしょう。同じような問題に対処したことのあるほかの親たちの支援グループも役に立つでしょう。

大人の行動

親というものは、自分の子どもを保護するように生物学的にプログラムされており、そうできないときには、欲求不満になり、イライラし、失敗したかのように感じます。子どもが示す激しい自然のままの情動は、特に長期間晒《さら》されると伝染しやすくなり、またそれが敵対的だと私たちはそれをぴたりと止《と》めたいと望むようになります。大人自身が子どもの頃に受けた痛みと恐れは、子どものケアをするときに再び刺激され、圧倒されるとか、無力であるとか、たぶん麻痺するようだとか感じるのでしょう。

心的外傷の時期に子どもを養育したり、あるいは自分自身がかつて同じ状況で心的外傷を受けた養育者は、その子の痛みや苦しみを目撃すると、過去の外傷的出来事が再刺激される体験をするかもしれません。そのような養育者は、自分自身の再刺激体験を回避するために、子どもは影響を受けなかったと信じ、子どもの行動障害は心的外傷と無関係だと解釈する必要が出てくるかもしれません。再刺激された親は通常、無力と恐怖を感じ、たぶんその子を保護しなかったことで罪悪感を感じるでしょう。自分のもつ感情があまりにも圧倒的なために、親は子どものケアができなくなります。このような状況は、親の怠慢が、実際上子どもの心的外傷に直接的あるいは間接的に影響を与えたとき、特に困難となります。こうなると次は、子どもと親密になることや、確固たる親のコントロール維持を極端に難しくする回避行動となっていきます。このような親の回避行動は、起きてしまったひどくおぞましい出来事に関連する感情を子どもが表現してはいけないというメッセージを意図せずに伝えているのです。

里親や養子縁組した親は、自分たちが愛情だけを与えた場合、子どもが示す敵意、憤り、忘恩にどう対処するかを学習しなければなりません。このような親は、その子の状況に関連した極度の残酷さと無知に対する気づき、容易に押しつぶされそうになる気づきに対応する心構えをもっている必要があります。このような養育者はとてつもなく多くの希望、妥当な期待、心の深い所での忍耐心、他人からのあり余るほどたくさんの支援が必要です。

かなりの期間、子どもが家庭外で養育されていた場合のように、子どもとの関係を修復しようと努力する生みの親たちは、子どもと同じようにとてつもなく助けが必要なのに助けを求められないか、提供されるものを利用できないことがあります。ある親は、子どもがあまりにも苦しんでいるため、自分を恥ずかしく感じたり、子どもがセラピストやほかの大人と良い関係にいるために嫉妬するようになるかもしれません。このような親は、あまりにも傷つきやすいため、怒りや非協力的行動で自分自身を守ります。臨床家や代理の養育者は、この親の怒りが健全で適切だと考えることができなければなりません。

里親や養子縁組した親やそのほかの養育者は、子どもが養育者のエネルギーを吸いとるとき、家族全体を崩壊させたとき、不在の生みの親の理想化された知覚をひけらかし、養育者に敵意を向けることで、細やかなケアに仕返しをするとき、憤り、怒り、裏切り、苦痛の気持ちに攻めたてられるかもしれません。この重大時に、愛は不自然な行為と感じられるかもしれません。

セラピストもまた同様に、以上に挙げたすべてを体験します。

所属すること

多くの子どもたちが、必要としている親からの養育や所属感を避けるのは、それらを受け入れることは、不在の親に対する裏切りであると感じるためです。このような子どもたちは、別の親にケアされている間に、良い体験をすることは受け入れ難いと感じているのです。楽しく世話を受けることを認めてしまうと、不在の親を失い、その親から愛されなくなるだろうと確信しているか、あるいは、もし行方不明の親が自分のケアをできなかったとしたら、誰も自分のケアはできないだろうと子どもは信じているのです。これら根深い信念は、子どもが生き残るのに必要なものであり、変化させるには相当の時間と努力が必要な複雑な課題です。

セラピストは、不在の親に事情を説明して、子どもとのセラピー・セッションに出席してもらい、子どもがほかの大人を愛したり、その大人にケアしてもらうことをそこで正式に許可してもらうことで協力を得ることができるかもしれません。第9章のミカエルについてのカーソンの物語は、このプロセスを感動的に描いています。子どもは預けられた家庭の養育者を好きかどうかにかかわらず、不在の親から愛されているし、その養育者との行動が自分の処遇結果に影響を及ぼさないという確信が必要なのです。不在の親からの支援は、セラピストの治療室で受け取る手紙、ビデオテープ、電話の形をとり、その治療室で子どもと一緒に処理することができます。

積極的な養育者は、不在の親を子どもが自由に愛せるようにするだけでなく、その親についてひどい悪口を子どもが叫んだときでさえも、子どもが自分の感情を捨ててしまわないように励ます環境をつくらなければなりません。不在の親を、子どもが愛する気持ちがないと決めつけたり、子どものマイナスの表現を子どもの感じているすべてであるかのように支持する罠に養育者がはまるのは間違いです。子どもは、ひそかに親に会いたいと思いながら、その子なりの「虐待した親」についての社会的または道徳的に許容される見方を声に出しているのかもしれません。あるいは、見捨てられたことへの怒りを表現しているのかもしれません。あるいは、さまざまで複雑な感情の一面だけを表現しているのかもしれません。子どもは本当に強い嫌悪感しか感じていないかもしれませんが、私たちはそうだとは断定できないので、時間の経過のなかで、やがて浮かび上がってくるいろいろな感情を子どもが表現できる余地を残しておかなければなりません。

愛着障害をもつ子どもは、所属感に抵抗します。その所属感のせいでケアされることやケアが、不安、うつ病、喪失と不確かさの感情を生起することがあり、特に生みの親が子どもを危険から守れなかったり、子どもが親代わりの知らない人の所に預けられる場合にはそうです。子どもたちはゆっくりと、断続的に考えを変え、自分をリラックスさせ、ケアされ、最後には家族に所属するようになるのです。

セラピストと新しい養育者は、何千もの小さな行為を通して、養育者が信頼できることを示すことで、このプロセスを促すことができます。たとえばある親は、猫が近づくと子どもが躊躇することに気づくかもしれません。「あなたは猫がここにいるのを好きじゃないのね。外に出しましょう。あなたにここは安全だと感じてもらいたいし、出来るだけのことをして、あなたを守りますからね」と親は言います。あるいは、十代の場合なら、「金曜の夜の試合に少し神経質になっているように見えるけど、あなたはいい子だし、スポーツマンだから、何かお手伝いしたいわ。試合の行なわれる場所に一緒に行ってみたらどうかしら？　プロのスポーツ選手が、試合前のイライラする気持ちを取り除くのにそうすると聞いたんだけど」と言います。このように万一、依存が起きても、私たちは親としての対応を強化する可能性があることを、何度も何度も子どもに示す必要があります。

子どもたちは安全を体験する必要があるだけでなく、自分たちはケアをされる価値があると信じるようにならなければならず、最後には、大人が自分たちをなぜ養育したいのかを理解しなければなりません。子ども自身

表7－1　愛着障害の子どもに対する親としての対応

両親の与えるもの	子どもの反応			
	許すこと	受け入れること	求めること	所有すること
基本的な食，住				
保護				
支援				
制限				
指導				
愛情				

が、他人に何かを与える喜びを体験すると、他人をケアすること自体に喜びがあることを分かるようになります。そのような体験の機会はたくさんあります。たとえば法的な観察下にある家族や誰かを助ける教会のプロジェクトに参加したり、ホームレスの人たちのために家を建てるのを助けたり、貧しい子どもたちに衣服を作ったり、高齢者のために地域に庭園を造ったりすることなどです。

子どもが所属性を徐々に受け入れる進度は、表7－1にある「愛着障害の子どもに対する親としての対応」表を使用すると、容易にチェックできます。この表は、縦の軸には親としての対応にとって決定的に重要な項目を、横の軸には子どもの反応を列挙してあり、その進度を、相手に対して許すから受け入れる、受け入れるから求める、求めるから最終的に所有するまでの段階で示しています。この表は、所属すると所属しないの間にいくつかの段階と漸次的変化があることを思い出させてくれるものとして役立ちます。

親たちは、言葉と行ないによって、「私はあなたを傷つけないわ。あなたは安全よ。あなたは価値があって、それに値するの。私はこうしたいの。私はいつでも応じられます」と際限なく繰り返さなければなりません。このタイプの子育てはどのような状況でも継続するのは難しいものですが、すでに所属しかかっているかもしれないのに、子どもが所属性のしるしも示さないときにはなお一層難しいものです。するとある日、親がまったく期待していないときに、小さな進展があるのです。しかしそれは、親が何度も何度も試された後に初めて起きるのです。普通の子どもでも、もう少し劇的でなく精神にも所有物にも、もう少し損害が少ないのですが、同じことをするのだと親に思い出してもらうことは助けになります。自分たちが体験し、学んでいることのすべてを、その子たちが本当に信じきれるようになるためには多くのことが必要なのです。

心的外傷の探索

関係性の構築過程のどこかで、子どもは安心だと感じ、外傷的な出来事の探索に対処できる段階まで関係性ができたと感じる時が来ます。

子どもを体験した恐怖に無理に直面させることは、私たちが心的外傷について知っているすべてのこととは対称的に残酷なことなのです。子どもは自分の恐怖に対処するように無理強いされてはなりませんが、心的外傷や愛着の障害は、あまりにも深刻であまりにも恐ろしいため、子どもたちは自分一人では直面できません。たとえ図体の大きな、たくましい実戦部隊の退役軍人でさえ、過去の苦痛について話し始めるのは難しいのです。無理強いはせずに、また永久に待ち続けないために、私たちは次のようなことを行ないます。臨床場面で安全性と受容性を確立し、創造的なやりとりに子どもを引き込むような遊び道具を用い、もし子どもが関係性と自信により、何らかの準備があることを示すなら、その子が探索するようにやさしく誘うのです。子どもがまだ準備が整っていないかもしれませんが、それでも私たちはその作業を行ないます。私たちは主な目標を見失ってはなりません。それは安全な関係とエンパワーメントであって、すべてを見つけ出して、それに対処することではありません。

ひどい事故や災害のような一回きりの心的外傷を体験した子どものディブリーフィングは、違ったアプローチがなされるでしょう。一回きりの心的外傷に関連する研究や臨床体験は、専門技法の発展をもたらしました（ハ

マダ　一九九三、ピヌースとエス　一九八六、ピヌースとネイダー　一九八八、ヴァーンバーグとヴォーゲル　一九九三）。これは本書で取り扱うのには不適切な専門分野です。

子どもたちと彼らの養育者は、子どもが自分のストーリーを語り、残虐な細部まで語り通す理由を理解する必要があります。それはパワーを得るため、実際に起きたことを矮少化も誇大化もせずに受け入れるため、子どもの体験を証言させたり正当化させるため、そして記憶のなかにしまっておけるようになるためです。

外傷的出来事の探索はセラピストによってきちんと構造化され、コントロールされ、子どもが圧倒されたり、無力感や恐怖を再体験しないようなペースを守らなければなりません。これを行なう一つの方法として、非指示的活動に焦点を当てた前後の時間にはさまれた〈私たちの作業をする〉ための十分間の中間セラピー・セッションを設けることです。この構造に支えられ、子どもは感情を適切に調整できることを学びます。

養育者は、子どもを理解し、子どもが自分の苦痛を認めるにつれて出現するかもしれない困った行動に対処する準備ができるように、臨床家から指導と支援をもらう必要があります。私たちはさまざまな退行行動、悪夢、学校での集中困難、ぞっとするような行動などを見るかもしれません。

退行行動は永久には続かないでしょうし、もはや必要でなくなると、子どもはすぐしなくなります。なかには、退行行動を支えることでその行動をさらに強化し、全然子どものためにならないと大変心配する親もいます。これは微妙な問題で、親たちと注意深く話し合う必要があります。というのは、親がこの点に本気で関わらないと、作業が滞り、治療関係にも問題が生じるからです。私たちは、親のためにもこの退行行動を正常なことと認識してもらう必要があります。つまり、大きなストレスの下では、誰だって退行することを思い出させるのです。大人は、離婚後や車の事故後、税の申告準備中に退行するものです。泣き言を言ったり、自分のケアをしなかったり、こだわったりします。私たち大人は子どもとは違って、布団でおねしょしたり、親指をしゃぶったりなどしませんが、その退行のプロセスは正常であって、子どもというものは成長し、成熟したいという内なる衝動をもっていると信じる必要があります。子どもは情緒的に〈満たされる〉と、元の道に戻るでしょう。極度の退行行動を示した子どもとその里親とのカーソンの作業を参照してください（第9章）。親はセラピストを完全には信じないかもしれませんが、作業には誠実な努力をいとわないかもしれません。

退行行動に制限を加え枠付けすることは役に立ち、親を助けます。たとえばセラピストが子どもに、「しばらく小さな子になりたいと思っていてもいいのよ」と言うこともできます。それから親には、「夕食の後、毎晩、三十分間その子を毛布にくるんで揺すったり、歌を歌ったり、お話をしたりしてください」と提案することもできます。そして、もしその子が別のときに、小さな子になる必要があれば、それをその子が自分から頼むだけでいいのです。

私たちは隠喩つまり箱庭の作品や描画、劇、身体の動きや音楽を通して語られる物語によって子どもが体験を表現しやすいように助けているのです。たとえばごく幼い子が、自分の受けた重度の育児放棄の経験を、箱庭を使った隠喩でありありと描写する第11章のギルの話を参照してください。

子どもたちの多くは隠喩の段階から、描画や箱庭、そして話し合いによって、起こったことを直接に探索する段階へと移行することができます。子どもが描写した体験の証人となり、それに敬意を払うセラピストやほかの人びとの存在によって、子どもは体験を心に繋ぎとめ、正当化し、現実を受け入れることができます。子どもが外傷的出来事の前と最中と後に、どのような体験をしたか（たとえば視覚、嗅覚、味覚、思考、願望、祈り、体感、反応などによって）を正確に描写するように、セラピストは仕向けることもできます。特に家庭内での関係が、どのように混乱し変化したかに主眼点を置くべきです。

セラピストから支援されていると感じる子どもたちのなかには、遊びのなかで自発的に英雄をつくり出し、たぶんその心的外傷に復讐する結末にしてしまうかもしれません。この行為は子どもに、自分が対処でき、少しはパワーがあると感じさせます。しかし、ほかの子たちには助けが必要です。その子たちに自分のストーリーを語らせるだけで終わりにしてはなりません。もう一歩踏み込んで、子どもたちをエンパワーすることが重要です。一つの方法はこんな質問をすることです。どう、前と違う？　どう、強くなった？　将来こんな難しいことが起きたら、どうやって対処するのかな？　君のヒーローはどこにいるのかな？　もう一つの方法は、たとえば「最後に物事を変えられる何か魔法のようなものを考えてみよう」と言って、子どもに結末を変えてつくるように求めることです。こうしてつくられた新しい結末は、何もコメントせずにただ見ているべきです。実際に起きたことを述べたり、子どもは「幼くて、無力で、実際、何もできなかったのです」と指摘したりする大人は、助けにならず、かえって自然の癒やしの過程を妨げます。劇遊び、描画、身体運動などの方法を統合して使うことは、子どもが自分の生い立ちを歪めたり関わりを否定するのでなく、それを認める手助けになります。

テアー（一九八二）は、何年も続くかもしれない秘密の隠された行動に注意を怠らないようにと臨床家に教えています。私たちは、子どもが解離体験をもったり、性的な、しかも暴力的な行動を示したり、自分や他人を傷つけ、辱める行動をとったりするかもしれないことを知っています。これらの行動は、治療過程がかなり進むまでは、とにかく明らかにされません。そのために、臨床家はこれらの行動に注意を怠らず、それらを明らかにするように、定期的に子どもに伝えるべきです。

この時こそ、心的外傷の最中と後に、人はなぜ、どのように、考え、感じ、行動するのか、それを説明し、心的外傷と愛着の概念について再び子どものレベルに合わせて繰り返す時なのです。これは、子どもの抱える抗しがたい恐ろしい出来事に対する心的外傷の体験や反応を正常化し、また外傷となる体験の後に子どもが時どきする秘密の事柄を話題に取り上げ、子どもに秘密の行動を明かすよう求めることが自然な時期なのです。子どもはその時は明かしたがらないかもしれませんが、子どもは自分独りではなく、自分の準備ができたら、セラピストが理解して助けてくれることを知って安心するでしょう。このような子どもたちは、しばしばセラピストに、「ほかの子どものことをもっと話して」と頼むことがあります。

自分の体験を統合してしまった子どもは、時どき〈忘れたり〉、心的外傷は起こらなかったふりをします。セラピストは子どもにはやさしく、親にははっきりと、次のように言う必要があります。「子ども時代の一部は、魔法やごっこ遊びや空想や願望であること、つまり子どもは成長のエネルギーが必要であり、そのためひどいことは起きなかったふりをして、時どき荷を軽くするのです」と。子どもはたいてい自分が言ったことは「願望」だったと認めるでしょう。そこでセラピストは子どもに、自分もそれが起こらなかったらよかったのにと思うし、ふりをしたり、遊んだり、願望をもってもいいのであって、そういうことは普通に子どもがやっていることだと伝えることができます。

心的外傷を克服する作業は難しく、細やかさが必要とされます。次に述べる喪失を悼むことと絡み合っているため、臨床家が情緒的柔軟性を充分に備えていることと、また頑強さと優しさも求められるのです。理想的には、子ども、家族、セラピストの全員が心的外傷の作業の後に、グループとして再びまとまる時間がもてるように、この喪失を悼む取り組みをしばらく先に延ばす方がよいでしょう。

この間、セラピーの焦点をアイデンティティや感情の耐性などのそのほかの継続分野に置くことになるでしょう。

喪失を悼む

子どもたちは自分の喪失を悼む必要があり、そうするのを手伝ってくれる大人が必要です。それの代わりになるもの、しっかりつかまるものができない限り、どんなにそれが機能を果たしていなくても、傷ついた絆を手放すことはできません。しかし、子どもの情緒的な焦点やエネルギーが、愛着への絆を維持することに向けられる限り、ほかにしっかりつかまるものを見出すことはできません。この子どもたちに、この絆を手放すように求めることは、嵐にもまれる大海の真っただ中で、大破した船の乗客に、必死になってしがみついている木切れを手放すように言うのと同じです。彼らは私たちがロープを持っていることを分かっていますが、自分の持っているものにしっかりつかまらずにはいられないのです。多くの場合、私たちはこの愛着障害の子どもたちが、愛着への渇望を振り切るふりをしたり、お義理に自分たちの親を否認するふりをするのを見かけることがあります。この子たちは、サバイバー（訳注　困難を生き残ってきた生還者）であり、養育者が自分たちに何を言ってもらいたいか、してもらいたいかを知っています。しかし、時には子どもたちの行動は、失われた家族と丸く収まることを子どもがまだ望んでいることを、私たちに告げてくれるのです。再会する夢をまだ子どもがもっていることを私たちは知ることになるかもしれません。

子どもたちは少なくともほかの重要な大人との一定の関係を形成し、適切で一貫したケアが受けることができると信じることができた後で、それまでの主な愛着対象にさよならを言うことができます。普通、里親もしくは養子縁組をした親が、新しく養育者になりますが、子どもが喪失を悼み始めると、子どもの生の痛み、慰めようのない悲哀、支離滅裂な行動によって、相当の負担を強いられるでしょう。そのことで関係上の進歩が消滅してしまい、取り戻せないように見えるときもありますが、関係性の核が存在しない限り、子どもはそのように喪失を悼めないのだと、養育者は理解し信じなければなりません。

臨床経験から分かることは、関係性の喪失を受け入れるのに必要な手段は、まず喪失に抗議すること、喪失した人を内在化すること、さよならを言ってその出来事を記念すること、嘆くこと、そして最後に、厳粛な締めくくりの儀式で意味を創造することです。生みの親へ正式にさよならを言うことについて論ずるカーソン（第9章）とアーキベックとバウアー（第11章）を参照してください。

セラピストの役割は、みんなが寄りかかる岩のように安定していることです。セラピストはスケジュールのなかに特別の時間をとって、治療的子育てをする大人を支援、指導し、子どもには、抗議行動ができる環境をつくり、子どもが情緒的にコチコチになっているように見えるときには、抗議行動をとれるように求める必要があるでしょう。セラピストは、去って行く親にさよならを言う会合を、何回か計画するかもしれません。子どもがこの時に去って行く親とする作業は、家族の物語と出来事を思い出し、内在化することです。「グリーフ・ワークは、思い出すことであり、忘れ去ることではない。それは内在化の過程であり、追放の過程ではない。もし適切に治療されれば、愛着は私たちに永遠の強さを与える」(ヴァリアント 一九八五)。子どもにも家族にも最後のミーティングで厳粛なさよならを言うことは、大変に役立つでしょう。喪失を悲嘆することは、息抜きの期間をはさんで襲ってくる圧倒されるような痛みのなかで起きるのです。養育者は、悼む過程が地下にもぐる、つまり依然として行なわれているのに見えなくなることがないように、せかしたり、切りつめたりすることはできません。

統合

統合の段階とは、子ども、家族、セラピストが、治療のなかで得られた進歩を振り返り、家族関係の成長を祝う時期です。この時期は家族が家族と子どもの将来に現われるかもしれない課題を探索するのにふさわしい時期です。

家族は、サイコドラマ、家族彫刻、話し合いなどを通じて、子どもが十代になったときや親が祖父母になったときに現われるかもしれない問題を話し合い、家族としての問題解決を練習するのです。これらの練習は、楽しく、家族一緒の未来という感覚を伝え、治療過程で学んだ技術を強め、定着させるのです。

愛着に関連する集中作業は、たいてい発達の順に沿ったモデルを使うと最高の成果が得られます(ジェームズ 一九八九)。このアプローチは、一連の治療が完了した後に、家族からの相談を継続的に受ける関係を維持することが基本となっています。セラピストは、新しい課題が生じたり、あるいはいったんは治療で解決された課題が子どもの発達の後期の段階で、再び出現したときに指導を提供できるのです。過去の愛着の心的外傷に関連した異なる課題や洞察が、さまざまな時期に現われてきて、家族はセラピーでの指導や助けが必要になるかもしれません。このモデルは家族をエンパワーし、何回かの問題解決のセッションや、家族の一人または数人のメンバーのための短期療法コースなど、将来のセラピーのために扉を開いておくのです。

治療の最初の段階が終わると、家族が計画し、食べ物、音楽、小さなプレゼント、写真、拡大家族のメンバー、記念スピーチなどからなる卒業のお祝いが催され、作業に関わった全員がよくやったと褒めたたえられます。

治療の失敗

ときには愛着が起こらないことがあります。治療の失敗と認めたくありませんが、それは起こり、痛みをともない、士気をくじきます。癒やしに関わる臨床家として、私たちが一生懸命やっても、それでもうまくいかないことがあります！　できる限りベストを尽くした後で、私たちは情緒的に自分自身を痛めつけます。私たちは自分が最高の状態でなかったときのこと、予約がキャンセルされて、心配するどころか嬉しく、ほっとしたときのことを思い出します。私たちは、治療の失敗を、自分たちが子どもを無視したり、間違った扱いをしたときや、子どもに憎まれ自分も憎いと思ったときのせいにします。

私たちが作業をする子どもたちのなかには、あまりにもひどく傷ついているために、関係を形成する準備がないか、できない子がいます。そういった子どもたちはもらうだけもらって何も変わらないように見えます。これはこの子たちが最後まで変化できないだろうとか、意義ある人生を送るとか、社会に貢献することができないということを意味しません。自分の仕事、あるいはグループとはプラスの関わりをもち、親密な関係がなくても、うまくやっている人たちがいることを思い出すと助けられます。おそらく臨床の仕事のなかで、私たちは花の咲く種を植えてきたと思います。でも、もしかしたら、そうではないかもしれません。

まとめ

家族の愛着問題を扱うことは、単純でもあり、複雑でもあります。単純な部分は目標の設定であり、複雑な部分は目標への到達です。たとえば主たる目標は、子どもと親の間には愛が育つように信頼を確立することであると私たちは知っています。多くの場合、子、養育者、あるいは両者とも、深くとらわれている信念を克服し、最も必要とし望むもの――信頼と愛情の親子関係――を妨げる生き残るためにとってきた自動的な行動を、変えなければなりません。

これは従来の子どもや家族のためのセラピーではありません。愛着に関する作業は、三つのものを処理します。つまり愛着関係、子ども、親です。これらは多岐にわたるかもしれません。私たちは、①自己同一性の感覚と家族関係をつくるために、支援し、指導し続ける、②機能不全の行動をとらせ、他者を信頼する能力を損なった外傷的人生経験を扱う、③失われた関係の喪の作業をするための安全性と指導を提供する、④新しい関係をつくり維持する、保護的な環境を設定する環境で、子どもと家族の作業を合併させる必要があります。このような環境は、外来でのセラピーと家庭や学校での治療的な親としての対応を組み合わせたものかもしれませんし、または病院という場と子どもの家庭との間の強力な橋渡しを目的とした病院内か施設内の治療プログラムの形を取るかもしれません。

第8章　強制的な押さえ込みについての短い論文
——子どもを動けなくし、くすぐり、刺激し、突き、脅して服従させること

すべての暴虐的行為のなかで、それを受ける者のために行なわれる行為が最も過酷であるかもしれない。私たちのためだからと私たちを苦しめる者たちは、果てしなくそれを行なう。というのは、彼らは自分たちの良心の賛同を得てそれを行なうからである。
（ルイス、一九五二）

深刻な愛着問題に対処する子どもとその養育者は、必死になって専門家の助けを求めており、多くの場合、応急策に引っかかりやすいものです。良く訓練された専門の臨床家のみならず、両親も恐れと絶望によって、児童治療では当を得たものではない過激な技法を試す方向に行ってしまうことがあります。開業医が愛着障害の子どものただ一つの治療法だと主張するいくつかの方法が開発されました。そのような方法は、以下に挙げた方法を含みます。

・子どもを保護する目的以外に長期に拘束する。
・長期に有害な刺激を与える。
・視覚や呼吸といった身体的機能を妨害する。

このような強制的な介入は、なかでも押さえ込みセラピーとか、愛着治療とか、怒りのセラピーとかさまざまな名で呼ばれています。なかには、これらと同じ名前の、実際には非強制的な方法を使い、これらとはまったく違う方法を取っているセラピストもいます。ですから、方法に付けられた名前ではなく、実際に使われるテクニックについて話すことが分別のあることです。〈強制的方法〉という用語は、上記に挙げられた手続きを正確に述べていると私は信じています。

強制的なセラピストによって使われる長期の拘束は、子どもの当面の行動とは何ら関係なく行なわれます。この介入方法は、予約によって行なわれ、たいてい数時間続き、数週間、毎日繰り返されるのが普通です。両親も含まれることがありますが、一〜六人ほどの大人が子どもを動けないように押さえ込みます。臨床医は、その子の顔から十数センチの距離で、意図的に怒った表情をその子に向けます。荒々しい、怒りのこもった声で、その子を怒鳴りつけ、その子が非常に興奮するように刺激します。その子はその怒りと拘束に対して戦うのです。彼は叫び、泣きます。我慢できずにそこでおしっこをしてしまうかもしれません。この子は拘束された状態のまま、ちょっとのあいだ慰められ、抱かれて身体をそっと揺すられ、水を飲ませてもらい、そして、〈良くできた〉と言われることもあり、また強制的押さえ込みが始められるのです。

なかには子どもが拘束されている間、長期にわたり有害な刺激を与えることを主張する開業医もいます。子どものあばら骨をつついたり、絶えず子どもの胸や足の裏をポンポンと叩いたり、くすぐったり、足先を引っぱったり、子どもの頭を絶えず左右に動かすなどの行為が含まれます。

それに加えてさらに一層コントロールするために、子どもの目を覆い、鼻をつまんだりもするかもしれません。そのような開業医はその子に向かって口から息をしなさいと怒鳴り、次にその子の口をふさぎ、今度は鼻から息をしなさいと怒鳴るのです。

そのような技法を使う開業医は、多くの場合〈愛着障害〉を治療していると主張し、以下のように説明を加えるのです。子どもの抑圧された怒りが愛着形成を妨げているのであり、長時間の拘束、有害な刺激、身体機能の妨害がその怒りを発散させ、それらがその子に、大人たちはその子を今も、またこれからもコントロールできることを伝えるのです。その子が力つきて全面降伏したときに、その子は両親の腕のなかに置かれ、開業医は、子どもはもう怒りから解放され、すぐに親と愛着関係を結ぶのだと、主張するのです。

強制的な技法の対象となる子どもたちは、重度の虐待、育児放棄、転々として里親を変えていること、養子縁組の体験を経ていることが多いのです。強制的技法を使う開業医は、やけくそになり、落胆し、怯えている両親に、このような方法だけが、その子が連続殺人犯や社会病質人格にならないための方法だと説明することがよくあります。

私は、これらの強制的な技法は残酷で非倫理的、危険をはらむものであり、安全であることが示されない限り、決して使用してはならないものだと信じています。このような技法によって、興奮した状態での脈拍／血圧は急上昇します。痛みをともなう恐ろしい医療行為が、それを受ける子どもの患者に心臓停止を引き起こすということについて、多くの論文が発表されています。痛みや恐怖のせいで心臓停止が起きることはあり得ないかもしれませんが、常識からみて、安全性と効果について説得力のある証拠文書がない場合は、そのような危険を犯すべきではないのです。

長期間のストレスや心的外傷を体験した子どもには、持続する神経系の変化があることがすでに示されています（ペリー　一九九三）。免れえない恐怖に満ちた状況に直面した際に、子どもが解離することは珍しいことではないのです（テアー　一九八一）。成育過程で虐待を体験し、心的外傷的喪失を体験した人たちは、もとの虐待の状況を思い出させるような刺激や身体の拘束に晒されたときに、そうでない人たちより、外傷体験に鋭敏であり、再外傷体験しやすいことを私たちは知っています。

強制的治療は危険であると同時に、恐怖におののかせ、虐待となります。文献から、類似の技法が洗脳に使われていることが確認されています。その対象となった者は侮辱され、けなされ、身体的な虐待を受ける場合もあり、加えてそのような扱いは、それを受ける者のためだと言われ、むりやり同意させられます。ハッカー（一九七六）はテロリズムの専門家としてよく知られていますが、「根元をなす残虐性をあいまいにした強制というものは、被害者が服従を自分が決定したこととして体験するように追い込まれていくときに最高の勝利を収めるのです。これは心の強姦です」（九四頁）と述べています。

私たちはこのような方法を、戦争捕虜や重罪犯罪の受刑者に使うことは許されないでしょうが、それを私たちの大切な子どもたちに使うことを容認するのです。それも、発言権をもたない子どもたちにです。

強制的な方法は、心的外傷のサバイバーの援助について、私たちが知っているすべての点に照らして、反倫理的です。心的外傷治療は、サバイバーをエンパワーする意図の下に行なわれるのであって、彼らを脅かしたり、コントロールを放棄させたり、服従する態度をとらせるために行なわれるのではありません。強制的な技法は、恐怖に根ざした外傷的絆を発達させます。そのような方法は健康な愛着を育まないのです。

私たちは強制的テクニックに反対する、はっきりと強い意見を表明する立場をとる倫理的義務があります。子どもたちの幸福に対して、私たちは責任があります。傷ついた子どもたちの治療という私たちの臨床的拠点では、強制的技法を行なう余地はまったくないのです。

第9章　総合的事例記述

私がそんなにいい子なら、なぜあの人たちから愛されないの？
（セラピストへ　七歳児）

以下に述べる最初の事例は幼児との作業であり、その子の重篤なレベルの愛着障害は愛着の崩壊にもとづくものでした。作業には、家族への指導や支援を組み合わせた子ども自身の個人セラピーが含まれました。カーソンは、子どもがまず自分と関係をつくり、養父母との関係をかなり信頼するようになると、自分という感覚が生まれ、やがて生母に「さよなら」を言い、その絆の喪失を嘆くという子どもの段階的な能力について述べています。こうして、子どもは過去に重篤なレベルの虐待を受けていた現実を受け入れるようになります。養父母と学校とセラピストが、一体となって、ある家族の一員になることにした幼い男の子に安全感を与える保護的な環境をつくったのです。

第二の事例は、病院という環境でのチーム・アプローチを扱っています。臨床チームは、重篤なレベルの愛着能力の崩壊をきたした少年の変容と癒やしを促すために、いくつかの独創的な様相（訳注　視覚、聴覚、味覚などそれぞれの感覚器による感覚）を組み合わせて利用しました。八カ月におよぶ院内集中治療には、少年の情緒的強さと境界の確立を育むための音・ダンス・運動・芸術・冒険のセラピーが含まれ、その結果、少年は脅迫感が軽減されたと感じ、ついには自分の虐待の過去と向き合えるようになりました。治療チームの支援と指導のおかげで、子どもは他人や人生と再び繋がることができました。

ミカエルの物語*

ここでは心的外傷関連の愛着問題の治療、つまり児童福祉制度の下でよくある事例を取り上げます。虐待関連の問題と愛着関連の問題を同時に治療することがきわめて重要です。一方のみを治療して、もう一方に手を着けないと、子どもと家族が互いに理解し、主張《クレーム》し合うのに必要な重要な手段《ツール》をもたらすことができません。

この事例の愛着障害は、幼い子どもの向こう見ずで、危険を追い求める行動となって表われました。こういった行動は、愛着への抵抗と回避の表われであることが多いのです。この障害は、生後二年間に受けた心的外傷と直結していました。子どもは、一方の親から身体的、性的虐待を受けていたのに、もう一方の親から保護してもらえなかったのです。

この幼児が初めて大人に保護される体験をしたのは、里親の家庭に預けられてからでした。彼は、里母から世話をし、養育したいともちかけられると、そのようなことはよく知らない恐ろしいことだったので、彼女の提案を拒みました。彼は養育者は当然痛めつけると思っていたので、里親と距離を置き、自分から危険を追い求めました。これは押しつぶされそうな恐怖の世界に立ち向かう、自己防衛戦術です。

治療の鍵は、子どもと子どもの新しい家族との間に愛着関係を育むことでした。里親は、子どもの行動を管理するために支援と指示が必要でした。子どもはもっと管理されていると感じる必要があり、里親は子どもをうまく管理できると感じる必要がありました。そうなってこそ、子どもの愛着行動と信号が変化し始めるのです。

新しい愛着関係がしっかりと根をおろし始める前に、子どもは生母の喪失を嘆かなければなりませんでした。愛着関係が深まるにつれ、心的外傷の作業に着手できます。子どもが安全を体感し始め、安全を信頼できると——文字どおりに、そして象徴的に——自分の恐怖を語り始め、虐待の生い立ちの恐怖を開示できるのです。家族とセラピストとのチームワークがきわめて重要でした。里親も、子どもと同じくらい支援が必要であり、支援されるべきでした。里親は二十四時間、やっかいな行動の子どもと一緒でした。それは並大抵ではありませんでした。

まだ満三歳になってないミカエルは、初回の来談のときに、私の治療室に飛びこんで来ました。私には好奇心も恐れも示さず、私が里母に外で待つように言ったときも、気がついていないようでした。彼は部屋のなかを忙しく駆けまわり、おもちゃをつかんでは床に放り投げました。彼の探索行動は、まったく場当たり的で、どう見ても嬉しそうではありませんでした。今にも泣き出しそうなのに、決して泣かなかったのですが、甲高いもの悲しげな声をあげながら探索をしていました。

最初の三回のセッションでは、私は決してミカエルの目を見ませんでした。いや実際は、彼はつかんだおもちゃをそこらじゅうに放りながら、部屋中をうろうろ歩きまわるので、よほど注意しないと、はためく彼の真っ黒い髪以外のものは、私の目に入りませんでした。私は床にあぐらをかいていたので、文字どおり何度も踏みつけられました。

里親はミカエルを預かってわずか数カ月で私のところに連れて来ました。彼の行動と反応を懸念してのことでした。ミカエルは暗闇をとても怖がりました。なにか分からないことがあると、ヒステリックに悲鳴をあげました。ドアが閉まっている部屋に一人でいることに耐えられませんでした。夜間恐怖を含む睡眠障害がありまし

---

* カリフォルニア州在住のメアリー・ルー・カーソンからの寄稿。

た。日に何回も重篤なレベルのかんしゃくの発作がありました。

　ミカエルは、しつけや結果にほとんど影響されませんでした。彼は自分が〈揉め事を起こして〉いても平気な様子でした。彼はキャンディや手に持つおもちゃが好きでした。彼をなだめるのはむずかしく、里母が抱っこしようとすると、よく身をかわし、背中をのけぞらせ、蹴り、悲鳴をあげ、引っかきました。ミカエルは怒ると、床に転がり、頭をゴツンゴツンぶつけました。彼はよく里親から隠れたり、雑踏の真っただ中に逃げだすといったような危険な状況に飛びこむことがありました。時どきミカエルはボーッとし、内向的になり、取っつきにくく思われました。

　セラピーでのミカエルの遊びのテーマは、どれもこれも暴力と破壊に満ちていました。砂箱のなかに人形や車を埋めて、決して掘り出しませんでした。恐ろしい事故場面やメチャメチャなポンコツをつくりました。赤ん坊の人形をつかんで、怪物の餌食に投げてやりました。遊びはよく混乱し、まるで彼の内心の不安を全部一緒にかきまぜるかのように、ぐるぐる手を回すことがよくありました。ある日、彼は黒いマーカーをつかんで、「ミカエルは死んだんだ！　ミカエルは死んだんだ！」と悲鳴をあげながら、マーカーをたたきつけました。

　こんな年端も行かない男の子が、これほど苦しんでいるとは！　何が原因だったのでしょう？　どのような体験がミカエルをこれほど怯えさせ、動転させたのでしょう？　私たちは彼の生い立ちを多少は知ってはいましたが、彼自身が私たちにもっと語り、もっと自己開示するのを待たなければなりませんでした。

　生後二年間、ミカエルは生母と暮らしました。十七歳で彼を産んだ生母は、幼くして離別した彼女の生みの親と同様、それまで長年薬物を乱用していました。生母は養女に出されたのでしたが、十三歳でそこを飛び出し、それ以来自活していました。妊娠したことが分かると、ある男と結婚しましたが、彼は性加害者リストに登録された性犯罪者だったのです。彼は母親もミカエルも虐待しました。

　最初の二、三回のセッションで、ミカエルの行動に変化が起こり始め、もう私を無視しませんでしたが、その代わり、私におもちゃを持って来るようになりました。彼はセラピーのセッション中、際限なく私に相手になってもらいたがりました。私たちは彼の喜ぶお風呂の儀式を考え出しました。彼は嘘っこのお風呂でお湯を何度もバチャバチャさせ、「お風呂がすんだら、大きなバスタオルで、ボクの身体を拭いてもいい」と、その間中言っていました。彼は哺乳瓶を使い、哺乳瓶は重要なアイテムになりました。彼がそれを持ち歩くか、彼が要るまで、私が「預かっている」ようにせがみました。

ミカエルがセラピーになじむにつれ、逆に、家での行動は荒れてきました。彼は用便をもらすようになりました。夜はほとんど眠らなくなりました。かんしゃくが増えました。ペットをいじめ始めました。私は里親と少なくとも月に一回は会う一方で、電話でもよく話をしました。彼らは落胆し、くたくたでした。里親は、自分たちは何を抱えこんでしまったのだろう、と思いました。

ミカエルは、排泄のしつけと離乳が完全にできてから、里親の家に来たのでした。彼にまたおむつと哺乳瓶を使わせてはどうか、と私は里親に提案しました。ミカエルは赤ちゃんの段階にもう一度戻って、新しい安全な家族でその段階をやり直す必要があると思い、私はそのことを伝えました。おむつに戻ることを、処罰的に扱ってはならないと強調しました。ミカエル一家は、この計画に賛成でした。彼はおむつを当てること、特におむつが要らなくなる時期を自分で決められると言われたときは喜びました。哺乳瓶は、就寝時と日中の慰めとして使われました。ミカエルがおむつを必要としたのは、数週間だけでした。ある朝目を覚ますと、おむつは「要らなくなった」「自分のお兄ちゃん用のズボン」に戻りたいと言いました。哺乳瓶は移行と慰めのために、引き続き使われました。

この数カ月の間、ミカエルの生みの母の面会は不安定でした。生みの母は自分から面会を求めても、来たり来なかったりしました。ミカエルは生みの母に会えても、会えずに失望しても、強い反応を示しました。私たちは、生みの母が来る来ないに関係なく、生みの母が面会を申し込んだ直後に、ミカエルのセラピーの予約をとる計画を立てました。彼は生みの母を見るとほっとする様子でした。彼は、生みの母が死んだかもしれないと心配になる、とよく私に語りました。

ミカエルのかんしゃくや危険な行動は、里父よりも里母と一緒にいるときのほうが多かったのです。彼は里父に世話され、管理されるときのほうがくつろいでいました。里母は、自分は拒絶されている、自分の力不足だと感じることがよくあり、ミカエルに対する自分の対応に疑問をもちました。同時に、セラピーではミカエルが、里父にも里母にも愛着を深めていくのが分かりました。彼はよく待合室で里母にしがみついて、離れようとしませんでした。彼は〈新しい〉ママとパパや彼らと一緒の生活のことを以前より話題にするようになりました。

家族と私がよく話題にしたのは、家族がミカエルを保護し、行なっていることを彼に伝える必要があるということでした。保護された経験のないミカエルのような子どもは、保護という概念を理解できません。愛してくれる人びとは保護してくれない、それどころか虐待する恐れがあるというのが、こういった子どもたちの関係についての内的モデルの前提となっているのです。結局、ミカエルの生みの母は、自分も息子も守れませんでした。ミカエルは、向こう見ずで危険な行動をやめる前に、自分を守ってくれる大人が彼の人生には必要でした。自分は保護される価値があることを教わる必要がありました。ミカエルは絶えず危険を追い求めているようだったので、これは大変な仕事でした。そして、それこそが愛着関係を育む土台だったのです。

生みの母が少年裁判所から親権停止を命じられたのは、私がミカエル一家と作業を始めてから五カ月が経過したときでした。私は、生みの母や彼女の弁護士と話し合い、生みの母がさよならを処理する二週間の期間内に三回面会してはどうかと提案しました。もし、生みの母が一回でも面会に来ないと、ミカエルは失望に耐えられないので、面会は中止にすると伝えました。私は彼女を慰めようと、次のように話しました。「あなたは息子に贈り物ができる。彼の人生や新しい家族とうまくやる許可を与えるという贈り物ができる」と。彼が新しいママとパパに愛し愛されるためには、あなたの許可が必要だと伝えました。

ミカエルの生みの母は一回来たきりでした。それが彼女の耐えられるぎりぎりの線でした。その日は生みの母の二十歳の誕生日でした。ミカエルと里母は、誕生日とお別れのプレゼントとして、Tシャツに彼女の似顔絵を描きました。里母は生みの母に一組の写真を送りました。セラピーと混合しないように、面会はプレイルームから離れた場所で行なわれましたが、その間ほとんど、ミカエルは私の膝の上にいました。生みの母は、彼がこの家族と暮らし、彼らをママやパパと呼び、彼らを愛してもかまわないと言ってやることができました。彼は自分に〈家庭〉ができたので、生みの母は一体どこに住むのか、といぶかりました。彼女は彼女なりに、大丈夫だと安心させようとしました。息子は生みの母をぱっと抱きしめ、キスをしました。面会は終わりました。ミカエルは三歳と三カ月でした。

別れの面会がきっかけで、ミカエルは悲嘆反応を起こしました。その反応は激しく、深く、長く続きました。彼はまたも夜眠らなくなりました。里母が愛してあげる、世話してあげると言っても、受けつけませんでした。またペットをいじめるようになりました。長い間、ミカエルは文字どおりに「ボーッ」としていて、里母や里父に話しかけられても返事ができませんでした。時どき一時間も、慰めようがないほど泣きました。生みの母が生きているのか、どこで生きているのか、どこに住んでいるのかと思い、心配しました。

セラピーの焦点は、さよならに置かれました。私たちは、よく最後の面会のことや正確にそのとき行なわれたこと、話されたことについて話しました。ミカエルはさよならの絵を描き、おもちゃをしまい、これっきり出さないで、と私に言いました。彼は家からお気に入りの指人形を一つ持ってきて、プレイルームの人形と一緒にしておく、と言い張りました。私たちはプレイルームの窓から、「さよなら」と叫びました。これがミカエルを一番安心させるようで、セラピーに来ると、ときどき窓の方に歩いて行って、窓を開けてと私に頼みたくなるまで、そこに静かにたたずんでいることがよくありました。

このときが、ミカエル一家にとって消耗の時期でした。彼のそれまでの進歩が、水泡に帰したように思われました。里母は、彼を管理するのは不可能に近いと思いました。彼女は彼に拒絶され、いじめられたと感じ、彼の苦しみを楽にしてやれないことにがっかりし、彼のあまりにも多くの苦しみが自分に向けられることに怒りを感じました。彼女は、ミカエルを好きでない、うまくやっていける自信がまったくない、と私に言うときが何度もありました。ミカエルの苦しみが家族の関心の的になるにつれ、夫婦仲がぎくしゃくしました。時どき私たちは全員、まるでこの幼い男の子の悲嘆が大きすぎて、手に負えないように感じました。「こんなことがいつまで続くの？」とよく家族から聞かれました。私には分かりませんでしたが、ただ分かっていたことはミカエルは喪の作業を通じて、生みの母に本当にさよならを言うチャンスがなければ、里親に心からなつくようになることはないだろう、ということでした。

ミカエルが悲嘆を処理するにつれ、ほかの記憶が蘇り始めました。彼は生みの母からも生みの母の夫からも、虐待されたことを私に話しました。ぶたれたこと、彼を泣きやまそうとして、口や鼻を手でふさがれ、息ができなかったこと、性虐待で身体にどんなけがをしたか、話しました。ミカエルは恐ろしい経験を話すとき、とても悲しそうでした。それらの出来事をゆっくりと少しずつ、自分のペースで、私がきちんと彼の話を聴いているか、二人ともわき上がる感情を処理できるかどうか、常に確かめながら話しました。

ミカエルと私は、彼の変化と成長にともない変わる、セラピーの儀式を考え出しました。彼のお気に入りは、一時間の最後の十分間になりました。ママを部屋に呼び入れ、よく三人で長椅子に腰かけ、私がミカエルに本を読んでやりました。私たち三人の繋がりが、彼にはきわめて重要でした。ミカエルがそうしているとき、ママには目もくれないこともありましたが、ママは部屋にいてほしかったのです。帰りに移行するのが大変で、よくセッションの最後は、ミカエルはかんしゃくを起こし、ママとセラピストは悩まされました。

数カ月後に、ミカエルの入学準備学級への入学が始まろうとしていました。両親はそれを考えると、少しも嬉しくなかったのです。ミカエルの行動は？　彼に対する子どもたちや職員の態度は？　どうやって彼の安全を確保するのか。この疑問は当然でしたが、私は答える自信がありませんでした。私たちは全員固唾をのみました。彼は入学準備学級が好きだったのです！　彼は子どもたちも先生も好きでしたし、彼らからも好かれました。彼は学ぶことが好きで、毎週学ぶ新しい歌やちょとした情報を分かち合うのが、待ち遠しかったのです。彼は入学準備学級に通う日を、待ち焦がれていました。

それでも、ママがミカエルを迎えに行くと、必ず凄まじいかんしゃくを起こしました。ニコニコして車に乗りこむと、一ブロックも走らないうちに取り乱してしまいました。よく怒ったり泣いたり、叫んだりしました。時どきママは安全に運転できなくなり、道路ぎわに車を停めて、運転しても大丈夫な程度に落ち着くまで、彼を抱っこしていなければなりませんでした。ミカエルは生みの母から棄てられたことを再現している、彼のかんしゃくは生みの母とも新しい母親とも離されていたことに対する抗議だ、と私は感じました。しばらく私たちは、どうにも手の打ちようがありませんでした。母親は必ず迎えにくる、といつもミカエルに言い含めていました。母親は車が彼の目につくように、早めに迎えに来ました。入学準備学級に行っている間、彼は母親の小物を持たされました。結局、役に立ったと思われるのは、日課とミカエルの母親が常に約束を守ったこと――必ず迎えに来たこと――でした。入学準備学級の職員は、ミカエルにも、親から離れるのが難しいことにも、支援を惜しみませんでした。少しずつかんしゃくは減りましたが、もしミカエルの生活に何か余分なストレスが加わると、再発しました。

セラピーのなかで、ミカエルの言葉や象徴の表現は、どんどん豊かになりました。ある日、彼は消防車と救急車を手にとり、二つを激突させ始めました。彼は怒って、真剣な様子でした。私がどうなっているのと聞くと、彼はこう答えました。「〈一方のおもちゃをかざして〉こっちは悪い子のボク、〈もう一つのおもちゃをかざして〉こっちは良い子のボク」。もう少し話してと言うと、「こっちは良い子のボクで、傷つけられていないボク。そしてこっちは悪い子のボク。傷つけられたボク。本当に悪い子のボク」と言いました。一方のおもちゃがポンコツになるまで、おそろしい勢いで激突させました。

彼の傷つけられた部分、ひどく頭にきて悲しい部分について、私はミカエルに静かに話し始めました。小さい子が大人に傷つけられたとき、絶対に小さい子が悪いのではない、常に大人が悪いのだと言って聞かせました。傷つけることが悪いのであって、彼が悪いのではない。彼が傷つけられたことは悪いことだが、彼は悪くないと伝えました。彼は私の目を真っ直ぐ見て、「もう一回、言って」と言いました。私はそうしました。彼は私を信じていない、この情報をそんなに簡単に真に受けるはずがないと分かっていましたが、彼は安心しました。それ以来、私たちは、よく悪いことについて話しました。そのことをまた聴く必要が出てくると、彼はきまってあれを話して、と言いました。

生母にさよならを言って十一カ月後、ミカエルは里親の養子になりました。これはミカエルから反応のなかったように思われる、一つの過渡期でした。彼はママとパパの小さい子になることを率直に喜びました。「ボク、ママとパパとなら、いつまでもいつまでも一緒に暮らせる!」と私に言いました。

養子になって二カ月後、私はミカエルとさよならをしました。一家は別の州に移りました。彼は四歳と四カ月になっていました。私がミカエルと作業したのは一年と六カ月弱でした。

別れの幕はゆっくりと下ろされました。ミカエルが引っ越す四、五カ月前から、私たちはそのことを話し合い始めました。彼は引っ越すことに興奮していましたが、入学準備学級の友だちと別れ、私とももう会えなくなることを悲しんでいました。私はプレイルームや私の治療室で、彼の写真を撮りました。彼の母も、ミカエルと私が一緒のところを写真におさめました。私は彼のために、私たちの関係についての物語を書き、その物語に写真をつけて小冊子を作りました。

遠からず別れるというある日のこと、ミカエルは工作粘土で幼虫を作りました。次に別の粘土で繭《まゆ》を作りました。次に繭を壊して、蝶に変身させました。私は絶句しました。何も言う必要がありませんでした。四歳のミカエルが、セラピーと新しい家族の体験を要約したのでした。

引っ越してから数カ月後、私はミカエルの母親から電話をもらいました。日頃の一進一退の話をするためでした。彼はストレスを受けると、とても扱いにくくなりました。かんしゃくは続いていました。ペットを痛めつけるときもあれば、彼女を頑《かたく》なに拒むときもありました。でも全般的に見て順調でした。ミカエルは私に、新しい家と入学準備学級のことを話し、それから次のような会話をしました。

ミカエル　「メアリールー、いまどこにいるの？」
メアリールー　「私の治療室よ、ミカエル」
ミカエル　「でも、そこのどこ？」
メアリールー　「黒い椅子の上」
ミカエル　「そうか、長椅子見える？」
メアリールー　「ええ、見えるわ」
ミカエル　「プレイルームのおもちゃ見える？」
メアリールー　「ええ、プレイルームのおもちゃが見えるわ」
ミカエル　「そうか、まだそっくりそのままなんだね。もう切るからね。愛してるよ。さよなら」

感想

ミカエル一家との作業は、消耗しましたが、挑戦的であり、フラストレーションを味わいもしましたが、楽しくもありました。私は彼らからとても多くのことを学びました。両親からの支援がなければ、セラピーはこんなに早く進まなかったと思います。家族が支援してくれたという表現は控えめな言い方だと思います。家族は、治療チームの重要な一環だったのです。私は何度も、両親がミカエルの面倒を見続けられるだろうかとの思いにかられました。彼はそれは扱いにくい子でした。時どき私は、ミカエルを〈治す〉プレッシャーを感じました。プレッシャーの多くは自分で自分にかけたものだったと思いますが、〈普通の〉男の子を望んでいる家族のフラストレーションも感じていました。

おそらくミカエルは、完全に〈普通〉になることはないと思います。でも、これほど恐ろしい人生のスタートを切ったこの幼い男の子が、利発で、言葉を巧みに遣い、両親、父方と母方の二組みの祖父母、学校の先生たちと相互関係をもてるほどに、大人を信頼するまでに成長したのです。ミカエルは、あっさり投げ出してもおかしくなかったのです。ミカエルの愛着の傾向は、心配性で、やや怒りを含んだものになりそうです。彼は支配的で、拒絶には敏感かもしれません。一方、彼はユーモアの奇抜なセンスや、探索し、そのプロセスを楽しむ能力があります。

これは、セラピストが何年間もフォローしたくなるような事例です。私はまだ時折、ミカエル一家から電話をもらいます。生みの母からも連絡があります。生みの母は年に数回、ミカエルに手紙を書きます。むろん、そういった手紙に対して彼は反応します。でも、彼は生みの母は「大丈夫だ」と分かって、いつも安心します。私はしばしば、ミカエルと彼と一緒に過ごしたプレイルームでの時間のことを考えます。時どき、別のケースで本当にもがいていて、何かうまくいかないと感じるとき、ミカエルが工作粘土で作った蝶のことを考えます。どんな理由であれ、助けとなるのです。

創造的プロセスを経て変容と癒やしへ*

ジョンは、大人の男性から度重なる重篤なレベルの身体的、情緒的、性的虐待を受けた経歴で、八カ月入院した八歳の少年です。混乱した行動が見られ、かんしゃくを起こし、衝動的に動物の鳴き声をまね、性的な行為的表出がありました。一度彼は、ドライバーを自分の股間に挟み、母親に、強姦されたいかと聞いたことがあります。

彼は睡眠不足や食欲不振に陥り、ソーダ瓶でいじめられる悪夢に襲われ、フラッシュバックを経験し、突然侵入してくる考えにとりつかれ、友だち関係は希薄で、昆虫や爬虫類に夢中になるという経歴がありました。ジョンはよく母親を攻撃し、ナイフで威しました。彼は事故を起こしやすく、低い自己評価と脆弱性を示していました。よく足がもつれて、他人の足を踏みつけることがありました。

心理テストでは、暴力と死のテーマ、不安定な人間関係、見捨てられ問題が浮かび上がっていました。ジョンは養育について、認識・信頼するのが難しい上に、養育されたいという要求もありました。彼には他人と関わり、親密な関係を心地よいと感じるのは困難でした。親しくなりたくても、信頼するのが怖くてたまりませんでした。時どき解離を起こし、支離滅裂で、とっぴで、精神病にすら見えることがありました。静かな部屋に置かれると、一般に攻撃的な行動の二次行動として、動物の鳴き声をよくまねました。私（S・S）はなぜそんな声を出すのかと何回か聞いたのですが、そうすると心が落ち着くとの返事でした。私は静かな部屋でジョンと一緒

＊　ハワイ州ホノルル在住のスチュアート・M・シルバーマン、リチャード・T・ギブソン、ハリエット・グラス、ジュディス・E・オロデンカーからの寄稿。

になり、声を出したりハミングしたりしたこともありました。ジョンはこれを笑っていましたが、彼も加わりました。声を出すことで、私は彼と関わることができ、鎮静効果が生まれました。これは、なかなか他人を信頼できず他人と関われない子どもの心をつかむ非言語的な方法でした。

ジョンの主な問題点は、他人への不信、怒りや攻撃、乏しい接点が中心となっていることがはっきりしてきました。これらのすべては、他人と愛着の絆を結び、関わる能力に影響を与えていました。創造的な表現療法を受けることで、愛着能力が高まり、癒やしとなるだろうとの期待のもとに、ジョンはアートセラピーとダンス-運動セラピーに回されました。

アートセラピー（J・O）では、ジョンは支離滅裂で非創造的な状態から、下手で素朴なアートワークへ、そして最終的に彼の内的世界に効果的に方向を与え、表現する方向へと移行することができたのです。この変容が明らかになるにつれ、彼の関わる能力の特色や質が変化しました。敵意が軽減し、他人と真の繋がりをもつ能力が高まりました。ジョンの境界が一段と明確になり、彼自身がエンパワーされ、自分をもっとうまく守れると感じ始めるにつれ、彼は他人を脅迫的で侵入的だと感じることが少なくなりました。ジョンの癒やしのプロセスの鍵となる要因は、怒りや攻撃を吐き出し、それらを芸術的に表現できるようになりたいという要求が彼にあり、その能力が備わっていたことでした。このエネルギーを創造的プロセスに向けられるようになったことで、彼は憤りを安全にかつコントロールされたやり方で表出できることに気づいたのです。怒りを解放することで、ほかの情動も表出できるようになりました。

ジョンは粘土でゆっくり作業を始め、最初はテーブルの粘土を拳でガンガンたたきました。次に身体の大きな筋肉を使って、思いっきり床にたたきつけるまでに進歩しました。彼は声を出し始め、粘土をたたきつけながら、大声で怒鳴りました。これが、セッションの初めにやる儀式となりました。やがて儀式は徐々に短くなり、ジョンはただちにもっと洗練された創造的な表現にとりかかれるようになりました。

粘土作業で彼が最初に作ったのは、さまざまな猛禽、蛇のような攻撃的な動物や、粘土のおとなしい亀から変身した噛みつかんばかりの亀でした。虐待、いかさま、欺瞞という彼の課題と折り合いをつけながら、ジョンは虐待者の立場に立つことで、自分を守りました。ジョンが作った形態の多くは、男根的で、性的な形と特質を備えていました。彼は性器挿入行為の身振りをしたり、それらの形態のものを、よく口にくわえました。

ジョンの最初の作品には、感情と距離があるように見えたので、情緒的な鍵となる色彩が欠けていました。彼の作ったものは、離人的な特色がありましたが、これは他人との体験だけでなく、自分の状態をもよく表わしていました。

ジョンが憤りに対処し、それを表現し、自分自身の虐待と向き合えるようになるにつれ、自分を守り、エンパワーする方法を探りました。彼は粘土で、〈触るな〉と銘を刻んだ特別の魔法の取っ手を作りました。また、彼がルールを考案し、指揮する特別の駒を備えた卓上ゲームだけでなく、特別な魔力をもつさまざまな武器も作りました。

とうとうジョンは色彩を使って作業をするようになり、オペレーション・マンと名づけたおもちゃの人間を作りました。解剖学の本を参考に内臓を作り、弱い器官を保護できる取り外しのきく楯のような部分、胸部を作りました。この人形は、ジョンの自分という感覚が高まったこと、彼の境界がより明確になったことを象徴するかのように思われました。今では侵害されたと感じないで、母親を含めて他人と親しくなれるようになりました。後期のセッションでは、彼は一段と積極的に関わるようになり、セッションでは作るだけでなく、おしゃべりも望むようになりました。

ジョンは最初、ダンス運動セラピー（H・G）で自分のことにかまけているように見えました。頭にあるのは危険のことばかりで、身体のイメージは歪んでいました。彼はまっすぐ立っていることも、直線上を歩くことも、自分の空間に留まっていることもできませんでした。彼は自分が自分やセラピストを傷つけるはずがないと絶えず暗示にかけながら、やれるだけやってみることに異議はありませんでした。ジョンは初めは一人で遊び、セラピストをこっそりと用心深く観察しました。彼は非常に自己防衛的で、厳格な境界を設け、運動のプロセスの間に偶然に触るのでなければ、絶対に身体に触れさせませんでした。ジョンはクッション用具やゲームを使っている間、まったく融通がきかず、杓子定規になる傾向がありました。どんな活動を始めても、荒々しく無鉄砲に用具に体当たりしたり、衝動的にものをつかんでそれを用具にたたきつけたりして、自分から遊びを中断しました。

キャッチボールを始めると、やりとりの形になってきて、ボールが感情的な触れ合いの架け橋となりました。セラピストが鏡のように映し返すリズム、声、動きにともない、ジョンは大声で叫びました。ジョンは笑い、叫び、セラピストを指差しましたが、決してやりとりを止めようとはしませんでした。ジョンは「怒ったボールが、空を切ってスピンし、悲鳴をあげている」と言いましたが、それは彼の行動の適切な隠喩でした。

運動のプロセスを通じて、ジョンは身体を大切にすることや自己防衛行動を教わりました。彼は壁にぶつかったり床に落ちたりしないように手伝ってもらって、不安定な用具に乗りました。エネルギッシュに動きまわり、遊び、怒りの感情を表出するのはかまわないが、身体を保護し、周りの物を壊さないことも大切だと教わりました。セッションの始まる前に、ジョンがふわふわのクッション用具を自発的に床に組み立て、膝当てをつけたとき、私たちは元気づけられました。

二カ月後、彼は自分の行動が思考面に投映されると、自分の行動をまねて、セラピストを創造的にからかい始めました。運動にともなう言語的・非言語的に作られ、定義されたルールのある自発的ゲームが行なわれました。以前のセッションでのとっぴな絶叫型の発声法に代わって、力強い運動のプレイにともなう笑いとユーモアと深まる愛情がありました。ゲームはさまざまな格闘技が基になって生まれました。触らない空手、杖を使ったフェンシング、大きなチューブ状のクッションを使ったボクシング、大型のクッション用具にパンチを食らわせ、キックし、リバウンドさせるといったものです。ジョンはどのゲームも「死と癒やし」「ぼくを助けろ、助けるな」「ブロンコ〈訳注　米国のアメフトチーム〉を倒せ」と名づけました。

ただちに積極的なフィードバックの得られる状況の下で、ジョンは新しい行動や新しい対処戦略を試すことで、情緒的エネルギーの充当を示しました。彼は安全で信頼できる環境で、怒りや攻撃を試すことができました。攻撃を感じ、それに創造的に方向を与え、コントロールし、生産的にからかうことで、怒りを克服し、変容し、癒やされたのです。ジョンとの運動作業は、彼を自分のやり方で有意義な出会いに参加するように誘い、励ましました。運動のプロセスを進展させる際に、ジョンの隠喩を利用することで、セラピストは内容を焦点化する必要がなく、協力的な触媒役としてのパートナーになることができました。運動のプレー中に、ジョンとセラピストとの間で共時性が高められ、それによって治癒的絆が強められました。信頼が高まるにつれ、愛着が深まり、ジョンは以前ほど横柄でも、要求がましくも、支配的でもなくなりました。ジョンは当初の厳格にとりしきるという立場から、探索し、実験するという、もっと好奇心旺盛で楽しむやり方へと、徐々に移行しました。ついにジョンは、セラピストに大型のクッション用具の上で揺すってもらい、布製のトンネルに引っぱりこまれ、転がしてもらうようになりました。今では従うだけでなく、自分から進んでやるようになりました。指図をするだけでなく、従えるようになりました。

ジョンを担当した児童精神医学特別会員（R・G）は、海上でのカヤックや木登りのような挑戦的な活動を通じて、信頼感の構築、自己信頼感、身体への意識の育成をジョンに課しました。創造的なチャンスが訪れたのは、ジョンがハイキング道でネズミの死骸を見つけ、「コイツにオシッコしたいな」とつぶやいた遠足のときでした。彼のセラピストは、臨床上の利点、ひょっとしたらあるかもしれないマイナスの意味、ジョンの願望を充足させることの発達上の適切さを考慮し、ネズミのことをかつて彼を虐待したヤツだと思えと示唆してから、彼にオシッコを許したのです。後で、ジョンはムカデを見ると、とっさに悲鳴をあげ、それからおどおどとセラピストを振り返り、こう言いました。「ボク、アレが〈ぼくを虐待したヤツ〉だったみたいなふりしたよ」。ネズミの死骸にオッシコをしたり、ムカデに悲鳴をあげるような活動をすることで、怒りや攻撃が吐き出され、虐待を克服したのです。ネズミもムカデも虐待者の役を振り分けられていました。

音楽とアートを組み合わせたセラピーグループ（S・SとJ・O）でジョンは、即興の音、リズム、楽器の役目を果たすアート素材を使って描いたスケッチによって、情動を表現するように励まされました。一度チベットのお碗を使って、気持ちをなだめ、落ち着かせる、調和音・振動を作り出しました。

要約すると、虐待の被害者ジョンは、重篤なレベルの愛着能力の崩壊を体験し、怒りや憤り、信頼する能力の欠如、コントロールやパワーの喪失、脆弱さ、ぼやけた境界として表出したのです。彼が怒りや憤りを充分にあるいは適切に表現できなかったのは、それらに圧倒され、怯え、仕返しを恐れていたからでした。彼は他人からの侵入に適切に対処することも、身を守ることもできませんでしたし、自分も侵入的でした。対処法や身を守る方法として、ジョンは解離状態に陥り、とっぴで、事実無根で、自分の身体のことが分かっていないように見えました。ジョンはさまざまなタイプの創造的プロセスに関わりました。そのプロセスは、治癒的で挑戦的で、無条件で受け入れてくれる、協力的で、養育的で、楽しいものでした。こうして、なりゆきを見ること、そのままにしておくこと、パワーを感じること、他人から無条件に受け入れられていると感じること、危険をともなわずに関係を修復すること、「家」に戻っても充分に安全だと感じることができたのです。論理を超越し、私たち自身と他人の心の奥底での繋がりや関係を育む、変容と癒やしのパワーこそ、独創的プロセスに固有のものなのです。

第10章　不適応な愛着関係

両親との不適応な関係は、普通照会された患者に問題を呈しているとは診断されず、むしろ関係がないように見える一般に緊急を要する憂慮すべき問題で忘れられています。臨床家が不適応な愛着関係を見逃す可能性が出てくるのは、子どもの当面の行動に主眼点を置く場合や、両親、学校職員、社会福祉、司法制度からのプレッシャーに影響を受ける場合です。問題の起源はお粗末な親子関係にあるかもしれないという前提を受け入れる照会者側の態度はさまざまです。

問題のとらえ方がセラピーの進め方を決定します。さまざまな家族のメンバーを治療セッションに参加させるか否かは、臨床上の必要性、両親の能力や動機づけ、精神衛生資源の有無か配分にもとづいてなされる複雑な決定です。

憂慮すべき行動が両親との不適応な愛着関係に根ざしているクライエントは、勉強会や自尊心開発グループや集団療法だけに参加しても適切な助けは得られないでしょう。セラピストは鋭敏な感受性と絶妙のタイミングで、一般に複雑極まりない関係に加えて、特定の不適応な関係の問題点をも直接作業することになるのですが、セラピーがそのセラピストとの安全でプラスの関係にもとづいていなければ、そのクライエントが子どもであろうと大人であろうと、個人療法は適切な助けとはならないでしょう。

両親と親としての不適応な対応の問題で作業する場合、両親とセラピストの関係が常に重要です。両親と臨床家との関係で、それぞれの役目をお互いがどう理解するかが、治療の形式と治療が取り組む目標や問題点のどちらにも影響をおよぼし、治療の成否を決めるでしょう。臨床家は、社会福祉制度からの回し者、子どもの味方、中立の専門のコンサルタントか、家族のセラピストと見なされるかもしれません。臨床家から見れば、両親は子どもを傷つけた者、したがって注目に値しない者かもしれません。また、両親は子どもの一次的愛着対象であり、したがって子どもを養育し、支援するのに一番よい立場にあると見られるかもしれません。両親は常に個人的要求、脆弱さ、盲点、願望があり、それらすべてが、彼らの子どもとの愛着関係に影響を与えうる人物と見なされるべきです。

親としての対応関係が中核の問題点となっている養育者との臨床関係をきずくのは、情緒的な地雷原を移動するのとよく似ています。親としての対応、権威、批判、幼時の苦痛、欠点、無力という問題点で現われてくるのは、臨床家と養育者両方の過去と現在の強烈な未解決の感情です。セラピストが内省に費やした時間と、両親と一緒に役割を明確にしようと費やした時間は、意義のある時間の使い方です。

このような複雑な事例は一体どこから着手すればよいのでしょうか。プレッシャーの下で往々にして忘れられがちな明確な行動原則は、適切なアセスメントを行なう時間をとり、個別の柔軟な治療プランを開発することです。これらを怠ることは、あわててハイキングに出かけ、途中で弁当と寝袋は持ってきたのに地図や方位磁石や救急箱を忘れたことに気がつくようなものです。当面の要求は満たされても、行き先も行き方も分からず、おそらく緊急事態にも対処できないでしょう。

これから述べる事例群は、乳幼児、学齢期の児童、青年期の人との臨床作業です。これらの事例は、セラピストと重要な関係を発展させる子ども、養育者、あるいは両者を扱っています。愛着関連の問題を治療する際に、臨床関係をつくるというこの必要性は自明だと思われるかもしれませんが、短期治療の要望や需要があとを絶たないところをみますと、どうもそうではないようです。

最初の二つの事例の臨床家たちは、第一に乳児の母親と作業を行ない、母親が〈治った〉らどんな自分になるかではなく、情緒的に安全だと感じ、今あるがままの自分を見てもらい、話を聞いてもらい、受け入れてもらう体験のできる関係をつくることにまず焦点を置きました。その結果、一人は世馴れた女性、もう一人は十代の若い母親が、それぞれの乳児の世話をする際の指導と支援を受け入れることができました。女性たちは自分という観念と母親業についての洞察を得ただけでなく、自分たちの幼年早期の関係で喪失したものも多少は体験しました。治療とともに、彼女たちはそれを自分の乳児に伝えることができました。

年齢よりも里親の数のほうが多い少女との劇遊戯療法を述べているのは、彼女のセラピストです。その子は人との接触を求めていてもスキンシップが怖いことを敏感に察知したセラピストは、子どもにセラピーの主導権を握らせました。セラピストは、子どもの苦しみへの対処のし方を述べています。

愛着を解釈する臨床作業の事例をいくつか簡単に述べているのはフランス人の同僚です。パトリシアの事例は、直接的な方法を減らすことで、両親と子どもとの関係が著しく改善された、子どものセラピーにおける両親の関与のあり方を示しています。極端なほど親としての役目を果たしていなかった両親は、娘との触れ合いを変えるに当たり、言語障害のある子どもの助け方について、セラピストから指導を受けました。その次の事例では、家族環境や親の期待の点検を通じて指導を受けた後に、両親は、息子の行動に対する理解と洞察を育みました。これが触れ合いに著しい変化をもたらしました。子どもに対して身体で愛情を示す際に、自分の抱える問題を表現できるようになってから、管理しにくい行動の子どもが助けられました。このシリーズの最後の事例は、幼時に愛着を結べなかった少年とその家族との長期的な臨床作業についてです。

次の二人の筆者は、両親の、親としての不適応な対応が問題点であったにもかかわらず、情緒的にも身体的にも、両親が子どものセラピーに参加できなかった事例を挙げています。私たちがここで見てゆくのは、セラピストとの心の支えになる安全な関係を結び、その結果、痛ましい喪失と取り組み、やがて両親と繋がることができた子どもたちの事例です。臨床家たちは、実にさまざまな方法を用いて、それぞれ自分のクライエントを助けました。あるセラピストは学校という場で治療環境を整えようと、人権擁護団体や独創的な専門家に指導してもらいました。また別の病院を拠点とする臨床家は、単に首尾一貫性をもち、耐え抜くことで、誰からも好かれなかった少女との関係をつくることに成功しました。

本章の最後の寄稿では、親子訪問を監督することがセラピーのきわめて重要な補助となって、脅えた子どもと疎遠になっていた親との関係が回復し始めた事例を提示しています。

監獄ママ*

キムを私のところに照会したのは仮釈放刑務官でした。彼女は二十八歳で、服役中に息子アレックスを出産していました。当時、彼女は息子を保護監督していました。

キムは、社会復帰能力のあることを示した女性を対象に中間施設のプログラムを提供する、古びた大きなサンフランシスコ・ホームに住んでいました。プログラムの目標の一つは、彼女たちが子どもの保護監督を継続するのを助けることでした。プログラムが適用された女性の約半数に、子どもがいました。

キムの生い立ちも、ほかの中間施設の住人の例外ではありませんでした。彼女の母親、父親、継父、そのほかの家族は、身体的・情緒的に、繰り返し子どもの彼女を虐待しました。十代の初めに、彼女は家出をし始め、経験するにはあまりにも強烈で痛ましく恐ろしい感情や記憶を避けようと、麻痺するために使った麻薬を常用するようになりました。窃盗や売春で悪癖を続け、そのためよく投獄されました。正規の仕事は長続きしませんでした——キムは、ほとんど手に職がなく、正規の勤務スケジュールを守れず、給料のなかで彼女の要求を満たすことができませんでした。彼女は〈しゃば〉にいるとき、強姦され、アレックスを出産しました。キムは子どもを手元に置きたかったのですが、悲しいことに、親として対応する体制が整っていませんでした。彼女の役割モデルは、虐待する母親や街娼でした。彼女は育児の基本を知りませんでした。彼女の母親への愛着は、重篤なレベルの機能不全をきたしていたため、彼女の子どもの愛着も同様の危険に晒されていたのです。

キムはためらわずに、私とのカウンセリング・セッションを始めました。彼女は初期のセッションのとき一回だけ、アレックスを連れてきました。赤ん坊を誇りに思い、ここまでやって来れたことを誇りに思っていました。キムはアレックスのおどけたしぐさを嬉しそうに話し、彼がもっと大きくなったらどんな生活が待っているかを想像しようとしました。

彼女はアレックスを抱くのを恐がりました。彼がすぐに壊れてしまいそうで、自分があまりいじると彼を傷つけると思っていました。彼を抱っこしたときは、顔を見られるように自分のほうに向かせ、アレックスは彼女の組んだ膝の上でバランスをとりました。彼女の動きはぎくしゃくとしていて、彼を抱き上げるときは、息を止めました。「彼を甘やかさないように」キスや抱擁は短く、たいてい一日に一、二回だけでした。

アレックスは、三カ月早産だったので、生後六カ月になっていました。彼はかわいらしく、まるまると太り、髪はふさふさでしたが、体格は三カ月の子どもぐらいでした。キムにはアレックスの発達について、私に質問したいことがたくさんありました。特に、彼はホームのほかの子どもと比べて反応が鈍いようだったし、ほかの親たちが知恵遅れかもしれないと話していたからです。当然、彼女は驚きましたが、情報集めにも熱心で、そのため意欲的な生徒になりました。

＊　カリフォルニア州オークランド在住のルツ・シーツからの寄稿。

キムと私は、彼女の幼年早期に関連したさまざまな個人的な問題点についてあれこれ考えました。なぜ、彼女は母親としての新しい役割でこんなに嫌な思いをするのかを理解するために、キムは、彼女の原家族での役割モデルと親としての対応についての基本的な情報をいくつか得る必要がありました。当初、彼女は自分の生い立ちのせいで、自分は愚かで無知で変化する能力がないと感じていました。私たちは彼女の自己評価や人間関係の問題点をじっくり考えました。キムも虐待された経歴がありましたので、怒りという問題点も、私たちの作業の欠かせない部分でした。

私は本当にキムが好きでしたし、彼女が体験したすべてを切り抜けて生きてきたことに対し、彼女を尊敬していました。私の第一の懸念は、彼女が赤ん坊を身体的に傷つけるのではないかという点でした。彼女は、成人のパートナーたちを身体的に虐待した経歴がありました。彼女はすぐカッとなりました。セラピーを始めたとき、彼女は自分の感情を調整できない様子でした。私は、彼女とアレックスが健全な愛着を結べるかどうかも心配でした。

キムが個人セラピーで私と会っていた期間、彼女は分娩前後の薬物治療プログラムに参加しました。このプログラムには、子どもの託児所、育児クラス、発達テスト、再発予防、ＨＩＶ教育、自尊心開発グループがありました。毎週、尿検査が行なわれ、彼女は薬物治療カウンセラーと個別作業をしました。

育児クラスで、キムは同じような経験のあるほかの女性たちと出会い、そのために前より孤立感が軽減されました。毎回、クラスの話題は変わり、親が目下直面している問題点に関連するものでした。共通の話題は、授乳・栄養・しつけ・おもちゃと遊び・医者の選択と利用・幼時の病気・家庭で治療できる病気、および病院や医者にかかる時期・適切な子どものケアの発見・きょうだい間にふりわける母親の時間配分でした。母親たちは子どもと遊ぶ方法を教わるために、職員が触媒役をしている遊びのグループを利用することができました。

遊びのグループは、おそらくキムにとって、一番重要なものの一つだったのでしょう。長いこと、彼女はアレックスを抱っこし、遊んでやるのを恐がっていました。彼女は彼の保護監督は上手にできたのですが、体温やスキンシップは、彼女をぎょっとさせました。遊びのグループに参加してから数週間すると、キムはアレックスをかなり恐がらなくなりましたが、依然としてスキンシップは苦手でした。キムとの治療室でのセッションで私は身体と身体をぴったりくっつけてアレックスを抱っこする方法、おもちゃを使ったり使わなかったりして、彼とやりとりする方法、アレックスに身振りや言葉で反応する時間を与える方法、彼に触れ合いの主導権を与える方法などを、少しずつ実際にやって見せました。キムは目を輝かせて、「私、本当に彼を愛してる。本当にいいお母さんになりたい」と言いました。その週の宿題は、アレックスと一緒に過ごし、私たちがセラピーでやったことを全部実践することでした。

アレックスは発達診断テストを受け、彼の適応年齢は正常の範囲内にあり、歴年齢に見合う課題では、年齢相応であることが分かりました。最初、キムが怯えていた検査は安心のもとになり、アレックスは〈正常〉であり、彼女は親としてよくやっていると安心させられたのです。素晴らしい自尊心が築かれたのです！

今ではキムは、親としての役割にかなり自信がもてるようになりました。初めはどうすればいいのか、なぜ子どもに関連する感情をどう認識するのかさえ分からないのか、その点を理解することが彼女には重要でした。いったん多少の洞察力ができると、親としての対応に関する基本的知識を取り入れ、新しい技能を実践し始めました。いったん何をする必要があるのか分かったと確信し、万事うまくいくだろうといくぶん安心させられると、キムは前進することができたのです。

キムとアレックスは中間施設にそのあと四カ月いると、彼女の仮釈放期間が終了します。母と子の薬物治療プログラムが終了した時点で、キムは今やっているセラピーを続けるかどうか決めると思います。彼女は今、自立した生活と、学校に復帰する計画を立てています。なんて素晴らしいことでしょう！

青年期の母親*

青年期のシングルマザーと作業するとき、私は母と子の関係づくりを容易にするために、それぞれの要求のバランスをとるように心がけます。青年期にある母親の発達上の要求と子どもの要求をとらえる際に、愛着理論を取り入れると、母と子の間の実行可能な信頼関係をつくる上で役立ちます。私は、母親が自由に自分のことを話し、過去の体験を認め、私の指導と励ましで、乳児との関係に焦点を当てることのできる、安全な基盤の発達を促します。

トレーシーの祖母は、トレーシーが赤ん坊を虐待する夢を見ました。祖母から夢の話を聞いたトレーシーは取り乱しました。トレーシーは、夢の予言通りになるのではないかと危惧していると私に語りました。私の目的は、祖母の恐れは祖母自身の恐れであり、トレーシーの恐れではないことを分からせることでした。彼女は、赤ん坊を自分の要求をもった個人として認識し始める前に、彼女自身も、自分の要求をもった別個の人格であることを知る必要がありました。

トレーシーは青年期の出産という自分の母親の過ちを繰り返したので、母親は自分と息子を拒絶していると強く感じていました。トレーシーは愛されていない、見捨てられたと感じ、その結果、誰も自分を支援してくれないし、赤ん坊の世話を手伝ってくれないという孤独感と重荷を背負っている感じがしました。彼女は親の責任の重さに圧倒されていて、自分だけの時間をもてるように、少し息抜きが必要でした。この反動として、彼女は後ろめたい気持ちになって、自分は悪い母親だと悩みました。

私は、トレーシーを性急に審判を下さないで受け入れる、理想的な母親の役になりました。これは、安全な愛着関係を育むのに必要な、そばにいて相手になってやるというモデルになりました。トレーシーは、やっと安心して祖母の夢のことを話し、あの夢は自分が赤ん坊を虐待する予言ではなく、祖母自身のルーツや過去にまつわるものだとはっきりと言いました。

乳児が対象患者でしたが、作業の焦点は、母親および彼女が子どもとの関係をつくっていくことに置きました。トレーシーは、常に息子の身体的要求に注意を払えるようでしたが、息子の要求にすぐ失望し、彼のレベルの遊びをしている息子と関われませんでした。

私たちは、面談することになったもとの状況、つまり乳児に睡眠障害の問題があり、トレーシーがそれに対処できない点をあれこれ考えました。私たちのセッションで見えてきたのは、トレーシーが夜になると不安になり、その恐怖が子どもに移ったということでした。私たちは彼女の不安感を検討しましたが、これは良い結果をもたらしたようでした。

トレーシーは、それ以降の面接では快活な様子でした。息子は朝までぐっすり眠ったので、彼女に必要な休息がとれたのです。彼女はもっともっと息子と関わりました。以前の彼女は、自分の恐怖のほうが気がかりで、息子がうるさくつきまとうと文句を言い、彼の要求がましさでどんなにフラストレーションになるかを話しました。私たちの面接が続けられ、トレーシーがさらに安心し始めるにつれ、息子を、彼女の要求とは異なる彼自身の要求をもった別個の人格として見始めたのです。

九カ月になった乳児は、自分の周りを探索し始めていましたが、トレーシーはまだ彼と遊ぶ関係に入るのが困難でした。私が気づいたことは、子どもが母親から離れたとき、二人の絆を確認しようと母親を振り向かないし、トレーシーのほうも、息子が遊んでいる間、彼とアイコンタクトなどの触れ合いがないことでした。彼女は息子ともっと触れ合えるようになりたいと言いましたが、自分の空間に閉じこめられて、彼の世界に入っていけ

＊　カナダのオンタリオ州トロント在住のヴァレリー・アイルズからの寄稿。

ないようでした。

トレーシーと私の間で話がまとまり、六回のセッションを、彼女と息子の間の臨床ビデオ撮影の遊戯セッションに当てることになりました。私が唯一指示したことは、トレーシーが息子のあとに従い、息子の活動に積極的に関わることでした。私は部屋にいても観察するだけになりました。私たちは後日、一緒にビデオテープでおさらいをすることになりました。

トレーシーが息子のレベルの遊びに関わるのは難しいことが分かりました。彼女は、彼の後をついて回りましたが、二人はアイコンタクトも言葉のやりとりもほとんどありませんでした。ところが、トレーシーはこのプロセスを受け入れる用意があり、ほどなく、もっと息子に合わせることができるようになりました。数回のセッションで、二人は一緒に過ごす時間を分かち合い、楽しみ始めていました。私たちが、ビデオでおさらいを重ねるにつれ、トレーシーは息子に一段と喜びを感じ、自分の親として対応する能力にさらに自信をもち始めました。やがて彼女は、息子の要求を事前に察知し始めました。彼女は、もっと息子の相手になれるようになり、母と子の絆はさらにギブ・アンド・テイクの形になってきました——今では二人は、お互いに関わり合い、それを楽しめるようになりました。

トレーシーが個人としての息子に応じ始めるにつれ、そのことが自分の母親との関係を改善しようと努めるときに役立つようでした。まだ母親の拒否に心を痛めていましたが、彼女は、息子との間で母親と同じパターンを繰り返さないためのプロセスとその必要性を理解し始めました。彼女は母とは別のやり方があることを理解しました。

トレーシーと息子は、お互いにより安全な愛着関係を結び始めています。私たちの週一回のミーティングは、トレーシーがものにした進歩を確実にし、親として今後も成長し続ける上での支援を行なうために行なわれるでしょう。ご存じのとおり、それはもっぱらプロセスにあるのです。私たちは少しずつ進むのであって、ハッピーエンドというものはないのです。

象徴的な劇遊び＊

私とスーザンとの臨床の旅路は、母親とのより健全な愛着関係を結ぶのを促し、父親との関係喪失を受け入れる上で役立つ、遊戯療法を用いるプロセスでした。

スーザンの生後三年間、両親はさかんに薬物と酒を濫用したので、彼女は家族の友人宅を短期間に転々とたらい回しにされました。スーザンの父親は、彼女を身体的・性的に虐待したと報じられていました。父親は投獄され、彼女の前から永遠に姿を消しました。母親は薬漬けで子どもの養育ができなかったので、子どもは父方の祖母に預けられました。一年後、祖父母は離婚しました。祖母は、スーザンが防衛体制として発達させていた怒りっぽい、反発的で支配的な行動に対応できず、結局、その子は五回変わった最初の里親の家庭に預けられました。

スーザンは六歳のとき、集中セラピーを受けに私のところに照会されて来ました。心理的アセスメントで明らかになったのは、彼女が強力な防衛体制を発達させていて、人よりも物や役割という擬似構造に愛着していることでした。スキンシップを求めていると同時に恐れているスーザンは、要求がましく攻撃的で、自己愛的で、支配的な行動をすることで自分を防衛しました。年下の子どもたちと性反応行動をとったため、里親が二回変わりました。

予備的な治療計画は、次のことを意図して開発されました。①他人と関わるもっと積極的な方法をうまく習得

＊ ワシントン州タコマ在住のルイス・リーマンからの寄稿。

でき、しかも彼女の対抗的防衛を安全に軽減できる場で、スーザンの退行的養育要求を満たし、②愛情を求め受け入れる適切で安全な方法を彼女に体験させ、③彼女の人生の数多くの喪失を処理し、それをなんとか払しょくすることを教え、④当初は養子縁組のための準備をするが、ソーシャルサービスの計画が変更されれば、目標を生母との関係回復に変更し、うまく他人と愛着を回復するように導く、ということでした。

感情的な題材から遠ざかるために、スーザンは素早く支配的防衛に入りこみました。スーザンには、まだ他人を信用する理由がまったくなかったので、私はたいてい非指示的療法を用いました。ところが二週間すると、彼女は象徴的に私に〈心を許し〉、油粘土板に一つの顔を描いて、その顔はバースデーケーキに描いた自分の顔だと言って、親を喪失した痛みを処理し始めました。その粘土板をプレゼントするとき、彼女に父親がいないので、父親としての私と治療室で暮らしたいと言いました。「パパは私に悪いことをした。ママだって。ママのせいだ」。

私はスーザンの喪失の正当性を立証する一方で、セラピストとしての私の役割を静かな口調ではっきりさせることで、ここは彼女がそのような喪失の痛みをうまく整理するための安全な場になるだろうと言って、スーザンを安心させたのです。

三週間目の終わりには、スーザンは劇遊びが好きなことが分かりました。彼女は積年の無力感に取り組むために支配的防衛を用い、自分自身は両親や教師の役をし、私は彼女の子どもの役割をすることがよくありました。

スーザン（厳しくてイライラした母親の役割）「そんなにいつまでも悪い子だったら、里子に出すからね」

私はめそめそと途方に暮れた子どもの役になって応えると、とたんにスーザンは、しばらくコントロールを中止して、私を愛していると安心させ、私を〈寝かしつけ〉、子守歌を歌いながら、母親らしい母親になりました。

遊びが終わると私は、小さい子は悲しいときは泣く権利があると言って、彼女を安心させました。

スーザンは次の週に今度は生みの母の名前の里親の役になって、自分の役を調整しました。彼女は威張り散らし、指図がましいところは減りましたが、必要があったので、まだ、感情と距離をとっていました。「おまえにもうパパはいないんだよ。パパはおまえを〈メチャメチャに〉した」と、彼女はぶっきらぼうに父親のことを話しながら、私に再び彼女の子どもの役を振り当てました。

私が子どもになってこの点について質問すると、スーザンはこう答えました。「どうしてパパが出て行ったのか分からない。パパはおまえに悪いことをした。おまえは何も悪いことをしなかった。パパはおまえを愛していた。どうして悪いことをしたのか分からない。もうこの話はしたくない」。

二週間経ってスーザンは、父親との関係をそのままにしておく一方で、母親と象徴的にもう一度繋がる方向に向かいながら、〈良い〉親と〈悪い〉親の概念を区別していました。私は再び子どもを演じ、スーザンは代わる代わる懲罰的になったり、なだめたりする生みの母／里母を演じるセッションで見せてくれたように、情緒的な距離をとり続けながら、こんな風にやりました。

スーザン　「いい子にしないと、別の里親の家で暮らさなければならなくなるよ。私たちとは永久におさらばだよ」

セラピスト　（子どもの役）「怖いよー」

スーザン　「そんなこと言うもんじゃない」

セラピスト　（めそめそして）「私の感情をどうすればいいの？」

スーザン　「心のなかにしまっておきなさい。［セラピスト役になって］パパの夢を見ているふりをしてごらん」

セラピスト　（びっくりして目を覚ました子どもになって）「ああ、パパの怖い夢見ていた。助けて！」

今度はスーザンは、なだめたり慰めたりしてくれる〈新しい里母〉になり、私の「本当の-本当の-本当のお母さん」だと告げました。「私は薬物をやったお母さんじゃなくて、新しい〈本当の〉お母さんなの。おまえに新しいお父さんもできたんだよ——おまえを性虐待したお父さんじゃない人」。

次の週にスーザンは、「あんな悪いことをするまでは、最高のパパだった。どうしてあんなことをしたんだろう？」と涙ながらに言ったとき、憤りの底流となっている苦しみを少し打ち明けました。

次に、彼女はすばやく防衛体制へと退却してしまいました。彼女は自分の感情を話すように私に励まされたので、大きな悲しい顔をした〈ママ〉の隣にもっと小さな悲しい顔を描くことで母親と象徴的に繋がりを回復し、次に、今度は笑っている二つの同じ顔を描きながら、私を窮地に追いこみました。

次の六カ月間、さらに治療の焦点を関係回復という目標にしぼりこみました。スーザンと母親は、訪問や家族療法を通じて、どんどん旧交を温めましたが、母親への新たな愛着と父親との愛着喪失を象徴的に処理したいという要求はまだ続いていました。

スーザンは、父親の絵を描いては破り、粘土で彼の像を作っては壊し、自分の姓を生みの母の旧姓に変えるようにしつこく頼むにつれ、憤りをさらに表出しながら、父親喪失に対処し続けました。スーザンは、父親についてのほかの感情を言語化させる努力には、極端なほど抵抗しました。彼女は支配的防衛に逆戻りし、話題を変え、耳をふさぎました。

今ではほかの領域でも、彼女のさまざまな防衛行動が軽減しました。母と子が、思い出や将来への希望を分かち合うにつれ、彼女は家族療法で母親を進んで抱きしめました。

将来の不安とともに、彼女の人生に関わる人びとを再組織したいという要求が現われたのは、別の町にいる母親のもとに戻り、別のセラピストに移される直前のことでした。このセッションの間、彼女は凝ったティー・パーティを考案し、私に開始のお祈りをするようにと言いました。私は、怒りや支配的な行動をやめ、必要だったスキンシップを母親から受けることにしたスーザンの進歩に対して感謝の気持ちを述べました。次にスーザンは、箱庭のほうに移動し、隅に〈妖精〉の人形〔訳注　お伽話で主人公の苦境を救う妖精〕を埋め、人形の家の家具を配置し、部屋にある大人の男の人形を全部〈父親のベッドのそば〉の箱庭に、大人の女の人形を全部〈母親のベッドのそば〉に仰々しく分けました。次に彼女は、部屋にある少年の人形を全部男の人形のそばに、少女の人形を全部女の人形のそばに配置しました。最後に妖精を掘り出し、箱庭の中心に置きました。

「この妖精にはトイレ掃除のお手伝いさんが要るけど、お手伝いさんは見張られる必要があるから、真ん中に置かないといけないわ」。

女性群から男性群をはっきりと分離したのは、スーザンの家族は彼女と母親だけで、重大な意味をもつ男性が一家に加わる計画はないだろうと彼女が予想する状況で、印象的でした。妖精をお手伝いさんとペアに組ませたのは、母親が今後どのような母親を演じるかという点で、彼女の期待と恐れを暗示していました。

この短い臨床事例の焦点は、この六歳の子どもが多元的愛着障害にどう対処したかということです。スーザンは、遊戯療法を通じて多くの愛着喪失の苦しみを処理し、最初は遊びの世界で、次に実生活で、ついに母親と新たなよりいっそう健康的な愛着関係を結ぶことができたのです。この幼い少女は、治療を終えた時点で、まだ多くの未解決の課題を抱えていましたが、エンパワーされ、よりよく人生に対処できるようになっていました。

この信じられないほど想像力豊かで創造的な子どもから、私は多くのことを学びました。スーザンが私に気づかせてくれたのは、愛着障害の子どもたちに、喪失と情緒的な関係回復を自分のペースで練習する機会を提供する必要があることでした。彼女は母親と信頼関係をつくり、父親との関係喪失を受け入れる前に、表現力豊かな遊び・物語を語ること・ドラマ・芸術・想像上の仲間・セラピストや里親を演じることで、このことを気づかせてくれたのです。

スーザンの治療の行動的側面は、この短い話では考察されません。彼女は、遊戯療法だけでなく、直接的行動介入をも必要としていました。愛着障害と彼女の人生途上の喪失に関し、彼女がいかに無力であったかを私が実感すればするほど、ますます彼女の支配的防衛とあれほど象徴的な作業が必要だったわけを理解し、尊敬するようになったのです。遊びの世界は、この子どもの複雑な愛着作業のための重要な準備段階となったのです。

愛着の解釈*

親と子の間の愛ある関係を再構築しようとする私たちの実践のファセット〔訳注　ファセット理論とはアメリカの社会心理学者ガットマン〈一九一六〜〉の心理測定・態度測定などに関する理論〕を述べることは容易なことではなく、愛着のような曖昧で単純な概念の枠内ではおそらく不可能でしょう。私たちの分野――精神分析と学校心理学――のどちらにおいても、近親の間柄の二人の人間の絆を結ぶ方法や手段を、イエス・ノーのたった一言で述べられる単純な状況に遭遇することはめったにありません。一連の感情・行動・思考により、擬似無関心から依存に至るまで、しかもさまざまな程度と質で、これらの関係ができあがるのです。複雑きわまりないのが通例です。

たとえば母親とよちよち歩きの幼児の間にあって当然の親密さは、融合がしばしば混乱となるので、距離の意味を含むこともあります。関係する要因の複雑さ、堰止《せき》められた思考や感情の流れが、事例報告を――つまり読

---

* フランスのエヴリー在住のベルナール・W・シグとエディス・シグ－ピアットからの寄稿。

者に伝わると、私たちの日常の現実が露呈されるという――困難にする要素となります。

パトリシア、すなわち言語習得の願望

人間特有の絆は話すことです。つまり子どもを人間らしくするには、自分の子に話しかけることが絶対に必要なのです。まさにこの点がT夫人がまったくどうしていいのか分からない点でした。彼女は西部の農村出身で、教育がなく大家族のなかで育ち、特に誰からも世話をやかれたことがありませんでした。彼女は少なくとも十回は妊娠し、パトリシアの前に八人の子どもを産んでいました。必然的にこのおとなしい末娘は、主に父親のアルコール依存症と兄の行動上・学習上の問題で発生する家族の騒動の渦中にあって、どうでもいい存在でした。いかにもT夫人らしく、自分の姓とパトリシアの姉の一人キャサリンの名をごちゃまぜにして、末っ子を通称〈カトリシア〉と呼んでいました。

現にこの姉妹は身近な存在で、キャサリンはいつも妹の行動や身振りを先取りし、妹や彼女のおもちゃで遊び、大人たちの注目を独占しました。パトリシアは、二歳半になっても話せませんでした。彼女の兄や姉の多くに言語障害がありました。そこで、私（E・S）は、その年に週一回のセッションをもうけ、末娘の言語習得のための合同観察に両親も参加してはどうかと提案しました。私の目的は、まず母親と父親と娘との間に、その補助として母親と父親との間に、コミュニケーションを図る特権を与える状況をつくることでした。そうするために、パトリシアの日常生活を刺激する単純なアイテム、つまり最初に私が適切なコメントを述べながら見せた幼児向けの子熊の絵本、魅力的な二個のパズルなどからスタートしました。次第に両親は家庭で行なう同じような活動について話すようになり、私は両親が娘とのこのやりとりを楽しみ始めたと考えるようになりました。

十年後、実に幸運なことに、私はパトリシアと再会しました。彼女は顔を輝かせて、私にこう言って挨拶しました。「子熊のことを覚えていますか。私は忘れていません！」。

ニック、すなわち人の価値

ニックは十歳で、かなり裕福で高学歴の両親の長男でした。しかし、彼はくってかかる口調でないとめったに両親と口をきかず、彼の学校の成績はますます両親を失望させました。両親は、彼が親の注目に無関心だという の意見をもつに至り、彼の行動にいよいよもって苛立ちました。ところが最近、彼は自殺を口走るようになり、両親はすっかり怖くなってしまい、それで私に緊急予約を入れたのです。私（B・S）は彼らと最初は別々に、次に家族全員一緒に会いましたが、両親は、ニックの死の願望を唐突で説明のつけようがない現象だと頑《かたく》なに言い張りました。

次に、意外な新事実が現われました。ニックが自殺を口走り始めたのと同時期に、彼の母親の癌が発見されたのでした。この二つの事実を結びつけたことが、彼らの息子が生涯変わることなく死ぬまで愛せると両親が気づくのに役立ちました。しかしそこに至るまで、どれほど話さなければならなかったでしょう！

第二の発見は父親の発見でした。彼はニックと物事を話し合う時間をとったことがなく、ニックに何らの余暇も与えていなかったことに気づきました。彼がそういったことに気づき始めると、親子関係上の問題の多くはなくなりました。

子どもには、両親との生き生きとした言葉のやりとりが欠かせないというこの第二の例から、私たちは次の象徴的な現象にたどりつきます。つまり若い人は自分の名前で認めてもらいたがっていますが、その名前には、たいてい姓がついていて、その姓というのは広範囲に及ぶ意味をもつ父親の名前以外の何ものでもないということです。

ニックの事例からこの家族の関わりのもう一つの側面に気づくかもしれません。つまり子どもの自尊心、もっと理論的に言えば、〈自信〉を仲立ちとした彼の自己愛の承認です。これは弁証法的な関係の結果であるかもしれませんが、子どもの両親が、彼や彼女に何らかの信頼や信用を示さない限り、彼らに自信というものは生まれません。

マイケル、すなわち両親の期待

信頼しすぎても問題が生じるかもしれません。私（B・S）は子どもの美貌・長所・社交性・学業成績に関する両親の期待について、期待しすぎるなと言いたいのです。もし、こういった期待が非常に高く、絶対に実現するものと信じていると、子どもは両親の高い期待に添えないと、両親の側にも子どもの側にも欺かれたという思いが生じます。その結果、自己愛の絆が弱まり、溝ができます。

八歳のマイケルはすべてに興味を失っていました。担任の先生は、彼が親切で進んで手伝ってくれることを感謝していましたが、いつも目立たないか、忘れられた存在にうまくなっていると打ち明けました。時どき夢を見たり、たとえば父親が夜間に飛行機を飛ばすといった奇妙な話をしたりしました。私との面接では、マイケルはかなり気のきいた発言をする彼本来の性格を見せました。彼は喜んでその場の中心になり、自由に話し、大人との信頼関係を回復するように思われました。彼は両親が勉強させすぎるとか、ママが赤ん坊の弟の世話ばかりしているとかよく言いました。結局、母親は、今とは矛盾しますが、かつてはハンサムで活発な赤ん坊だったので自慢の種だった長男と一緒に過ごす時間がないことを認めました。

小学校に入学すると、おもちゃやテレビだけでなく、勉強にもすぐ興味がなくなり、彼の最近の小学校生活にどれほど落胆させられたことでしょう。「彼は何も好きなものがありません」と母親は繰り返しそう言って、夫と一緒になって息子にそっぽを向き始めました。お互いの信頼が忘れられ、感情の重度の遺棄状態に置かれたあわれなマイケルは、さまざまな想像の産物で埋め合わせをしようとしました。

数回の面接と担任の協力を得て、私は両親に息子に対する自信を一部回復させることに成功し、満足感を得たいという親自身の要求を理解させるのを助けました。父親が少年だった頃の自分と現在の息子との間にいくつかの類似点や同じ特徴があることに気づいたのは、そのときだったのです。

失望と脱エネルギー充当（エネルギー充当の喪失）は、嫌悪にまで変わることがあります。以前私は自意識の強い父親に出会ったことがあります。彼は息子を奴隷扱いにし、期待に添わないからと息子をひどく殴っていたのです。別の事例では、幼い息子が大便を漏らすことで父親は怒り狂い、意気消沈し、母親から性急に引き離しました。今や汚らわしい存在となった、父親のかつての熱愛の対象の息子を、無意識にメチャメチャにしたかったのです。

これらすべての事例で、親の期待は二度裏切られました。最初は、子どもが期待外れだったからであり、二度目は、自分たちが良い親になれなかったからです。そこで、私の課題は、子どもと親の両方の隠された忘れられているプラスの面を理解することでした。

ヒュー、すなわち思わず抱きしめたこと

欠陥のある関わり方は、私たちが抽象的な絆や複雑な絆と捉えているものより、もっと素朴な次元に存在するかもしれません。両親でも子どもでも、やさしく触ることができない人がいます。やさしい両親に恵まれなかったと主張するL夫人は、当時四歳の一人息子ヒューの抱っこのし方、愛撫のし方、キスのし方を知りませんでした。息子は、だんだん我慢しきれなくなり、手当たりしだいに物を壊し、凄まじい怒りの発作を起こしました。母親も保育園の先生も、異口同音に彼にはお手上げだと言って助けを求めていました。

私（B・S）は初回の来談で、彼の抵抗に直面しました。黙って椅子にかけ、私の机を蹴り、彼とコミュニケーションを図ろうとするさまざまな試みを、おもちゃや鉛筆と同じように無視しました。そこで私は、お母さんと彼の行動のことを話し合うと言いました。突然、彼は飛び出そうと戸口に向かって走ったので、彼の逃げ道

をふさぐと、かんかんになり、手がつけられなくなりました。思わず私は彼を捕まえ、腕を彼の身体に回して座りこみました。十分すると、彼はあばれなくなり、おとなしくなったとたんに、母親はとてもびっくりしましたが、面接をおしまいにしました。

驚いたことに、彼は次の来談に嬉しそうにやって来て、私たち三人はその前の出来事を話し合いました。スキンシップ・温もり・身体的な安心感が話題になり、母親はこの次元のことで、今までずっとフラストレーションになっていたことを話すことができたのです。数回のセッションで、彼女はずっとおとなしくなった息子を抱っこし、膝に乗せることができるようになりました。それで母と子は、私にはやめるのが早すぎると思いましたが、来なくなりました。

セルジオ、すなわち決定的な逆転移

父親の服役中に産まれたセルジオは、生後一年間、やさしくても放心状態の母親と暮らしました。そのため、彼には愛着をもてる人がいませんでした。両親、息子、私（B・S）たちが、その後に行なった作業は、あらゆる段階に拡大し、あらゆる媒体で行なわれなければなりませんでした。触れること、遊ぶこと、絵を描くこと、しゃべること、伝えることでした。十六年後に、セルジオは私との面談をやめました。彼は自律し、読み書きを覚え、友だちができました。しかし、彼は最近私のところにちょっと立ち寄ったとき、まだ本当の仕事についていないと言っていました。

ここで再び、相互の信頼や信用の果たす決定的役割を強調することができます。セルジオの場合、彼ら親子にとって、私がいつも頼りになり、会ってもらえ、致命的な診断（それまでの数年間、精神病を話題にしたり、考えたりすることすら避けていました）で彼らを悩ましたりしないと知っていました。私は愛し、ケアをし、最初の約束ですることになった多くの課題を実行する彼ら親子の能力をいつも信頼していたのです。そうです、私たちは、どういうわけかお互いに愛着をもつようになりましたが、かなり明確なルールや禁止事項をもうけていました。

教育や結婚と同様、癒やしに向けての協力も、相反する感情や変動から決して免れられません。尊敬とごまかし、喜びと怒り、愛と憎しみは常に共存します。ところが、それらを言葉にしたり、一連の規則として決めることで、これらの感情は受け入れられる範囲内に収められるのです。近親姦に至ることなく欲望のパワーが受け入れられ、破壊や死をもたらすことなく怒りのパワーが認められるのです。

サラ、この母にして、この娘あり*

サラは十一歳のとき、母親と四年生の担任と養護の先生から、私のところに照会されました。サラの母親G夫人は、サラのことを、手のつけられない、何をしでかすか分からない、誰とも仲良くやってゆけない子だ、と言っていました。母親は、娘の問題が始まったのは九歳のとき、近所の男に性的ないたずらをされてからだと言いました。先生は、サラがクラスメートとの関係をつくるのが大の苦手で、友だちになれそうな人に嫌な思いをさせたり、悪意のある行動、ときには意地悪な行動をして追っ払い、友情が長続きしないことに気づきました。サラの能力は知られていましたが、学校の成績にはむらがありました。

養護の先生はサラのことを〈頻繁な利用客〉だと報告しました。彼女にはいろいろと身体的愁訴があり、しょっちゅう家に帰りたがり、話があるから母親を電話口に呼び出してほしいと言い張ることがよくありました。

サラのトラブルは最近のことだとするG夫人の意見は、記録によって打ち消されました。彼女は、六年間に四回転校し、少なくとも六回のカウンセリングに照会されていました。学校の記録やソーシャルワーカー、カウンセラー、その他の専門家の報告によると、サラの行動は現在の担任の所見とほぼ同じでした。
サラは、つぶらな黒い瞳と長い黒い髪の、背の高い、すらりとした少女でした。二十九歳の母親は、まるで娘と双子のようでした。

サラは最初のセッションで、母親が同席している間は静かで、一見、無関心な様子でした。G夫人が席を立とうとすると、サラは活発になり、母親にとりすがり、泣いて、行かないようにと懇願しました。夫人は困った様子で、残ることを申し出ました。そうしないほうがベストだろうと私がそれとなく示すと、彼女は娘が大声で懇願して反対しても帰ってしまいました。

母親が消えたとたん、サラの行動は一変しました。彼女はカッとなって、母親が出ていった方向に向かって、悪意のこもった侮辱の言葉を投げつけました。約十分間怒りをぶちまけると、急に静かになり、かなり協力的になりました。

最初の数回の来談では、いつもこのパターンでした。他人が気づいたのと同じように気詰まりで拒絶的な行動をしました。他人との境界だけでなく、自分の境界もぼやけていました。彼女は自分の場合も他人の場合も、真の個人空間の感覚がありませんでした。ほとんど大人のやり方で、いちゃついたり、挑発することがよくありました。彼女は服装や身振りを控えめにするという感覚が乏しかったのです。

彼女は、自分の行動に対する何らかの洞察を表現できましたし、実際そうすることがよくありました。最初からはっきりしていたのは、彼女の心配事は積年のもので、娘の問題は九歳のときの性的いたずらが原因だとする母親の信念は正確ではないことでした。

サラの問題の大部分は、彼女の貧弱な境界システムと、どんな種類の愛着関係もつくれない彼女の能力に起因

＊　メイン州キテリー在住のピーター・H・スタートヴァントからの寄稿。

していました。この事例の難しい現実は、G夫人と娘と平行線が接近していることでした。二人ともよく他人と接触しようとしましたが、提供されたものを受け入れることができませんでした。G夫人の自滅的な行動をやめさせるには、集中作業が必要だと私は思いました。サラとの関係に働きかけるよう彼女に期待するのは、けが人の救出に負傷者を向かわせるようなものかもしれません。

私は、G夫人をセラピーに携わらせることが重要だと感じましたが、母と娘と同時に作業はできないと思いました。私は夫人を、計画的なアプローチの下に緊密に協力している同僚に照会しました。この照会と夫人のそれ以降の行動から、サラの行動についてより深い洞察が得られました。

サラの行動は、彼女の交際上の、また学業上の進歩をおおいに阻害していたので、彼女の人柄をもっとはっきり理解する作業をする一方で、いくつか行動介入をする決心をしました。

サラと接触するようになった学校の職員と作業するのがもっとも適切だと思われました。絶対に必要なことは、職員が違うふうに、もっと前向きにサラを見るようになることのように思われました。職員は、励ますことができると思われた母親以上に、サラを助けるのに必要な一貫したアプローチを継続する意欲があり、また実行できるようでした。G夫人から激励と支援をもらいましたが、それはプログラムの最重要要素ではありませんでした。

数カ月かけて修正する特定の行動が選び出されました。問着を起こすと捉えられた行動を、認知的に理解させるために、私はサラと作業をしました。このプロセスの重要な部分は、母親と話するために学校から頻繁に電話をかけたい要求というような行動上の問題を認めさせることでした。子どもの頭のなかは「ママは今どこ？」でいっぱいになっているようでした。問題は、母親が相手になってくれることを知りたいという彼女の要求であるということにしました。

学校管理にとっては恐ろしい経験でしたが、私たちは、サラがいつでも母親を呼び出せるように電話を使える手配をしました。私は過去にも、母親が重体で心が動揺し、心配している数人の生徒に対して、これと同じ処置をとっています。

サラの母親に協力させるのは容易なことではありませんでしたが、思いがけなく彼女は協力することができたのです。母親は連絡先の電話番号をサラに教え、サラからの電話にいつでも応じることに同意しました。サラは電話の回数を減らすと、ご褒美がもらえることになりました。次の二つの範疇《はんちゅう》に分けてです。①職員が適切なものとしてコントロールし管理できる学校の枠内でもらえるもの、②母親が支援に同意すると思われる家庭内でもらえるもの、です。サラはわけなく欲しいものをどちらの表にも全部書きこみました――彼女の欲しいものは際限がないと思われました。三カ月間、サラが特にストレスを受けたときに数回逸脱しただけで、ほとんど電話をしなくなりました。

このアプローチの成功の鍵は、サラの生来の知性と自分から進んで特定の行動に問題があると認めたことでした。

サラと作業する全員に彼女を本質的に同じやり方で扱うことが要請されました。つまり彼女が個人的境界に対して適切な尊敬を示したときに彼女を支援し、励ますことでした。不適切な行動をしたときは、〈他人〉はその行動を好まないが、とにかくサラ自身はケアしてもらえるという明確なメッセージを添えて、その行動がただちに前向きに対処されたのです。この点でも、サラの母親とやるよりも学校の職員とやるほうがずっと簡単でした。

サラは聡明な子で、多くの場合、洞察が働きました。遊戯療法、お絵描き、粘土工作が彼女をリラックスさせ、ちょっとした楽しみをする上で役立ちました。「私の考えを探ろうとして、絵を描かせたいだけでしょ」と彼女は時どき笑いながら言ったものでしたが。物語とお互いに物語を語り合うことが、さらに役に立ちました。サラは想像力がとても豊かで、自分から進んで、あるいは無意識に、自分のことをたくさん物語に織りまぜました。あるとき私は、『銀の船』を彼女に読んであげました。その物語が彼女のお気に入りの一つになりました。彼女は誕生日のお祝いにもらったお金でその本を買いました。G夫人は、サラが時どき読んでとねだったり、自分で大声で読んだりすると報告しました。これらの本や同じような作品が、サラの自分へと向かう旅路の重要な一環となりました。

初めてサラを本当に理解するようになったのは、G夫人をもっとじっくり観察したときでした。まず最初に夫人を知り合いの若い女性で特に腕利きのセラピストに照会しました。夫人は即座に彼女を断りました。二番目と三番目の同僚も初回の来談後に断られました。最後に、夫人は自分で選んだ五十五歳ぐらいの男性セラピストに落ち着きました。

このセラピストは、最初の六カ月の作業の間、G夫人の行動は娘の行動とぴったり並行していたと報告しました。彼は簡単な家系図を入手し、そのおかげで、家族の全体図が解き明かされました。

サラの父親は、サラが生まれる四カ月前にサラの母親と結婚し、サラが一歳にならないうちに離婚しました。結婚したのは、G夫人が十七歳、サラの父親が二十四歳のときでした。離婚から一年以内にサラの母親は三十歳の男性と再婚しました。この結婚も二年と続きませんでした。それからは矢継ぎ早に六人の男性と関係し、どの相手も、G夫人より少なくとも十歳から十五歳は年上でした。どの関係も、一、二年しかもちませんでした。G夫人の父親は、彼女が三歳から四歳の間に家族を棄て、母親もG夫人の発達早期の大部分の間、ほとんど彼女の相手になってくれませんでした。

セラピーが二年目に入ると、G夫人は自分が適切な愛着関係を結べなかったため、サラと健康的に関わることができず、娘が必要な愛着関係を結ぶ上で助けにならなかったことを理解できたのです。夫人は、自分自身の要求や動機に対する洞察が深まるにつれ、サラの治療により適切に参加できるようになりました。

サラはもうすぐ十五歳になりますが、より健康的な自分に向かいつつある、美しく若い女性です。彼女と母親はまた引っ越しましたが、二人とも今はずっと安定しているように思われます。サラは七歳のときに被害にあってから、その後ずっと秘密にしていた性虐待の問題点に取り組むことができました。夫人が報告したサラが九歳のときの性虐待は、近所の青年期前期の少年が、子どもたちのグループに自分の陰部を見せた事件だったことが分かりました——何らかの関係はあっても、その前に母親の男友だちの一人から受けたサラの被害ほど深刻ではありません。おそらくG夫人は、知っていたのに知りたくなかったため、その問題をもち出さざるをえないと感じたのでしょう。とにかく、サラもG夫人も良い方向に向かっています。二人の間の関係はうまくいっていて、他人と繋がる能力もずっと高まっています。

みんなから嫌われる子ども*

レズリーは愛くるしい八歳の少女でしたが、彼女が慢性的に嘘をつき、盗みをし、家庭でも学校でも分裂的行動をするので、父親も継母ももう堪忍袋の緒が切れてしまいました。レズリーをコントロールしようとする努力は報われず、その結果、批判する・押さえつける・お尻をたたく・外へ出さないといった、懲罰的でマイナスの手段に訴えてしまいました。いや実際は彼らの企ては、身体的虐待行為という問題が生じる局面までについにエスカレートしました。この事例を外来処遇で何とかしようとする企てが無残にも失敗し、レズリーは評価のために精神科小児病棟へ入院するはめになりました。私がこの少女の個人セラピーを依頼されたのは、この子を評価する総合チームの一環としてでした。

レズリーの両親は、彼女が乳児のときに離婚し、彼女は生後六年間を母親と暮らしましたが、母親は多くの反

＊　テキサス州ダラス在住のカレン・シッタールからの寄稿。

社会的特徴のある、かなり不安定で、自分のことにかまけている混沌とした人でした。彼女は一度に数カ月以上仕事を続けたためしがなく、自分の親からの金銭的援助に頼っていましたが、横領罪で実際に六カ月服役したことがありました。レズリーの母親は十七歳で娘を出産しました。子どもが入院する二年前に、母親としての責任から解放されたいと思い、カリフォルニアに行ってしまい、レズリーは父親と暮らすはめになりました。彼女はほとんど母親と連絡がとれなくなり、当時は母親の居場所を知りませんでした。

病院の評価で、レズリーはうわべは〈無関心なヤツ〉という態度を投映する、自分のことにかまけている子であることが明らかになりました。表面上は入院させられたことを何とも思っていないような態度でした。レズリーの母親への愛着は不安定で混沌としていたにもかかわらず、母親との関係の決裂が明らかにこの子の心的外傷になっていました。それだけでなく、父親が不在で、生後六年間連絡がとれなかったのです。レズリーが父親のもとに行くと、それまでの情緒的な関わりにはなかった、厳格で懲罰的で、押さえつける環境が待っていました。当初は親密になろうとしたのですが、つらく功を奏さなかったので、そのためレズリーは他人と満足できる関係をつくる能力を妨げられ、彼女のそれ以降の関係づくりの青写真となる、分裂的で敵意のある行動という防衛パターンを身につけることになりました。

レズリーは、奪い、拒み、押さえつけるという世界観を発達させ、彼女の身についたのは、しつこくつきまとう依存的な態度、貧欲な物欲、即座に満足したいという要求でした。彼女の愛着は歪み、与えられていない境遇からもらいそこなったものを、戦って獲得する動機づけがあるようでした。たとえ盗みをしてでも、何とかして欲しいものを手に入れようと決心していました。レズリーは他人と親しくならない、頼らない方法として、表面的で利用するだけの態度を維持し、お返しはしないようでした。私たちが感じたのは、この子が愛着と行動上の問題に取り組み始められ、かつ、母親の喪失と離別、父親との情緒的関係の欠落を悲しむという困難な作業を開始できる安全で予測可能で安心させる環境の下で、長期的な集中治療が必要だろうということでした。

レズリーは、たちまち操作の名人という化けの皮を現わしました。彼女は目標達成記録用紙にスタッフの署名を偽造し、絶えず嘘をつき、行動はすべて、周りの人を怒らせようとしているようでした。当初、彼女はしつこくつきまとい、やさしく、スタッフから注目されようとして、さまざまな身体的愁訴を利用しました。彼女は限度を受け入れるのが難しく、かなり頑固で喧嘩腰でした。見かけはやさしく、「愛してるわ」と彼女はよく言いましたが、特に彼女の行動のことで問いつめられた後がそうでした。レズリーは仲間に対して同じような行動をして、たちまち一番怖い嫌われ者という評判をとってしまいました。彼女はグループを仲間をせっかんする場として使い、そこで仲間に罵詈雑言を浴びせたものでした。

　私たちのセラピーのセッションでは、レズリーはやたらと私から注目されたがる、愛想のいい愚かで自分のことにかまけている子どもの役を演じました。遊戯では権利があるかのように振る舞い、ごまかし、卑劣なことをよくしました。正直、コントロール、信頼を中心とする問題点がほとんどただちに浮上しました。彼女の遊戯活動は、卓上ゲームを選択することが中心で、空想の素材を引き出す可能性のある遊戯活動を回避しました。彼女は遊戯で露骨にいかさまをやり、何としても勝ちたがりました。ところが、自分自身のことや自分のかつての心的外傷経験については何も明かさず、病棟での自分の分裂的な行動にも目を向けようとしませんでした。彼女は自分の問題行動を避け、否認し、軽視しようとし、その代わり遊戯をしたり、病棟ではうまくいっていると誇張するのが好きでした。彼女にとって、私との関係が重要だと思われる一方で、私を敬遠するための、不正直で不正なことをして、その行動に私がどう反応するか試しました。

　転機が訪れたのは、彼女のずるい行動や不正直さについて、レズリーを問いつめたときでした。いかさまをするのならゲームをしない、と私は言いました。「レズリー、私はあなたも、あなたと一緒にいるのも好きよ。でもね、もし、ずるをしようとするのなら、このゲームはおもしろくないわ。私と遊びたいのなら、正直にならなくちゃ。きっと友だちも同じように感じていると思うわ」と言いました。私は、彼女と彼女を知ることに関心があることを伝える一方で、彼女の反社会的な行動に我慢しないという経験をレズリーにさせることが重要だと感じました。彼女がゲームを利用して自分の隠れた感情を表に出さないようにしているとも感じていました。そういうわけで、ゲームは、レズリーがつらい感情を作業するのを助ける上で治療的価値が乏しかったのです。

私たちの話し合いは、多少は進歩をもたらしました――彼女は病棟での自分の行動といった重要な問題点を話し始めました。しかし、彼女の話したことは、その行動の上っ面だけのことでした。レズリーはグループのなかで、あるいは自分の医者から聞いたコメントを鸚鵡返しに言っているようでした。どうやらそのコメントは、私たちを喜ばせ、引き続き自分の感情に取り組むのを避けるためだったようです。院内での彼女の行動は、私たちの治療チームのなかで最も辛抱強く養育的なスタッフを試し続け、仲間を寄せつけませんでした。

ほとんど改善の見られなかった約五カ月が過ぎると、私たちは、レズリーの治療にいくつかの変更を加えることに決めました。治療チームは、彼女の防衛的行動について、もっと積極的に問いつめ、また父親や継母も、治療チームと一緒に作業することに対して抵抗すること、レズリーの治療に対して間接的な手段による攻撃、入院前のレズリーに対する身体的虐待に取り組もうとしないことについて問いつめました。レズリーが入院中に帰宅したとき、彼らはレズリーにとても批判的で、懲罰的な傾向があり、子どもが直面している隠れた情緒的問題点よりも、彼女の行動しか懸念していないことが分かりました。また治療チームは、レズリーの治療に生みの母がもっと深く関わるように、積極的に働きかけました。

レズリーの両親は、徐々に彼女の治療に以前より関わるようになりましたが、退院後、誰が彼女を引き取りたいか、彼女がどこに住むのかという基本的な問題点がありました。両親はどちらもこの状況を利用して、相手に敵意をむきだしにしました。この問題点が解決しなかったため、レズリーにはよくなろうとする動機づけがなくなりました。それから二、三カ月間、両方の親との家族療法でこの問題点が前面に出てきて、明らかに子どもを苦しめました。レズリーはたいしたことではないように振る舞っていましたが、分裂行動がエスカレートし、表面下の激しい混乱をさらけ出しました。

このころレズリーは、セラピーでさらに怒りを私に向けました。ときには治療中に黙りこんでしまったり、病棟でビデオを見ているほうがいいと言ったり、あるいはセラピーの時間帯に別の活動を予定に入れようとしました。彼女は家族療法での出来事一切を、あるいはこれらの出来事をどう感じているか、話そうとしませんでした。レズリーは両親への怒りを私に対して行為表出していて、彼女が両親を遠ざけることになるのではないか、あるいは一段と見捨てられるのではないかとビクビクしている家族療法よりもセラピーのほうが、これらの感情を表現するための安全な環境を提供するというのが私の印象でした。レズリーの行動は激しさを増し、それが数カ月も続き、非常に厄介でした。それでも私は彼女と一緒にそこに踏みとどまり、投げ出さないと彼女に伝えることが重要だと感じました。彼女は意図的に私を払いのけようとしましたが、私のアプローチは寛大になることであり、彼女と彼女の感情に対して支援を惜しまず、いつも変わることなく関心を持ち続けることでした。

結局、レズリーの母親が娘を引き取って一緒に暮らす決心をし、父親と継母は監護権を放棄しました。母親が養育的な家庭環境を提供できるかどうか点検しようとして、母親を訪問する回数を増やしました。レズリーは病棟でも私に対する行動でも、またセラピーでも、劇的な変化を見せました。彼女は母親との今後の生活や彼女たちの訪問について、もっと進んで話すようになりました。また、父親や継母と別居する悲しみや悲嘆について、もっと話しはじめました。レズリーは父親が立腹して、再び自分と没交渉になることをとても心配していましたが、それはもっともなことでした。彼女はもっと陽気に、率直に、人を信じるようになり、それまでの数カ月の私に向けられた怒りの感情についてもっと話し、家族療法で起きている問題点を、自分の行動と関連づけることができました。その後の数カ月、私たちの関係は深まり、レズリーは遊戯のなかでもっと触れ合うようになり、私が別の人格であるとの自覚が高まり、彼女のセラピーと私たちの関係が彼女にとって大変重要であると進んで伝えるようになりました。

その後の数カ月間、私たちは、レズリーの退院と母親の家に引っ越すための準備という困難な課題を作業しました。過去の移行は常に唐突で、予測ができず説明がなかったので、私たちはこの移行をゆっくりと進めることに決めました。レズリーは、最終的に病院に対する愛着の感情と、退院がどんなにつらいか話すことができました。彼女はスタッフ、担当の医師、患者仲間、私自身に、はっきりと愛着をもつようになっていました——彼女はかつてなかったほど率直に、そのことを他人に伝えることができました。

レズリーの退院後も、私は引き続きセラピーで彼女と会いました。そのときになってようやく、彼女は重要な大人たちが、自分の人生に外傷的に出たり入ったりしたことと結びついた苦しい感情と取り組み始めることができたのです。彼女は学校で友だちをつくりはじめ、操作的で敵意のある行動はだんだん消えてゆきました。振り返ってみると、この子を助ける魔法も介入もなかったことは明らかです。むしろ回復の材料は、特にあのような不愉快な行動にもかかわらず、またほとんど情緒的に報いられなかったのにそこに踏みとどまり、あきらめない治療チームの能力だったように思われました。

監督下に置かれた親子訪問*

私は数年間、裁判所や弁護士の命令で両親との接触を監督してきました。それは、親子の触れ合いを客観的に観察する必要のある場合や、責任のある大人の監督なしには、子どもに傷害や感情的な苦痛がおよぶ危険があると懸念される場合です。多くの場合私の役割は、両親の支援と指導を通じて、また裁判所への勧告を通じて、親子関係が回復するのを手助けすることです。

離婚か別居中の両親の場合、監護権をもつ親は不在の親に対する子どもの情緒的愛着に憤慨したり、それを拒否したり、恐れたりするかもしれません。そのため、その子を攻撃したり、脅迫したりするかもしれません。嫉妬や憤りを感じるかもしれません。不在の親も、同じ感情を味わうかもしれませんが、さらに不在の親は、情緒的に常に不満で、子どもに失った時間を埋め合わせてもらうばかりか、これらの要求を満たしてもらおうと期待します。

不在の親たちと子どもとの将来的な親子関係の回復に手を貸してほしいと頼まれた子どもの里親か後見人は、上述の感情やそれ以上の感情を味わうかもしれません。

これらの情動はすべて、葛藤的感情に共鳴するので、子どもを緊張させます。よく子どもは、全員の要求を満たそうとし、その過程で自分自身の要求を見失います。

親子関係を回復するための訪問は、子どもの利益に留意するだけでなく、関係する大人の要求や懸念にも注意を払って考察され、計画されなければなりません。そうしないと成功しないでしょう。

親子関係を回復しようとする親たちは、子どもにただちに行動面での期待をしてはなりません。つまりギブ・アンド・テイクの行動を当てにすべきではありません。親は子どもに言われたとおりに行動し、お返しを期待せずに子どもを養育すべきです。

状況から両親の期待を取り除くことで、子どもは自分自身で自分の感情を整理し、本当の感情で行動する機会ができ、その途中で多くの子どもが、親に合わせてつくった偽りの自分を捨てます。

子どもに偽りの自分を捨てさせるとご褒美があります。子どもが自分の繭から顔を出す準備が整うと率直になります。信頼するようになり、本当の自分を見せるというリスクを恐れなくなります。このことはその子が安全な場所にいることを意味します。不在の親や虐待する親に再び心を開く能力は、親だけでなく、人生とも結びつけることになります。結局、これは無条件の愛という贈り物――まるごとの受容――について話しているのです。

＊　カリフォルニア州ファイヤーフォックス在住のクラウディア・ギブソンからの寄稿。

治療的訪問の目標は、子どもが接触し続けることに取り組み、関係が回復し、信頼が高まる期間に必要な支援や慰めが得られるように、不在だった親と一緒に居心地のよい場所をその子とつくり出していけるようにすることです。この目標を達成するには、監督者が子どもとの間に安全で、やがては信頼できる関係を結ぶことが最も重要です。

次に、三歳半のブラッドと父親の親子関係の回復に、親子訪問の監督がどのように役立ったかを簡単に述べます。男の子は、両親の一連の家庭内暴力の現場を目撃し、おそらく直接にも暴力を受けたかもしれませんが、それ以降口をきかなくなり、便をもらすようになりました。最後に見た暴力現場はあまりにも凄惨だったので、子どもは情緒的にボロボロになりました。

私たちは週に一時間、親との接触を始めました。ブラッドは、父親を見たとたんに走り出しました。男の子を抑えこんだり、コントロールしたくなかったので、彼が止まるまで、私たちも一緒に走りました。この行動は、数回の訪問の間続きましたが、ようやく走るのをやめて、対話を始めようとする父親と歩くようになりました。子どもは口をきかないことを選択したので、私は父親に、一日の仕事の話や物語を話してやるだけでよい、期待しないようにと言って励ましました。数週間後に、森を歩いているとき、まだおむつをしていたブラッドは思わずわっと泣き出し、逃げ出しました。彼はウンチをもらし、恥ずかしかったのです。私は逆上した父親に、「大丈夫」「帰って着替えすればいい」「パパは怒っていない」と子どもに伝えるように言いました。彼は落ち着きを取り戻し、助けてやりたいと思いました。父親は子どもにそのとおり言ってやり、「愛しているよ」と叫びました。

最初、子どもは木立に隠れたままでした。でも、パパが三回目に彼を安心させると、木の陰から顔を出し、それから、パパが戻って来るようにやさしくうながすと、子どもは私たちのほうに向かって歩き出しました。感動で胸が一杯になった父親は、腕を大きく広げて子どもを抱き上げ、ブラッドに「とっても愛しているよ」と言いました。ブラッドも「ぼくも」と言って、「家に帰って着替えさせて」と頼みました。

それから一年半、比較的着実に進歩しました。ブラッドは再び用便を足せるようになり、言葉で気持ちを伝え始め、父と子は二人の関係を修復し始めました。結局子どもは、どうにか公立の普通学級に入学することができたのです。

ある日、小道でブラッドは棒切れを拾い、地面に家を描きました。彼の部屋とパパの部屋と私の部屋もありました。

父と子は結局、合同監護権協定で親子関係を回復し、合同セラピーを受け、それから二年後に裁判所の監督を解かれました。その過程には五年の歳月がかかりました。八歳になった子どもは、怒っても大丈夫で、意見が違っても安全で、ありのままで大丈夫だという段階まで愛着を回復した様子でした。

儀式や日課について意見が一致し、相互的なレベルで慰め合っていました。お互いに相手の空間を認め、尊敬し合うことを学びました。まだ問題はありますが、セラピーで学んだ手段《ツール》を使うと、二人は自分たちの感情の起伏に充分に対処できるほど健やかになりました。自発的に愛情を表現し、気楽につき合い、劇的なほどお互いの身体に触れ合い、何よりも相手の境界を尊重し合いましたが、それらは愛着の回復が成功したことを物語っていました。

第11章　失われた関係との決別

愛し愛された人を失うと、精神病理学とは異なる悲嘆が生まれ、病人のときとは異なる涙を流す。

（ヴァリアント　一九八五）

子どもが生き残るために必要なものとして、要求・欲求・経験する関係と決別するのを私たちはどのように助けるのでしょうか。子どもが新しい一次的愛着をつくることが、別の一次的愛着を裏切り失うことになるのでしょうか。これは、私たちがセラピーや里親制度で一緒に作業する多くの子どもたちが直面する、よくあるジレンマです。ほかに重要な愛着関係の得られる子どもは、親の喪失やそれにともなう苦しみという現実に対処できるかもしれません。とはいえ、最高に熟練した愛情のある大人でさえ、支援と請け合いと指導を信頼関係のある状況のなかで行なわないと、深刻な喪失を体験している子どもの情緒的要求を満たすことはできません。

愛着の対象がないと、子どもたちは彼らが生きるために必要なものを自分自身に与えます。つまり理想化、分割、取り引き、魔術的な考え、さまざまな関係回復の空想を通じての行方不明の親との実行可能な関係を自足するのです。こういった子どもたちは希望のかけらに支えを見出し、親として育ててくれた過去の関係を忘れないでいて、彼らが〈もっと良くなる〉ように、現実と取り組ませようとする大勢の大人の努力に対して創造的に積極的に抵抗します。子どもたちが自分自身に与えようとする努力を目のあたりにすると、私たちはその生命力に対して、畏敬の念とまではいかなくても、尊敬の念をもちます。こういった生き残るための技術が、この子たちの発達を妨げ、また空想や歪んだ考えで埋め合せしようとしているものを実際にもらうことを妨げるときがやってきます。セラピストは、養育者に支援と希望と指導を提供すること、一貫性と情緒的親密性を通じて、子どもとの安全な関係を育むこと、子どものペースで辛抱強く作業することで助けます。私たちは、多くの子どもが過去や現在の状況という現実を多少は意識していることを知っています。抵抗しているのは現実を受け入れることなのです。子どもたちは安全を体験し、準備が整うと、彼らの個人的な現実を受け入れる力を育てます。ものを育てる場合と同様に急かすことはできません。私たちにできることは、そのプロセスを育み、維持する環境を提供することだけなのです。

子どもたちは彼らを押しつぶすような喪失に直面させられると、極端なほど回避的防衛に陥り、そうやって現在の関係から遠ざかるかもしれません。このような喪失に対処するプロセスは、さよならを言うために喪失した愛着関係を内在化し、次に管理できる部分で悲嘆にくれるというプロセスです。

本章の小文はすべて、どのように臨床家が支持的で首尾一貫した関係で子どもと繋がり、どのように彼らの要求を満たし、どのように深刻な喪失に取り組み始める準備が整ったことを彼らが示すのを待つのかを説いています。こういったことは、比較的簡単な仕事のように聞こえるかもしれませんが、実はそうではありません。事態が動いている証拠のない時期が長い間続いているときでさえ、実際は事態が動いていると信じ、子どもの癒やしに関する自然なタイミングを受け入れるのは、極端なほどの忍耐が要ります。私たちが臨床家としての自信が底をついたと感じるのは、子どもと一緒に〈耐える〉以外に何をしていいか分からないとき、そして誰からも、今、何をなぜやっているのかと具体的な質問をされたくないと願っているときなのです。私たちは、やり残していることがないようにと願っています――これには、忍耐と知恵が要ります。

子どもはセラピストと築いた関係で強くなり、セラピストは軽くしてやることができなくてただ受け入れるしかない子どもの苦しみ、恐れ、憧れに直面するようになります。これは最も老練なセラピストでさえ、きわめて困難な仕事です。

この章の最初の寄稿文では、セラピストが提供した情緒的に安全な環境の下で、深刻な乳児期の喪失と徹底的に取り組んだ子どもについて格調高く述べられています。筆者は、家族にもう一人子どもが加わった二年後に、見捨てられ恐怖や恐慌がよみがえった危機について述べています。このことで気づかされるのは、このような子どもたちは、関係性のなかの喪失や見捨てられの知覚と関連した脆弱さを、長期的に、おそらく生涯抱えているということです。

二番目の小文の子どもは、読んでもらった物語に感動し、死別した両親への隠された感情をさらけ出しました。カウンセリングで、これといったことをしていないように見えた時期が数カ月続いた後で、子どもは痛ましい過去と現在の体験について、直接話し合うことを始めたのです。これは、前提条件として関係上の支援をしてもらった子どもの反応に、きっかけを与える出来事の例です。もっと未経験の臨床家だったら、最初の四カ月で進歩が見られなければがっかりしたかもしれません。おそらく、その子の治療をやめた人もいたかもしれません。子どもは、亡くなった親の秘密の思い出の品について話し、それらを光栄に思うように援助されました。セラピストの子どもとの作業と、セラピストから子どもの養育者への指導によって、子どもは両親の喪失を受け入れることができました。

次の寄稿文では、黒いハイヒールに助けられて、子どもとセラピストは親密な関係になります。セラピストはその子が他人との関係でどのようにして安全な自分という感覚を築きあげるのかを述べています。支持と子どもの人生の重要な他人と臨床的な相談をすることで、生みの親に「こんにちは」と「さよなら」を言えるようになるのです。

最後の小文では、臨床家は、少年の母親の喪失と母親との再会の夢の喪失を少年に受け入れさせるのを援助する努力を四方八方で展開します。セラピストは、少年に〈過去はそのままにしておき〉、自分の人生を歩み続けるために、過去を内在化させ、過去を手放さないのに役立つ成長の記録や宗教的儀式をどう利用したかという例を挙げています。

劇遊びによる喪失の上手な処理*

ニキは当時四歳の女の子で、重篤なレベルの人としての権利の剝奪と育児放棄という生育歴のため、里親にケアされて暮らしていました。彼女の母親の二十歳のタマラは、自分もまた子どものときに重篤なレベルの育児放棄を体験したので、自分の子どもに授乳し、抱っこし、養育し、あるいはケアする時間をほとんど取りませんでした。このように、栄養面でも身体面でもケアしてもらえなかった赤ん坊は、非器質性〈発育不良〉になりました。タマラは赤ん坊に用便のしつけができなかったので、子どもが三歳のとき医者に診てもらうと、ニキはただちに入院させられました。ニキは重篤なレベルの栄養不良になっていて、最小限のケアしか受けていない形跡がありました。顔と手のとびひ、ワギナの部分に無数の発疹、髪のシラミ、です。言語と表現の能力に発達的な遅れがありました。弱っているためだけでなく、おおかたベビーベッドに入れられっぱなしだったので、筋肉が収

＊　メリーランド州ロックビル在住のエリアナ・ギルからの寄稿。原文を短縮したこの事例は、E・ギルとT・C・ジョンソン著『性愛化された子ども――性愛化された子どもと性的虐待を受けた子どもの評価と治療』（Rockville, Md.: Launch Press, 1993）に最初に掲載されたもので、許可を得てここに転載する。

縮して歩けませんでした。予防注射を受けたことがなく、耳の感染症と扁桃腺炎を放ったらかしにした跡がありました。タマラは子どものケアを怠った刑事責任を問われ、ニキの入院から六カ月して親権を停止されました。ニキが退院すると、彼女には里子制度への処遇と心理療法的治療が照会されました。

里母の報告では、ニキは無気力で消極的でした。おむつが汚れてもお腹がすいても泣きませんでした。一箇所にじっとしているのが好きで、どうもベビーベッドの外に出るのは落ち着かないようでした。おもちゃには興味がなさそうで、たいてい毛布を握りしめていました。朝になって里母が部屋に入って来ると、ニキはしりごみをしました。

ニキはセラピーでも反応がありませんでした。彼女は自発的に遊ぶことはありませんでしたし、おもちゃに関心を向けるには、刺激を必要としました。私は彼女と平行遊びをして、さまざまな活動に彼女の関心を呼び覚まそうとしました。彼女の隣に座って、私はボールを転がし、厚紙をさまざまな形に切り、水遊びをし、ブロックを組み立て、その他いろいろなことをしながら、彼女が観察するのをよく確かめたものです。彼女はたいてい両手の指をくわえながら、座ってじっと見ていました。彼女は話さなかったので、特別な個人教師が手伝って、彼女の言語的能力を発達させていました。

子どもはセラピー開始後四カ月間、小さなプレイルームや私の恒常的存在に慣れはしたものの、相変わらず愛着を示すこともなく、無口なままでした。私はよく彼女の興味を調べるため、さまざまなおもちゃを見せました。彼女は、断然、箱庭の砂遊びが好きで、カップからカップへと砂を移し変え、砂に水を注ぎ、水が砂に吸われて乾くのを眺めました。ようやく、彼女は七匹の子ブタのいる母ブタに注意を集中し、それらを箱庭に運んで行きました。このときから彼女の遊びの特徴が変化し、反復的で的確になりました。約三カ月にわたるセッションのたびに、彼女は母ブタを箱庭の左手のコーナーに埋めました。子ブタたちは反対側のコーナーに置かれ、代わる代わる母ブタを捜し出そうとしました。子どもはこの遊びの間、無言でしたが、自分のやっていることに没頭しているようで、わずかに感情の起伏を見せることがよくありました。子ブタたちはよく母ブタ捜しに出かけ、代わる代わる水のなかに落ちては溺れ、木に登っては落ち、橋から落ち、垣根や山やその他の障害物を登ることができませんでした。

遊びには一切バリエーションがありませんでした――子ブタたちは、毎回、同じコースをたどりました。私は遊んでいるニキの隣に座り、解釈をはさまないで、彼女がやったことにときどきコメントをしました。たとえば「お母さんブタが埋まっている。赤ちゃんブタが木から落っこちた」と言いました。

ある日、ニキの反復のシナリオに大きな変化が起こりました。どの子ブタも溺れないし、落ちないし、ほかのやり方で圧倒的な障害物に敢然と立ち向かいました――代わりに、子ブタたちは母ブタを発見し、掘り出したのです！　ニキは急に手を止め、自分のしたことに驚かんばかりに、箱庭からさっさと離れ、その日はおしまいという身振りをしました。

次のセッションでは、一匹の子ブタが〈母捜し〉の儀式を始め、母親を見つけてさっそく掘り出しました。今度は、子どもは子ブタを母親の隣に置いて、私を見上げ、「おっぱいに、ミルクがない」と言いました。彼女は本当に悲しそうで、目に涙を浮かべていました。「赤ちゃんにやるミルクがないね」と私が言うと、子どもは涙ながらに「赤ちゃん、悲しい」と応えたのです。彼女はそれからセッションが終わるまで、大きなぬいぐるみのウサギを膝に乗せて、あやし、プラスチックの瓶で授乳しました。時折、涙がぽろっと彼女の頬を伝わりました。

次のセッションでも、ニキはその遊びを繰り返しました――子ブタが母親を捜し、発見し、母親のおっぱいが出なくて、悲しくなるのでした。ニキは次にウサギを膝に乗せて頭を撫で、しばらく授乳しました。ニキがこの遊びを始めて三回目に、子ブタのおっぱいがないと分かると、彼女は母キリンに手を伸ばし、それを箱庭の反対側のコーナーに置きました。次に、赤ちゃんキリンを持ってくると、赤ちゃんキリンと子ブタは、母キリンの隣で寄り添うように見えました。「このママ、おっぱい出る！」と子どもは叫びました。彼女はまたウサギを抱っこして、頭を撫でながら、「ほら、ほら、……もう大丈夫」と言いました。

象徴的な遊びを通じて、ニキは里母に対して生まれてきた信頼感や愛着の感覚と同様、生みの母から見捨てられたという感情にも取り組んでいました。子どもはほとんど言葉で表現しませんでしたが、彼女の徹底的な取り組みで、里母との関係だけでなく、彼女のセラピストである私との関係にも、プラスの影響がもたらされました。

このようなセッションの後、いくつかの目に見える変化が起こりました。ニキはもっと頻繁にアイコンタクトをとり、私に質問をし、私の手を握った手をゆるめ、笑い、思わず次のような発言をしました。「私が来ると、あなた、いつもここにいるのね」とか、「あなた、いいおもちゃ持ってるのね」とか。彼女は箱庭に断続的に興味を示し、今ではプレイルームのもっとほかのおもちゃを選びそうでした。特に、おもちゃの台所で料理をするのが好きで、スープやパンを作りました。里母はよくニキに台所で手伝うように励ましたので、子どもは本物のパンの作り方を誇らしげにやって見せ、粘土を使ってパン生地をこねるまねをしました。

里母は、ニキが家庭では〈生き返った〉ように見えると、私に報告しました。ニキは今では、悲しかったり、がっかりすると泣いたし、疲れたりお腹がすいたりしたときは、里母にそう言いました。彼女は朝までぐっすり眠り始めていて、食べ物を貯めこむ強迫行為はいくらか軽減しました。ニキは、同年代の子がほかに三人いる小規模の入学準備学級のプレイグループに参加し始め、最初はとてもびっくりしましたが、ほかの子どもとの触れ合いを始めていました。里母は、ニキがプレイグループに連れて行ってもらいたくて〈急かす〉と報告しました。

個人教師からも同様の進歩が報告され、里母は自分から養子縁組の手続きを始め、自分が新しいお母さんになる、とニキを安心させました。ニキは時折、〈別の女の人〉のことを聞きますが、里母はその人は元気で、自分の問題を助けてもらっていると答えていました。

ニキを助けて、依存、見捨てられ、愛着の問題点に取り組ませるのを助けるうえで、象徴的な遊びは有効でした。ニキは里母に愛着をもつ前に、生みの母に対するいくつかの感情を処理する必要があったのは明らかでした。ウサギを撫で、ミルクを与えることで、彼女は根本的に自分を養育し、生みの母から適切なケアを与えられなかったという現実を受け入れたのです。彼女はいったん、存在しなかった親らしい親への憧れという痛みを感じることにすると、彼女の遊びでキリンのおもちゃに象徴されるように、彼女にいつでも応じてくれる親らしい親に、依存を移すことができたのです。

この子どもとのセラピーは、この時点からさらに先に進み、怒り、急性の依存と分離不安、男性不信を含めたほかの多くの問題点が浮上しました。二年後に、里母が別の里子を迎えたときに、家族は危機に陥りました。ニキはセラピーに来ると、再び母キリンと赤ちゃんキリンに注意を集中し、今度は子ブタに赤ちゃんキリンを殺させ、壊させせました。ニキの脆弱な安心感は、ほかの里子の存在で脅かされたので、この移行期は大変困難なものでした。里親家庭の安定性、里母やきょうだいへのプラスの愛着、セラピーの場を首尾一貫して利用できることがニキの回復の主な要因でした。

ニキとの作業で私が得た最大のものは、子どもの自己修復能力に対する敬意でした。私は、彼女が耐えた状況で絶望し、彼女がプラスの癒やしを体験し始めるかもしれない何らかの方法を見つけるのを助けたいと奮闘している自分に気がつきました。疑いもなくニキは彼女なりの方法、彼女自身の象徴的表現を発見しました。私の仕事は、できるだけ多くの窓を開き、我慢強く彼女が選択する可能性のある一連の象徴を彼女の周りに見せてあげることでした。私の仕事はまた、安全な環境をつくることでもありました。これは、私が彼女に物理的・情緒的空間を与えなければならないことを意味しました。彼女は乳児期に養育されなかったので、見られたり、触れられたり、注目されたりしすぎると、依然として脅えました。彼女は他人の注目に耐えられるようにならなければなりませんし、私は用心深くやる必要があると感じたので、彼女が耐えられる以上の注目を払いませんでした。これは彼女に絶えず注目し、養育しようとする私の本能に反するものでした。いったん、彼女が箱庭やブタや子ブタが自分の象徴であることに気づき、彼女の最も深い感情をうまく処理する意欲をかきたてる隠喩を作ると、私の仕事は〈彼女に道をあけ〉、彼女のペースで、彼女が作った隠喩の世界で、彼女に必要なことをさせることでした。それと同時に、彼女が私から支持され、励まされていると分かる程度に、しばしばコメントを述べました。私はこの子のことも、自分を癒やす自分なりの方法を発見するとてつもなく大きな能力のことも、決して忘れたことがありません。

母の記憶*

いくつか異常な行為的表出行動があったことと、同級生や学校の職員と関わることが極端なほど困難だったため、テリーは一年生の担任から照会されました。このセッションのとき、私たちは――校内のカウンセリング・プログラムにもとづいた限度である――三十分のセッションを十六週間続けていました。

私がテリーを教室に迎えに行くと、彼女はたいていボーッとして避けていましたが、この日も例外ではありませんでした。自分の持ち物を片づけて、私についてくる準備をしながら、彼女が唱えていた実況放送みたいな独り言とない混ぜに、私におざなりの挨拶をしました。「体育の時間まで戻ってこないから」と誰に言うともなく言って、ぬいぐるみの〈キティ〉をつかんで私を追い越し、廊下を通ってさっさとプレイルームに入りました。

私たちは一緒に作業をしていくらか進歩しましたが、テリーの人生で外傷的な崩壊が起きてからというもの、彼女はどんな類の親密さに耐えることも、重要な愛着関係をつくることも困難になりました。彼女が四歳半のとき、半年の間に両親が次々と他界し、彼女は母方の叔父夫婦の養女に迎えられました。彼女は新しい環境――新しい州で、彼女の原環境とは大違いの田舎町、新しく親として愛着する人物、彼女は一人っ子だったのにきょうだいとなる義兄たち――に、合わせようと奮闘していました。その上、彼女の凄まじい喪失を悲嘆するのにほとんど援助がないようでした。彼女の新しい家族はいろいろな面でしっかりしていたのですが、彼女に〈けりをつけ〉させることに熱心なあまり、養父母は、彼女が問題点に取り組もうと奮闘すると、それらが表面化し続けるので、彼女の好きなようにさせておくのが難しくなりました。

前回のセッションのとき、私たちは『バーニーについての十番目に楽しいこと』を読むことに決めました。テリーの多くの問題点と彼女の置かれた状況の複雑さを考えれば、この喪を悼む作品は、少なくとも明快で強力で、したがって、始めるにはおあつらえむきの場を提供してくれるように思われました。

私たちが物語を読むと、テリーは絵を描きたくなりました。私は彼女の生い立ちについて一緒に本を書くというアイデアを提案しました。最初は、彼女は私を見ないように手で目を覆《おお》いました。「私、こっち側に座る」と椅子を動かしながら、彼女は言いました。私たちの間に少し距離ができ、彼女は、その物語でママが亡くなった日のことを思い出したと言いました。

「まったく同じことをやったわ」と彼女は言いました。

「泣いたの、おなかがすいていたのに食べられなかった。ちっちゃなお豆を一粒食べた」

「それから、何をしたの？」

「ベッドに行った」

「ベッドで、何したの？」

「本を読んだ。お母さんの本だった。神様のことが書いてあった。挿絵があって、それを眺めていた」

＊　ロードアイランド州ナラガンセット在住のフェリクス・サルビからの寄稿。

セッションを続けながら、私たちは絵を描きました。彼女はテーブルを回ってきて、私と面と向かって立ちました。

「ママのお葬式は、やったの？　バーニーが、やったみたいに？」

「ええ、でも私、行かなかった。行きたかったけど、行かせてくれなかった。みんな、恐がっていたけど、私は恐くなかった。行きたかった」

私たちはお葬式に出ないと、愛した人にさよならを言えなかったという気持ちになることを話しました。そのときの感情を作業するために、私たちが一緒にできる可能性のある活動のアイデアをいくつか提案しました。生前にその人に言えなかったことを、時どき手紙に書くと気分が良くなると、私は伝えました。テリーはそのやり方を聞いたので、私は二人で一緒にできると答えました。

「少なくとも、ママの写真がある」と彼女は言いました。彼女はママが〈抱っこするときにも使っていた毛布〉、それにママのセーターもあると言いました。毛布とセーターは、まだ母親の匂いがし、彼女の最も特別でプライベートな物を入れておく引き出しの一番底にしまわれています。今では、彼女もそのセーターを着れるけど、汚したり、〈匂いがなくなる〉のが嫌なので、学校には着て行かないと言いました。もうここに一緒にいない私たちが愛する人の形見を持つことは慰めになるし、そのような物をとっておく特別な場所があることはとても重要なことだと理解していると彼女に言いました。

このセッションは、母親の死の体験やその直後に起きた出来事について、私たちが初めて直接話し合ったので重要でした。テリーの養父母は、彼女の宝物の入っている引き出しのことは知っていたので、私はこの意味深いささやかなプライバシーを快く認めてやるように、彼らを強力に支援しました。

私は、慰めとなる物の匂いという側面にとても興味があります。外傷的体験から回復しつつある人びとに使われる、この種の自分で自分を慰める工夫を見過ごすことが私たちにはよくあると思います。私はテリーの養父母と話し合ったとき、こういった類の詳細については知らせませんでしたが、テリーが今でも自分の身に起きたあらゆることにどんなに懸命に取り組んでいるか、気づくようになりました。

これはテリーとのカウンセリングの一回のセッションを簡単に述べたものですが、彼女の喪失と関連した一段と深い作業のプロセス、つまりやがて父親との死別体験を含むプロセスの始まりがうかがわれます。私たちが過去や現在の問題点を作業し続けるにつれ、養父母への愛着と私との関係が重要で慰めを与えるものとなりました。

黒いハイヒール*

ナオミは三姉妹の末っ子で、姉が二人います。両親は、子どもが子どもを生んだようなものでした。これらの三姉妹が、一人また一人と、児童保護局の措置で家庭から連れ去られたのは、親の育児放棄、身体的虐待、それに性虐待の申し立てがあったからでした。子どもたちもまた、両親のドメスティック・バイオレンスや薬物の濫用にさらされました。両親は数年にわたって、三人の幼い子どもたちに、安全で適切な家庭生活を営ませたことを証明できなかった時点で、親権を停止されました。

三人を同時に引き取って扱える家族を見つけるのは困難でした。さらに、三人を一緒にさせておくのは、姉妹間の無秩序な関わり合いを永続させるように思われました。姉妹は、時折お互いに攻撃的な行為的表出や、性的な行為的表出すらあり、育児放棄、虐待、機能不全という幼年早期の混乱と心的外傷を再現しました。

ナオミには、広範囲にわたる発達の遅れと、情緒面と行動面に問題がありました。彼女は段階的に少しずつ進

＊　ハワイ州マウイ在住のT・ナラニ・ウェイホルア・アーキベックからの寄稿。

む少人数制のクラスで、彼女の衝動的、分裂的、攻撃的で、ときには自滅的な行動を管理する注意深い監督を行なう学校という場での特別な教育が必要でした。彼女はまた、里親のもとでの注意深い養育と監督も必要でした。彼女が何よりも必要としていたのは、愛情のある創造的な、〈子どもの立場に立てる質《たち》の〉両親、教師、ケースワーカー、セラピストでした。

ナオミは時どき、吐き気を催させるものが喉につかえている、吐くことも飲みこむこともできないと感じました。里母と私は、これを、性虐待と結びついた心的外傷後ストレス障害の指標と考えました。ナオミは五歳のとき、喉に〈つかえたもの〉を取り除こうとして、首のあたりに引っかき傷をつくりました。里親は、彼女の行為をとても心配しましたが、それはもっともなことでした。

里母とセラピストは、ナオミの周期的に繰り返される、絶望的な情緒面と喉の不快感を取り除くための介入を、額を寄せて相談しました。トイレの便器かゴミバケツに「それを吐いてはどうか」と言ったり、身振りで示しても〈喉がつかえる〉症状はとれませんでした。ところが、里母が二度目に「喉から出してごらん」、トイレのなかに「うんと力んで出してごらん」と言うと、症状は消えました。本当にほっとしました！　この子の表現の信じられないような症状や、あるいは言うなれば、この子の表現の隠喩を理解することは刺激的な挑戦でした。

ナオミの人格、声の質、性格の異常な変化の例は、流動的・解離的な分裂が進行していることの暗示でした。長い年月の間に、愛情のある支援や強力な指導が与えられたとすると、ナオミの空想の遊びに関わる高度の能力が、彼女の癒やしを促す上で役に立ちました。想像上の家族や彼女の〈お人形〉の家族とともに、彼女は罵倒し、怒鳴り、ぶち、言葉や身体で虐待する〈親〉から、やさしい口調の、親らしいもっと適切な行動の母親や父親に徐々に発展していきました。これを目のあたりにして魅了されました。この世に生まれた子どもが受けて当然のもの――安全、愛情、まともな親からの対応――を彼女の実生活が提供するにつれ、そうなったのです。

ナオミは空想の遊びを通じて、母親の裏切りと母親の喪失の感覚をうまく処理し始めました。たとえば、彼女は空想のパラシュートをたたむふりをしました。彼女の説明では、パラシュートはナオミの家に立ち寄った生みの母のものでした。ナオミは、生みの母を元いた場所へ送り返していると言いました。この子どもはもう落ち着いて、大丈夫と言っているようでした。ナオミはそれからも多くの物語を作り、隠喩を使って熟達していきました。

最後に、そしてとても幸運なことに、ナオミは彼女の文化や家族に気を配る養父母のおかげで、生みの親、姉妹、祖父母、拡大家族と会い、彼女を悩ませた〈なぜ〉という質問を投げかけ、スクラップブックに貼る写真を集め、さよならを言い、泣き、もしかしたらできなかったかもしれない家族の喪失を嘆くことができたのです。

彼女の養父母やその直前の里親は、アジア人、白人、ハワイ人といった多文化家族でした。彼らの人生で得た知恵は、生きて、文化や皮膚の色の多様性や特異性を享受することでした。彼らは、ナオミと、彼女に「土着の」（ハワイ島）文化が混じっている点を苦もなく受け入れることができました。ナオミの生みの親は、親としての対応に重大な欠陥がありましたが、彼らは生みの親とも上手に関わりました。このおかげで、ナオミが生みの親や家族と再び交わり、「さよなら」を言う前に、彼らは心から「こんにちは」と言うことができたのです。

ナオミが五歳、セラピストの私が四十五歳の一九九〇年に、ナオミと私の精神療法が始まりました。私たちがセラピー関係になりたてのころ、ナオミはよく早目に来て、まるでいまにも治療室に飛びこまんばかりの勢いでドアを開ける（まだ終わっていないセッションはしばしば中断された）か、待合室の椅子の下に隠れて、出てくるように煽り立てられるのを待っていました。いったん始まると、彼女はよく鍵の掛かっていないあらゆるものにもぐりこみました。彼女は気分が落ち着くのをうんと楽しんでいました。彼女はよく五つのA、すなわち心配する（anxious）、怒る（angry）、怖がる（afraid）、イライラする（agitated）、そして時どき束の間のやさしさ（affectionate）、のうちの一つの状態を呈しました。私はナオミの到着に対して気持ちをひきしめ、車や戸棚や浴室の鍵、口紅、クレヨンやマジックペン――小型で彼女が隠しやすいもの――といった私の治療室のものを子どもがいじっても大丈夫なように整理しました。六十分のセッションの大部分は、ナオミの気分が落ち着くのにとられました。次に帰りたくなくなり、いつまでもずるずる引き延ばしました。

治療が始まって数週間すると、ナオミは、私が治療室に置いたハイヒールを発見しました。そのハイヒールは、私のユニフォームの一部となる代わりに、彼女が来ると、いつも彼女のユニフォームの一部になりました。彼女はよくそれを履き、歩きまわり、セッションの間中、履いていました。とうとう私は利口になり、もう履かなくなったもっと古いハイヒールを彼女のために持ってきました。どういうわけか、私の靴を履くと彼女は落ち着き、集中して作業ができました。私はこのやり方を、〈信用できない〉人との不確かな経験のなかで自分の世話を引き受ける彼女なりの方法だと思いました。それは、彼女が親密になっても（誰か他人の靴を履くようなことではない）親密になりすぎず、愛着関係を結んでも愛着しすぎない方法でもありました。何をし、何を言えばよいのか、困ることがよくありました。この非凡な子どもが、彼女がもっとも必要とするものを教えてくれるだろうと、私は見守り、信頼しました。

ナオミは、私たちが繋がる過程で、もう一つの儀式を考案しました。彼女は、私の背の高いピンクの革張りの重役向きの椅子にかけ、私の机に向かって作業をしました。彼女は、机を前にした大きな椅子で、教師、セラピスト、ママ、パパ、夫を演じました。彼女が演じるにつれ、これらの〈大人〉たちはもっとリアルになり、もっとまともになり、もっと首尾一貫するようになり、もっと信頼できるようになり、もっと我慢強くなっていきました。ナオミのロールプレイは、自分、つまり安全な他人との関係における安全な自分を築く内面のプロセスを私に反映しました。これは彼女が、家族全員とすべての生き方を失った崩壊してしまったかつての世界とは劇的な対照をなしていました。

ナオミの創造的な対処／生き残るプロセスは、かつては彼女を空想から分裂や解離へと導いたのですが、私たちは、このプロセスを、空想から生の状況を手本にすることとロールプレイへのプロセスへと変えることができました。この方向転換で、彼女は重篤なレベルの大きな損傷になりかねなかった状況から、癒やしへと向かったのです。いくつかの心の傷は残り、彼女に生い立ちの現実を思い起こさせることでしょう。

　愛着を結ぶプロセスで、この子どもと私を見守った守護天使は、サイズ八の中位の幅の一足の古い黒革のハイヒールと、使い古したひじ掛け椅子や机でした。椅子や机の周りで、自分は本当は何者なのか知ろうとして、私と一緒にいることが安全でなかったときに、ナオミが私になり、私がナオミになったのです。それは、健康的で調和のとれた愛着関係で、私たちはさよならを言い、一緒に写真に収まり、その出来事を記念して彼女にプレゼント（彼女の人生で特別な一時や、人びとの写真を入れる写真立て）し、住所を交換し、お互いに忘れないと誓い合うことができました。

　ナオミと彼女を養女にした家族が、別の町に引っ越す前の週末、私は小さなショッピング・センターにいました。私の背後で子どもが、大人にも難しい四つの音節をきちんと発音して、私の名前を叫びました。ナオミは、私のそばに駆け寄って来たので、私たちは抱き合い、こんにちはと言い、それからさよならを言いました。数分後、ドラッグストアにいると、ナオミが、養母と養父と大勢のきょうだいのなかの二人と連れ立って現われました。「私の家族〈以前私は会ったことがあるのだが〉を紹介したいわ。こちらがパパ。こちらがママ。こちらがお姉さん。こちらがお兄さん」と言って、お互いに握手を交わすように言いました。ナオミと私が精神療法を始めて二年六カ月という長い道のりで、子どもはここまでたどり着いたのです！

　ナオミは、自分を家族として受け入れた家族の一員になったことで、さよならを言うことができたのです。彼女は全世界の恩寵を受け、子どもを愛し、子どものことを知っている二組みの親、つまり子どものいるシングルの里母と、次に、子だくさんの養父母を与えられたのです。こういったすばらしい、精神的に強く、文化に気配りのある、子どもを愛し、惜しみなく与える親たちがナオミを癒やしと成長の道に乗せてくれたのです。

生い立ちの記録と儀式*

愛着関係のない見捨てられた子たちと一緒に作る素晴らしい作品、生い立ちの記録は、悲嘆を解消し、やがて愛着関係を回復するという可能性で子どもたちをわくわくさせます。従来の生い立ちの記録は、あれば写真、それに子どもたちの絵を集めたものです。それは子どもたちの生い立ちの物語か、現在までの人生の出来事の年代記です。想像力、好奇心、それに、少し余分な時間をかけた、この子どもたちとの関わり合いが、子どもたちの過去を繋ぎ合わせるだけでなく、過去から解放される上で、大いに役立つことがあります。

八歳のラテンアメリカ系の美少年スティーブが居住治療センターに着いたとき、ほんの一瞬しかアイコンタクトをしない、暗い心配そうな目が、彼の喪失の凄まじさを物語っていました。彼の絶望的な物腰と陰うつな表情は、短期間のうちに経験したあまりにも多くの圧倒的な喪失を消化しようとした、初老の人の特徴でした。彼は精神病の生みの母に駅に捨てられてからというもの、次々と里親を変えて生きてきました。母方の祖父母は、精力的に彼の監護権を求めましたが、彼らは孫を引き取るには〈貧しすぎる〉と思われ、法的救済策を図るには力量不足でした。

スティーブは、生みの母を捜すほとんど強迫観念のようなものに突き動かされて、居住治療センターに着きました。従来の喪の作業は最小限の効果しかありませんでした。ところが、彼はもっと人を信じるようになり、ついに〈家族をもつ〉ことに興味を示しました。養子に迎えてくれる家族が見つかりました。長期間にわたり連続して、週末にその家族を訪ねるまでになりました。未来の養父母は、この子をとてもかわいがりました。彼らはスティーブのような脆弱な子どもを育てるのに必要な力はすべて備えていましたが、スティーブは、生みの母と再会したいという強い願望にとらわれ続けました。この未解決の悲嘆が、養子縁組を目前にしたある日、その家の所有物に深刻な被害を与えるという結果を招きました。関係者全員が、この養子縁組は無理だとの意見の一致をみました。

この期間、私たちは彼のかつての生活の断片を入念に点検し、それらを彼の生い立ちの記録に移し替え続けました。また、彼の人生の出来事の衝撃を点検しながら、私たちはセラピーでつらい時間を過ごしました。時折、セラピーの時間は、センターの車で長いドライブをすることになりましたが、車のなかのほうが彼が感情を話す際に、もっと素直でのびのびしていました。治療室のなかよりもドライブのほうが、アイコンタクトが少なくてすむという以外に理由は分かりませんでした。

スティーブは、彼の素晴らしい力を支援される一方で、自分の行動に責任をもつように励まされました。最近起きた出来事から学び、次にそれをそのままにしておき、自分の将来に希望をもつように勧められました。私は、この子を心から愛し、彼の一番ためになることと、彼が幸せな人生を送ることを必死に望みました。このときは、解決に向かっての明解な道路地図のない、苦悩と脆弱の時期でした。

彼の生い立ちの記録の作業は続きました。それまでの里親と連絡をとったところ、写真はありませんでしたが、作文や絵や出来事の報告書が出てきました。特に探していた書類は、彼の出生証明書のコピーでした。彼はこれを点検して喜び、それによって彼が生まれながらに受け継いだものと、生い立ちに根拠が与えられました。私たちは彼が生まれた遠い町の病院の広報活動部に、病院の写真を送ってほしいと頼みました。この写真が、どんどんふくらむ彼の生い立ちの記録のコレクションに追加されると、スティーブは喜びました。

私は、彼が生まれた小さな町の福祉事業局に、彼が赤ちゃんのとき生みの親と撮った写真がないか、問い合わせました。もし、役に立つ情報が得られないと、彼をもっと悲しませることになるので、彼には無断でやりまし

＊　インディアナ州テレホート在住のシャロン・K・バウアーからの寄稿。

た。その局の担当者が私に電話をくれました。彼女は彼の家族や母親を知っていたのです！　私は驚きのあまり言葉が出ませんでしたが、数年前にスティーブの母親はボート事故で亡くなり、母方の祖父母はまだその町に健在とのことでした。担当者は、快く昔の写真を探すために祖父母と連絡をとり、母親の死亡の詳細を確認する手紙を書くと約束してくれました。

私は心配しながら、スティーブに分かったことを伝え、それから手紙と写真を渡しました。それは、ショックと深い悲しみのときでした。それは、夢の死であり、行方不明の母親との再会という少年の夢が、ゆっくりと苦しげにしぼんでゆきました。この恐ろしい喪失をきちんと悲嘆することについて、多くの話し合いがなされました。

スティーブは、自分はカトリックだと考えました。それは、彼が一番長く里子になっていた家庭の信仰でした。私たちは、町のカトリックの神父と連絡をとることについて話しました。スティーブは、神父に会いたいと言いました。若い神父は、居住治療センターの教会での追悼ミサの手配をするうえで、とても好意的で、助けになってくれました。こうして、慣れ親しんだ場で、喪の儀式を行なうことができました。スティーブは、出席してほしいと思うスタッフや仲間を招待しました。この感動的な儀式が終わると、私はスティーブを食事に連れ出し、次に長いドライブという、もう一つの感動的な儀式に誘い出しました。彼がこの痛ましい悲哀を探索し、それをそのままにしておき始めたことが、彼の成長を物語っていました。

彼の生い立ちの記録が完成し、母親の死の喪に服すという苦悶の作業をやり通してから数カ月後、養子縁組の可能性のある家族、彼を喜んで迎えてくれる家族と再び繋がりました。

この事例は、愛着を促すには、出来事や人びとに対してきちんと悲しむ必要があることを強調しています。情報を探すこと、支援を与え、儀式を行なうこと、セラピストと子どもとの間の継続的な関係をつくることも、悲嘆と愛着という複雑な仕事の助けとなるかもしれません。

第12章　新たな愛着関係での繋がり

そしてそのとき、這いつくばい、血を流し、へとへとになって喘ぎながら、求道者が目的地にたどり着き、謙虚に導師にこう尋ねました。「このような子どもたちが苦しみや恐怖を乗り越え、再び信頼し、深い愛情をもつようにするには、私たちはどのように助ければよいのでしょうか」。空に稲妻が走り、雷鳴がとどろき、力強い言葉が聞こえました。目に涙を浮かべ、身体を震わせながら、求道者は揺らぐ自信のかけらを拾い集めて、つぶやきました。「それだけですか。それが答えだと言われるのですか」。大地が振動し、国中にもう一度回答が鳴り響きました——踏・み・と・ど・ま・れ・！

私たちが踏みとどまり続け、愛着が育つのを待つ間、臨床家や養育者が、子どもたちや私たち自身のためにできる有益なことがあります。そのなかでも最も重要なことは、私たちが愛着問題で奮闘しながら集められる知恵を集め、分かち合い、尊敬しながら、お互いに支持し合うことです。私にとって、複雑な研究や臨床体験を、臨床家や両親や子どもたちが彼らの経験の現実を受け入れ、再び愛したり遊んだりするようになるのを助ける実際に役立つ例に変えることは、刺激的であり、また喜びの源です。ベテランの里親との話し合いから、私は愛着に問題のある子どもとの暮らし方について多くを学びました。こういった大人は、子どもたちが新しい家庭に歓迎されていると感じるのを助ける有益で創造的な提案ができるので、私たちセラピストは、子どもたちに自分や他人を傷つけさせない方法を計画するうえでお互いに助けとなります。里子を経験したことのある子どもや大人は当然、よその家で暮らす子どもとはどのようなものか、新しい人を自分の家庭に迎え入れるとはどのようなことかという点では専門家です。彼らは分かち合う洞察をもっています。

本章の臨床事例は一般に短く、重篤なレベルの愛着問題を抱える子どもたちと、彼らを自分の家庭で一緒に暮らせるように手助けをする両親の奮闘ぶりが共通点となっています。

まず最初の寄稿は、とても幼い子どもと、あせらずに慎重に長期的に行なう臨床の旅路について述べています。臨床家と親が一緒に作業をし、慎重な触覚の刺激を使い、遊びの技能を教え、行動を管理し、医療的介入をし、たっぷりと愛情をそそぎ、じっと辛抱したおかげで、ついに子どもは彼の鎧を通して伝わる里母の身体の温もりを受け入れるのです。

「果たしてこの子は、家族と一緒に暮らせるのか」という疑問に最終的な回答を出したのは、野性児としか言いようのない子どもに里親を探している専門家たちでした。私たちは、どの里親の家庭に預けるかを決定するのは臨床的決定であり、慎重に行なわれれば、愛着障害の子どもたちにありがちな、里親家庭をたらい回しにされるという失敗を減らせることに気づかされます。

次の二つの事例を書いた両親は、感動的なほど正直に考え方と感情を述べています。これらの物語は、構造的な臨床の場での作業と、怯え、とげとげしく破壊的で回避的な子どもたちを自分の生活にとけこませることとの違いの記録となっています。子どもたちの行動と、無言のそして声高の苦しみの衝撃が父母の夫婦関係、ほかの子どもたち、ペット、大切な家族の持ち物に影響します。私たちは、少年が自分に課しているスキンシップの限度や、青年期の子どもが〈様子をうかがう〉方法について学びます。「様子をうかがう」という隠喩についてもっと深く考察するに当たり、家族のなかで子どもたちが成長するにつれ、ちょっとずつ何千回も安全を肌で感じ、「様子をうかがう」ことを私は考えました。新しい家族に入っていく子どもは、そこが安全だとは知らないし、言葉で安全だと言われても信用できません。その小川は安全で浅く、川底がしっかりしていることが私たちには明らかかもしれませんが、そこの地形に疎く、同じような状況で死に損なった人には、小川は油断できないように見えるかもしれません。

母親が一つ前の事例で述べている、今は成人した娘シャーナは、家族の新参者としての経験について回想しています。彼女の回想と洞察のおかげで、私たちは、彼女のいくつかのしゃくにさわる行動は、苦痛や屈辱を避けるためのものであることが分かります。家族のなかで新しい愛着関係を結んだシャーナやそのほかの子どもたちは、それが彼女たちにとって、どんな具合だったかについてだけでなく、家庭やセラピストの治療室や政策レベルで、何が役立ち、何が役立たないかを私たちが理解する上でも助けとなります。

温かい母親、冷たい少年*

夫婦間強姦で生まれたニックは、生後三カ月間、母親から拒絶され続けました。次に母親は、彼と二歳の兄を祖母にくれてやり、養育させました。それから九カ月間、祖母の行なった彼と兄の養育は監視されていませんでした。ニックが一歳で兄が三歳のとき、祖母の家に同居していた青年期の叔母から、兄が性的虐待を受けたことが観察され、兄弟は祖母の養育を突如受けられなくなりました。ニックへの性虐待も疑われましたが、証明されませんでした。ニックの愛着形成の重要な時期に当たる以後の六カ月間、ニックと兄は四カ所の里親から追い出されました。

ニックは外見はニコニコしていましたが、やることは手に負えませんでした。よく規則を無視し、大人の権威

＊ ミネソタ州ミネアポリス-セイントポール在住のサンドラ・ヒューウィットからの寄稿。

には鈍感で、家の調度品や物品を壊し、衝動的・破壊的な行為をしました。ニックが一歳半のとき、兄弟は専門の里親に預けられ、それ以来そこにいました。ニックはよそよそしく、手にあまり、養育者、兄、ほかの家族の人たちに耳を貸しませんでした。

彼の注意散漫症は、二歳で目にあまるほどになりました。明らかに一時も注意を集中できず、高い所から平気で飛び下り、ナイフを素手でつかみ、冬は素っ裸で戸外に走り出し、ガスの火に手をつっこむなど、油断のならない恐ろしいことをよくやったので、絶えず見張っていなければなりませんでした。要するに、ニックは異常に活動的な落ち着きのない子どもで、自分の衝動で自分も他人も危険な目に合わせました。

彼の破壊行動が別の方向に向かったのは、二歳半のとき、動物を殺し始めたときでした。彼は首を締めたり、わざと背中を折ったりして、四カ月の間に四匹の子猫を殺しました。後悔している様子はなく、自分の行為に満足気でした。このような出来事は当初は事故と考えられ、故意の攻撃行為とは見られませんでした。引き続き〈事故〉が起きるにつれ、際立ってさらに人目につく憂慮すべきものとなりました。

三歳半のニックは、継続中のセラピーで一緒に作業するのが非常にやりにくい子どもでした。彼の現在の里親の家庭は温かく養育的でした。経験豊かな里母と里父が、ニックと情緒的に関わろうとしましたが、彼の独りよがりな行動、アイコンタクトの回避、ますます激しくなる暴力の発作で、このような関わりは無理なように思われました。

里母と私は数カ月間、触覚の刺激（背中を擦《さす》る、髪にブラシをかける、顔を撫でる、揺すったり、抱いたりする）を使って、アイコンタクトとおだやかな身体への侵入を育む作業をしました。ニックは鈍い反応を示しました。

引き続き、ニックを人びとと関係させようと試みました。彼の言語能力の遅れは、とうとう自分の感情を多少伝えられるまでに発達しました。私たちは感情に名前をつけ、感情とのコミュニケーションを強調する作業を始めました。

ニックは、幸せや喜びに関わる感情の状態はいかなるものでも認めることに抵抗し、三歳半までは、怒りしか認めませんでした。そのころ彼は、恐怖の感情を認め、里母が家族ぐるみの休暇やたまに週末の息抜きに彼を置いて出かけると、里母がいないという感覚を少し示し始めました。リタリン治療が開始されると、この始まったばかりの感情の意識が著しく促進されました。その気になれば里母との接触ができるように、リタリンでニックの気持ちを和らげました。リラックス状態が高まるにつれ、里母と私は、彼の感情の状態をとらえるためのさまざまな方法を使えるようになりました。

ニックには常時睡眠障害があり、一晩の間に三、四回、目を覚ますことがよくありました。三歳の頃はもう、眠れないと里母に抱っこされるようになっていて、こうされると、少し気持ちが和らぐようでした。

ニックの動物虐待に介入しようと、セッションに飼い犬を参加させました。犬は、保護してくれる里母のいない部屋に取り残されると、明らかに不安になりました。里母がいなくて犬が不安になり心配していることをニックに指摘し、彼が里母がいないときに感じた感情と同じだと言いました。ニックは犬と同じ感情があるという感覚を否定し、恐がっているという犬の感情を認めようとしませんでした。

ニックは夜間の添い寝を許し始め、日中でさえ、ほんの少しなら許しました。彼は日中のスキンシップを、自分の要求を充足させることと結びつけませんでした。

愛着を促す上での最も重要な介入は、おそらく家族が休暇をとっている間に偶発的に起きたものだったのでしょう。ニックは、家族で休暇をとる湖畔の小屋が好きで、よく水に入りたがりました。水も空気も冷たく、ガチガチ歯を鳴らし、小さな身体中に鳥肌が立つほどニックを寒がらせました。里母はぬくもるまで抱っこしてあげると言い張りました。彼は膝に乗ることに抵抗しました。彼女は無理やりずっと膝に乗せて、彼女のぬくもりで温まるまでじっとしているように励ましました。「あんたを温めるまで、私は身体をぴったりつけてなきゃならないのよ。あんたは二人ともぬくもるまでじっとして身体をぴったりつけてなきゃいけないのよ」と彼女は言いました。冷たい幼い少年と温かい里母とのこの接触で、突然ニックの抵抗が消えて、里母の腕のなかでリラックスし、彼女の膝のなかで気持ちが和んでいき、彼女の身体にぴったり寄り添い、彼女のぬくもりで彼も温まり始めたのです。家族の休暇の間、ニックはこれを養母に何回も繰り返させました。それ以降の週では、彼のほうから彼女に近づいていき、具体的に、抱っこしてとか身体をぴったりつけてとか、温めてとか頼みました。

ニックの愛着障害は決して治ってはいません。愛着を結ぶ際の進歩は、ゆっくりとした慎重な旅路ですが、言語能力の向上、慎重に管理したリタリンの投与、冷えた少年と温かい母という偶然の出来事が、この凄まじい愛着障害の幼い男の子との作業に少し風穴をあけるのを助けてくれました。

新しい家族の観察*

ラニは八カ月のよちよち歩きの子で、びくともせず、まじめで、自信家で、年よりませているように見えました。養子縁組に先立つ六カ月間、里親家庭での彼女の進捗を評価するのが私の仕事でした。この幼い子との経験から、子どもの生育歴と虐待が将来の関係の行動パターンにどのように影響するか、この両面に関する多元的な観察と知識がいかに重要であるか、劇的に思い知らされました。

ラニと両親を最初に家庭訪問したとき私は自分の観察に当惑しました。ラニは両親とほとんどやりとりを始めず両親より私が好きで、困ったら私に慰めを求め、私が帰ることに抗議し、一緒に帰りたいという関心を示しました。最初に彼女を観察して、両親と彼女の現在の関係がうまくいってないか、彼女の生後一年間に受けた不安定で怠慢なケアのためにあまりにも心の傷が深すぎて、両親に愛着をもてないかどちらかに思われました。

一週間後の二度目の家庭訪問の間の観察は、最初の観察と矛盾しませんでした。ラニはまたも、たいてい両親を無視し、私に注目されるのが好きなようで、私が帰るときはまた泣きました。でも、彼女はもう一つの側面を見せたのです。この家庭訪問の間に二度、彼女はびっくりすると短いパニック状態に陥りました——何か心の準備ができてないことに直面すると、彼女は平静でなくなり、自信を失いました。彼女の鎧に亀裂が生じました。

一週間後に三度目の訪問をしました。今度はまったく別人の女の子を観察しました。彼女は明らかに母親に焦点を定め、母親とやりとりを始め、母親の注目を求め、きわめて適切なやり方で私に訪問客として関わりました。したがって、結局のところ、彼女は愛着ができたようでした。彼女の私に対する当初の反応は対抗恐怖だったと思います。彼女はほかの訪問客たちが、前の両親に当たる人たちから彼女をいきなり連れ去ったので、また自分が相当エネルギー充当した両親から引き離されるのではないかと現に恐れていたのです。彼女は自分の恐怖をコントロールする方法として、私と一緒に帰りたがるふりをしたのでした。私が単なる訪問客で、彼女が愛着する人たちから無理やり引き離そうとする人ではないと気がつくと、リラックスして、適切なやり方で愛着を示すことができたのです。

ほぼ一週間後に、私は治療室で彼女と会い、ベイレー（標準化された発達評価）検査を行ないました。彼女の能力なら簡単にクリアできるテストでしたが、ビデオの操作員がいたため、彼女は検査に集中できませんでした。ラニにとって、彼女が出会う見知らぬ一人ひとりが、彼女の世界にどのように関わるのかを知ることが重要なように思われました。操作員が出てゆくと、彼女は検査に集中でき、しかもかなりよくできました。

それ以降の数カ月は、ラニと養父母の関係がどんどん深まるのを観察して、元気づけられました。たとえば特に知らない人がいると、彼女は養父母に接近しようとし、離れている間は苦痛を感じ、再会するとまとわりつくといった、もっとはっきりしたやり方で彼女の愛着を示し始めたのです。

＊　ノースカロライナ州チャペルヒル在住のマーク・D・エヴァーソンからの寄稿。この小文を短縮したものが、J・ガバリノ他の共著『子どもたちが私たちに語れること』（サンフランシスコ、ジョシー－バス、一九九二年）に掲載された。

野性児*

マリアの貫禄と動きには、任務を帯びた戦艦の趣がありました。彼女は四十二歳のイタリア人の〈ママ〉で、たっぷりと愛情をそそいで育てた三人の実子はすでに成人していたので、私たちの野性児、スージーを愛して健康にしようと決心したのです。

スージーは三歳のとき、私たちの専門評価プログラムに入ってきましたが、それは六十歳の実父がモーテルの部屋で彼女を強姦しているのを警察が発見した後のことでした。父親は、スージーの母親が彼女を自分に金で売りつけ、生後三年間ほとんど自分と一緒にその州を放浪していたと警官に語りました。彼は妻と彼女が十四歳のときに出会い、十八歳のときに結婚しました。彼は妻のことを、薬物嗜癖のティーンエージャーだと言いました。

十七世紀の絵画に描かれた天使――現代のシャンプーの広告――それがスージーです。彼女の丸顔をふちどるふわふわの金髪、透き通る白い肌、夢見るような青い瞳がこの野性児の魅力的な特質でした。彼女はところかまわず排泄したでしょう。人目がなければ、ゴミバケツをあさり、腐った食べ物や食べ物でないものでも食べたでしょう。信用している大人には、膝に乗り顔をなめたり、性器に触りながら身体と身体をぴったりつけたでしょう。彼女は言葉に相当の遅れがあり、脅されたと感じるとうなりました。子どもは異常に用心深く、ときどき解離を起こしました。母親の権化であるマリアは、この子を養女にしてみせると堅く心に決めました。

私たちの評価センターでは、親子間の愛着問題を三年間研究していました。スージーの生き残る能力と、機能不全で外傷的な愛着関係は、謎であるばかりか驚異の根源でもありました。私たち臨床チームは、最高のケアが与えられたとしても、スージーがどのように成長し、発達できるのかを推測するしかありませんでした。彼女のための選択肢は限られていました。専門的な里親であっても、彼女を適切に監督し、彼女の要求を満たすのは不可能だろうと私たちは信じていました。治療グループの里親制度は、スージーのように幼い子は対象外でした。三歳児の施設での看護は、小児精神医学的な問題のある場合は利用できますが、愛着の受容能力が未知数の、凄まじい虐待を生き残った利発で社会生活に順応できていない三歳児は対象とはなりませんでした。

でも、私たちにはマリアがいました。彼女の決心は決して揺らぎませんでした。それどころか、私がスージーの親として対応するという現実を彼女に突きつけようとするにつれ、彼女の決心はますます強固になりました。私は、自分が撮影したスージーのもっともひどい愛着障害の行動のビデオを見ているマリアを観察しました。マリアの目はうっとりとして、恋する女そのものでした。彼女は辛抱強く私の話を聞いてから、彼女の聖なるマントラを繰り返しました。「私、この子の味わった苦しみが分かるし、私のやる仕事も分かっています。スージーのお母さんになりたいんです」。チームは、スージーをマリアとその夫に預けることにしました。私たちは、この取り決めはうまくいくかもしれないと考え、たとえそこで失敗しても、スージーの生い立ちと明らかな愛着の欠落からすれば、スージーの受ける打撃はそれほど深刻ではないかもしれないと判断しました。スージーには里子／養女制度が適用され、その場合、里親のもとで一年過ごした後、養女になる資格が与えられることになっていました。スージーは心理療法を受けることもできましたが、彼女に必要なものは治療的な親としての対応だったので、彼女は個人療法を受けませんでした。その代わり、一日二十四時間、必要に応じて家族は専門家の相談と支援を受けることができました。

一年間マリアが愛情をそそぎ、積極的に親として対応し、教育し、指導した結果、スージーの行動に驚くほどのプラスの変化が現われました。けれど、変わらなかった点、マリアがもはや我慢できなかった点は、スージー

＊　ビヴァリー・ジェームズからの寄稿。

の愛着行動でした。すなわち子どもは、情緒的なギブ・アンド・テイクができなかったのです。彼女は母親が必要でないみたいに、自発的に愛情のお返しをしなかったのです。マリアは、あの予測された行動には我慢できると信じていたのですが、それは彼女の我慢の限界を越えていることに気がつきました。スージーを戻すとき、彼女は深い罪悪感と悲しみと安堵を感じました。

　私たちスタッフはマリアの感情のある部分を反映しました。私たちはどうやって子どもを助けるか、どこに預けるかで奮闘しました。子どもは学びはしたものの、それでも施設に預けるべきでないのは明らかでした。でも私たちは、この斡旋の失敗は、この子がこれから経験する何回もの失敗の最初にすぎないことも分かっていました。私たちは理論上でまた臨床経験上で知っていることを話し合いました。つまり愛着はギブ・アンド・テイク関係だということです。親も子もどちらも相手の示す愛着行動に対処し、満足を味わう必要のあることを知っていました。私たちは、子どもの体験と必死の要求というドラマ／恐怖に巻きこまれると、このちょっとした臨床の知恵をよく忘れてしまうことに気づきました。次に私たちは、子どもの愛着の準備体制や能力のことしか考えなくなり、ときどき勘違いをして、動機づけのある、ちゃんと機能している親は全員、同じ愛着のスタイルだと仮定してしまうのです。

　スージーは、一腹《いっぷく》の子どもたちと呼ぶのが最も的を得ている、そういった子どものいる里親の家庭に預けられました。ここには四、五人の同年代の子どもがいて、凄まじいダメージを受けたグループの子どもたちと関わる高度の能力をもった里母によって育てられています。彼女はプロとして、あるいは個人的に満足感を得るために、子どもたちから情緒的なお返しをしてもらう必要はないのです。

　スージーにはこのタイプの里親が合っていたのです。彼女は今は十六歳になり、まだ同じ里親のところにいます。彼女は青年期早期に特に荒れたので、成長期には心理療法を断続的に受けていました。里親は彼女の情緒面もまるごと受け入れます。家族や友人との関係はうまくいっていますが、親密ではありません。スージーは学校の成績がよく、グループで余暇活動を楽しみます。彼女は自分が何者か気づいています。これが彼女の長所であり、好ましいところ（人によっては限界と称するかもしれない）です。彼女は地元の大学に進学する計画を立てています。

スージーの里親を決めるときの私たちのチームの奮闘は、身体か情緒に限界のある子どもたちの親の奮闘を反映します。私たちは子どもの目標を押し進めて支援したいのですが、子どもが現実的に達成できることを知らずに取り組みます。達成できないと子どもも養育者も落胆して、力不足や無力感という自分についての感覚が強くなるような、手の届かない目標を押し進めたくありません。一方、私たちは達成できることを想像上で制限したくありません。「不可能な夢を夢見て」、あらゆる困難や予測をものともせず、夢を実現させた人びとの驚くような物語を私たちは誰でも知っています。

かならずしも母親や父親が一番よく知っているとは限らないように、専門家もそうです。私たちが知っていると信じなければならないことは、私たちの不安、傲慢、無知、あるいはこれらを組み合わせたものが態度に出るということです。子どもたちや養育者に対して尊敬と謙虚な気持ちを持ち続けること、そして一人ひとりに合った柔軟なプランを立てることこそ、絶対に必要なことです。独自の決定を下す、賢明で孤高の専門家というモデルは最高の実践方法ではありません。私たちは、子どもや養育者に、またお互いに耳を傾け合い、学び合い、チームで作業する必要があるのです。チームは正式な組織か特殊な相談になるかもしれませんが、共同作業をすることは孤高の専門家の限定された知識や知覚を和らげるのに役立ちますし、もっと創造的なプランを生み出しますし、必要とあればプランの修正を提案しますし、マイナスの結果に耐えて成功を祝う助けともなるのです。

星空の下での繋がり*

私の十一歳の里子の息子ノアは、裏庭で私とキャンプをする最初の人になる決心をしました。私たちは、新品のテントのなかの買ったばかりの特大のエア・マットレスの上に静かに横になりました。なんたることでしょう！　彼とほかの子どもたちがわが家で暮らすために五年前にやってきたとき、誰が生命がどうのこうのと言い出したのか知りません。私たちは三週間続いた彼の高熱のことを話しました。医者に、病気の原因が分からないと言われたときの心細さを、私は彼に話しました。医者たちは、最初は白血病を疑い、次は結核でした。私たちが話をやめると、その記憶がよみがえってきました。

彼を車で医療センターへ連れて行ったときの、パニックに陥った彼の表情を私は鮮明に覚えています。彼には、クリスマスの買い物に行くと伝えてありました。もう一回血液検査を受けなければならないとは言えなかったのです。ほかに何を言うべきか、分かりませんでした。

センターに入るとき私の目に涙があふれました。とても勇敢に、落ち着きはらって椅子にかけている彼のほっそりした浅黒い身体は、いまにも壊れそうでした。注射の針が腕に近づいたときの彼のストイックな顔を見ながら、私が感じた痛みに再び襲われました。彼が涙を浮かべたのは、針のせいだけではないと分かっていました。彼の幼い人生の、ごく最近の出来事全体のせいでもあったのです。

ノアは四人きょうだいの長男で、原家族では本質的に父親的な存在でした。二人の年下のきょうだいは、どこかほかの里親に預けられ、ノアと弟が他人である私たちと一緒に暮らすためにやって来たのです。四人とも、ノアがとても愛している祖母から引き離されたのです。いったいなぜこうなったのか、彼には理解できませんでした。彼のせいだったのでしょうか。彼はどうすべきだったのでしょうか。

血液検査はほかの検査ほど痛くはなく、その足で、私たちはクリスマスの買い物をしました。数日して、熱は下がりました。誰もその理由を本当は知りません。それとも、私たちは知っているのかもしれません。

「じゃ、あれは何だったの？」と私は聞きました。「ほら、あの熱。あなたは心配になり、何が起きているか分からなかったから？」「うん、たぶん、そうかも」と言う小声が聞こえました。私はただ彼を抱きしめ、心配してもいいことを、私たち二人の間の暗黙の了解にしたかったのです。でも、私たちのような絆では、そうできないことを私は知っていました。私は彼に心配したり、当惑したりする権利は充分にあると伝えました。腹を立ててもかまわなかったとも。今だって、こういった感情があってもかまわないと言い足しました。結局、いろいろありましたが、私たちは全員、ここまでやり抜いてきたのです。私は彼の髪を手でぐしゃぐしゃにして、愛していると言いました。二人とも知らない間に眠りました。眠ろうとしていたのか、なぜこうなるのかもっとよく理解したかったのか、私には分かりません。やがて軽いいびきが聞こえ、少なくとも今は、彼のより深い理解が眠りとともに訪れたことに感謝しました。

私はいつも変わらず愛してきた星を眺めながら、私たちのこれまでの経験や、関係の変化について考えました。ノアは、一緒に暮らす絶えず注目されたがる弟とは大違いでした。弟は、わが家に来る人全員にくってかかったことを、私は覚えています。一方、ノアは控えめで、話しかけられたときしか話しませんでした。でも、祖母と叔母が訪ねてきたときは別人でした。ドアのほうへ駆け寄り、二人のそばを離れませんでした。彼女たちの訪問の間中、彼はほとんど私に用がありませんでした。私はよく彼らを眺め、彼らのスキンシップを妬み、彼と私の間にはこのスキンシップがなかったので、心が痛んだものでした。

私は徐々にその理由を理解し始めました。彼の生みの母は、実際に彼の頼りにはなりませんでした。彼女には

＊　ハワイ州ハワイ在住のラニ・ボーマンからの寄稿。

自分の問題がありました。私は彼女が彼を愛していたことは知っていましたが、たぶん事情があって、彼は母親に当たる人から追い払われました。今、私は何に当たるのでしょうか。私は理解し始めました。私はできるだけ、それを個人攻撃と取らないように努力しました。でも、祖母と叔母が帰ろうとしていたあの日のことを、私は決して忘れないでしょう。彼が彼女たちから手を放したので、私はノアの肩に触れました。彼は私を邪険に振り払ったのです。それは、私の心臓に突き刺さるナイフのようでした。もう我慢ができませんでした。この七歳の子に向かって、私は自分の心の傷と苦しみを訴えました。涙ながらに彼をどんなに愛しているかを伝え、なぜ私の気持ちを考えてくれないのかと聞きました。もちろん、次に私は自分の激情に罪悪感を感じました。私は謝まり、そして今日に至ったのです。

彼は何かぶつぶつ言って、私のほうに寝返りをうちました。私は彼のハンサムな顔を見つめました。彼は本当にすごい子でした。美男子、抜群の運動選手、大物でした。彼の心のなかにはたくさんの苦しみが詰まっていて、答えのない疑問を抱えていることを知っているので、私は悲しくなります。

さて、ノアの緊張がほぐれ、少年になり始めていたちょうどその矢先、私の夫は私たちを残して出て行きました。私はノアがただちに父親役を始めたことを覚えています。私は彼が父親でないことを思い出させなければなりませんでした。正直なところ、彼がいなかったら私は何をしでかしたか分かりません。私たちの絆が強まったのはこの頃でした。

彼が泣きながら寝入るのを、居間に座って聞いていた晩もありました。私たちはさほど重要でないことで議論になり、私が過剰に反応したのです。それで彼が傷ついてしまったのを私は知っていました。謝ろうとしましたが、すでに彼は苦しんでいたのです。彼がすすり泣くのを聞いて、「今夜のことだけではない。あの泣き声を知っている。あれは彼が感じたすべての苦しみ、彼の身にふりかかったすべての不公平な出来事に対して、泣いているのだ」と考えました。彼のところへ行って、背中をさすりました。彼は身をかわさず、泣き続けました。

私も泣きました。

これらのすべてに終止符を打つおとぎ話があればいいのにと思いますが、そんなものはありません。これから一緒に暮らすことで、どちらにも、これからもっともっといろいろなことがふりかかるでしょう。彼が私をぱっと抱きしめたり、私が彼を抱きしめたりしてもいい日もあります。最初に身体をかわさない彼に、私がおやすみのキスができる夜もあります。彼か私のどちらかが、闘牛のマタドールのように感じる日もあります。もっぱら相手を傷つけるためだけに悪口雑言を投げつけるときもあります。

このタイプの人間関係に取り組むには、人間的にできた人でないと無理だと、かつて友人が言ったことがあります。それはそうです。好むと好まざるとにかかわらず、自分は母親であると自分に言い聞かせなければなりません。自分が常に正しく、愛され、感謝されているとは限らないと、本当に自分自身に思い出させる必要があります。本当の母親ではないのです。

私は無条件の愛の定義とは何かを知っています。私はできるだけこの種の愛に生きられたらと思います。この種の愛は生涯にわたって試され、ノアはこういった試練の一つなのです。でも言葉には表現されない私たちの絆がどんどん強くなっているのも知っています。彼がもっと大きくなれば自分はいい人間だと理解することも知っています。彼は成功するでしょう。私は彼が心に無条件の愛を抱いて最善を尽くして生きることも信じています。

ぞっとするわけの分からない愛情——母の視点*

私は子どもと家族のセラピストです。愛情、構造、安全が子どもを何よりもぞっとさせ、まごつかせるもので

---

* オレゴン州ユージーン在住のモリー・リードからの寄稿。

ある場合、そういったものを与えてやりたい家族とその子が一緒に暮らすのはどんなに大変なことか、八年前に経験する機会（今はこの言葉を使えるようになりました！）がありました。一九八五年、夫と私はオレゴン州の小さな町に住んでいました。私には四歳の娘サラと、生まれたばかりのエミリーがいました。里親の家を飛び出したシャーナと会ったのは、私が里子を扱う政府機関の児童福祉局の治療プログラムのなかの一つで、ボランティアをしていたときでした。彼女は郡の拘置所にいて、私たちの郡には里子を預かる家庭がなく、十八歳になるまでポートランドの情緒障害児センターに入所することが決定しました。

それが水曜日でした。その週の土曜にはもう彼女はわが家に引っ越して来ていました――このことは、私がどれだけ考え、計画して決心するに至ったかを物語ります！　私の知っていることときたら、この子があの拘束的な施設を必要としているように思われなかったことと、何らかの理由で私がそれの代わりになりたかったことだけでした。

彼女が引っ越してきた日のことは、決して忘れることはないと思います。私は彼女を拘置所に迎えに行ったその足で、すぐ二、三の買い物にまわり、それから家族と引き会わせるため、彼女を家に連れて来ました。私たち全員の顔が揃ったとき、私はシャーナを引き取る決心をしたことの重大さをよく理解し始め、そのとき十六歳児をどうケアするのか、まったく分からないことに気づきました。

私たちは、シャーナが安全で受け入れられていると感じ、学校ではいくつか良い成績をとり、できれば私たちを愛し、受け入れるようになる家族を与えたかったのです。そう、そのとおりでした！　私たちが与えたのは、彼女がかつて経験したものとは違う環境、予測がつきすぎて予測できない環境、彼女が自分を受け入れる準備が整っていないうちに彼女を受け入れた環境、彼女に失敗を重ねさせる機会を与えた環境でした。

私ほどの学歴と経験があれば、この関係を切り抜けられるだろうと感じました。しかし、どんなに学問があり現場体験を積んでいても、この子の母親になることは、私がそれまでの人生で当然だと思っていたすべてのことに挑戦することだと気がつきました。彼女の存在によって、安全な家庭を与えれば充分シャーナが〈本来の姿を取り戻す〉はずだと思っていた夫との関係が試され、私と過ごす時間がだんだん少なくなり、こういったことにならなかったら、知ることのなかった状況に置かれた私の幼い子どもたちのことが心配になり、また確かに母親そしてカウンセラーとしての私の力量が問われることになりました。

シャーナは、学校で良い成績をとることに慣れていませんでしたし、困難な状況から逃げるためにユーモアや軽い攻撃、つまり過去には有効だった処世術をよく使いました。残念なことに、安全な状況に置かれても、ただちにその行動をストップできませんでした。彼女は初めての話し方の授業で、家族のことを話すように言われました。一瞬、パニックになってから、彼女は私たちのこと、モリーとデニス、彼女の二人の〈妹〉、サラとエミリーのことを話しました。簡単でした。翌日は、〈家族〉とともに成長することについて話すようにと言われました。パニックになりました！　クラスでの行為的表出……やめさせられました。解決したのです。

彼女を額面どおりに受け取ると、この子はたしかに不遜で厄介でした。現実は、この子はこう言えなかっただけなのです。「ええ、実は、みなさん、私は原家族で虐待を受けましたが、私のせいではなかったことを知っています。私は何箇所もの里親の家庭にいましたが、そこを飛び出し、あわや精神病院行きになるところでした。今は別の家族と暮らしていますが、その人たちが一体本当は何者なのかよく分かりません。実は、六週間前に会ったばかりです」。

これは、愛着障害の子どもたちの行動の典型的な一例です。彼らのやることを額面どおりに受け取る代わりに、私たちは彼らの行動を解釈し、彼らが何を感じているのか、私たちに何を語ろうとしているのかを、理解する必要があります。

宿題は、私たちが奮闘したもう一つの分野でした。わが家に来たてのころ、シャーナが英語の宿題に困っていました。彼女は小学校を何回も転校したので、基礎的な文法や書き方を習っていませんでした。それから数カ月にわたって、私たちは何時間もかけて宿題を書いたり、書き直したりしました。次に私が発見したのは、彼女がやっと宿題をやり遂げたのに、提出しなかったことでした。宿題は、彼女の箪笥の一番下の引出しにしまわれていました。再び額面どおりにとれば、シャーナは学校のことはどうでもよくて、相変わらず反抗的でした。私が彼女から受けた感じでは、宿題を提出して「下」をもらうより、提出しないで「下」をとるほうが気楽だということです。自分がしなかったことで判断されるほうが、したことで判断されるより気楽なのです。

たとえ私はこうするつもりはなかったと誓ったとしても、彼女の過去の出来事の償いをしようとして、シャーナをわが家に連れて来たことを今では知っています。私自身がこの子どもの〈回答〉だと考えました。私は彼女に好かれたい、彼女が私たちの家庭に留まり、うまくやって回復してほしい、そう、私が成功感を味わうのを助けてほしいと心底願っていました。私は多くの里親や養父母たちがこの点を認めないか、それは自分たちが望むことかもしれないと気づきもしないと思います。私たちは、みんなが私たちを見ている、私たちの親としての対応のし方を審判している、この子どもを預けたのは間違いだったという通知を私たちがもらうのを待っていると感じます。私たちは、子どもをわが家の一員にするのが難しいことを認めたくありません。また、子どもが私たちに感謝しなかったり、その子の人生の出来事のなかで、私たちが最高だと感じさせてくれないと、私たちは見放したくなるかもしれません。また、子どもがわざわざ〈私たちの関心を買う〉様子を見せると、耐え抜くのは非常に難しくなるかもしれません。

私は特に落胆した晩のことを覚えています。私が何をやっても、この子は私を好きにならないし、これからもそうならないように思われました。私は彼女の部屋に入っていって、彼女がベッドの上に座っている間に、大きな枕の上に座りました。私が彼女を愛していることを、もうこれからは彼女にはっきりと示すことはないだろうと私は言いました。私たちは二人とも泣いていましたが、彼女はおそらく同居人として私たちと一緒に住まなくてはならなくなるだろう——私たちを愛し、私たちと絆を結び、あるいは私たちに気づかうことを期待しないだろう——と言いました。私は引き続き、彼女の過去の出来事を償う、つまり彼女が私に頼みもしなかったことをやるつもりはありませんでした。もし、彼女が私たちにもっと望むことがあるのなら、私たちは彼女の頼りになるだろうが、何も望まなくてもかまわないと言いました。

この会話があってから、私たちの関係は大きく改善されたと感じました。今振り返ると、彼女がそれほど変わったとは思われません。私のほうが、彼女をまるごと受け入れ、彼女から準備のできている以上にもらうことを期待しなくなったのでした。私はもう彼女を〈ダメージを受けた子ども〉として扱うというプレッシャーを感じなくなり、むしろ癒やしつつある若い女性として扱うようになりました。

祝日、特に母の日は特別な時間でした。シャーナは、生みの母が自分のためにしてくれなかったことすべてに対して、彼女が経験できなかったすべての時間に対し、怒りや苦しみを私にぶつけました。私はこの新しい家の母親であり、論理的なターゲットでした。そのことを個人的に受けとらないようにするのにさんざん苦労しました。私は、母の日はあまり期待しないようにしなければなりませんでした。ですから、いきなり攻撃されても、少なくとも多少の心の準備はできていました。ほかのときと同じく、変える必要があったのはシャーナではありませんでした。子どもが何を感じ、何を経験しているかを考え、それ相応に反応を判断するのは大人の責任でした。このことは、彼女が私のためにこの日を台なしにし続けるのを許したということではありません。彼女に受け入れられたいという私の要求が、じゃまになっていないことを確かめただけです。

時どき子どもたちは、社会的に受け入れられない行動をやってしまう恐れがあります。レストランで注文を間違えたり、何をどうやるか分からないときのストレスはときとして非常に強いので、レストランの外に出されるか、家に連れて帰ってもらうほうがずっと気楽なのです。それは腹立たしいことのように見えるかもしれませんが、おそらく単に生き残るための行動であるように思われます。

私たちはシャーナにどこまでが限界かをうまく教えこみ、いつもは私たちが合意した結論に徹底的に従いました。二十二歳のとき彼女は、どこが私たちの限界か知りたい、彼女のコントロールが利かないと思ったとき、私たちがそばにいてコントロールしてくれることを知りたいと常に思っていたと話しました。彼女がそういった限界に挑戦しているとき、実際にそれを気分が良いと考えることが分かれば素敵だと私は彼女に伝えました。

そしてシャーナはまさにこの限界を試し、限度すれすれのことをやってしまったのは、私たちと暮らし始めて一年後に、新品のライトバンを〈拝借〉して、湖畔へドライブしようと決心したときでした。彼女は運転免許がないばかりか、車を運転した経験すらありませんでした。ライトバンを購入したのは、子どもたちのスペースが必要でしたし、六週間したらディズニーランドへ出かける計画を立てていたからでした。娘たち、デニス、私は、友人たちと一緒に結婚式に出かけ、シャーナは留守番をしていました。帰宅早々、車庫に通じる私道が少しがらんとしているように見えました。私たちは千六百メートル先の道路で、電話ボックスに激突したライトバンを発見しました。彼女はカーブを曲がりそこねたのです。幸い、けが人はいませんでした。

帰宅すると、シャーナの姿はありませんでした。彼女は数回電話をしてきて、様子をうかがいました。彼女が午前一時に帰宅すると、私たちは警察に通報し、彼女は逃走しました。一時間すると独りで帰宅し、警察に自首し、少年拘置所へ連行されました。彼女が出て行くとき、私たちは全員泣き、シャーナは小さな女の子たちの写真を持っていきたいと言いました。

夫と私にとって、このときがとても大変でした。夫はシャーナはわが家には戻れないと言いました。私は理解しましたが、私たちは彼女と一緒に耐え抜くことを彼女に知らせる必要があると感じました。

ライトバンを盗むことは明らかに試金石だったのですが、彼女が初めからそれを意図してやったとは考えられません。彼女はどの家族にもぎりぎりの線というものがあり、わが家のそれが分かるかもしれないと思ったのです。

三日間〈話し合〉ってから、私たちは彼女を連れ戻すことに決めましたが、窃盗罪は取り下げませんでした。

私たちはまだ彼女と一緒に暮らしたいと思っているけれど、これからは以前とは状況は少し違うだろうと言おうと、小さな面会室に入って行ったことを決して忘れないでしょう。彼女は私たちの信頼を回復するように、また一からやり直さなければならないことになりました。学校に通い、一定レベルの成績を維持しなければならないことになりました。また、家の周りの仕事をすることで、私たちの保険料の控除を〈働いて返さ〉なければならなくなりました。

彼女の表情を思い出すと、今でも涙が浮かんできます。深い安堵と不信、それらが一緒くたになっていました。彼女は明らかに家に戻れないと信じていました。その週になるまでは、彼女か私のどちらかが、お互いにどんなに貴重な存在であるかを自覚していなかったのです。

まだぎくしゃくするときもありますが、これが私たちの転換期となりました。まるで何か目に見えない線が引かれたようで、私たちはずっと楽になりました。

マッシュポテトの味の違い――娘の視点*

初めて買い物に行ったときは、どうしていいか分かりませんでした。これが私の初めての買い物で、自分が何をしているのか分かっていないことをみんなに知られているように感じました。コマーシャルに出てくる女性たちのような、あの自信をもつべきだと感じました。そういった女性たちは、楽しみながら自分が何をしたいのか、自分が何を必要としているのか、正確に分かっているように思えました。私は自分が買ってもらった衣類を本当に好きだったとは思いません。買い物がすんで嬉しいと思いましたし、新しいものを買うことは素敵なこと

＊ 娘シャーナからの寄稿。

でした。私は衣類に感謝していないような態度をとったかもしれませんが、私にとって何もかもどうしていいか分からないことばかりでした。

私は休日が好きでしたが、同時に大嫌いでした。どの人も楽しそうでした。誰も言い争ったり、怒鳴ったりして、その日を台なしにしないようにしていました。どの人も楽しく過ごしていて、いい日だと感じていたので、家に帰りたがりませんでした。楽しすぎるやり方でした！　それはとても不愉快でした。それは私がまったくやりつけないことでしたが、でもそれも好きでした。私は原家族を懐かしく思いましたが、私にこういった生活をさせてくれなかったので、憎みもしました。私は決してこういったことに慣れないだろうと思いました。その日が永遠に続くように思われました。私はその日が終わって嬉しくなりました。私は誰もが一緒にいるときに表現する愛情は嘘っぽく感じられました。こういった家族全体のことは嘘でなければなりませんでした。どこの家族もこんなに素敵で、こんなに親密なはずがありませんでした。〈あなたを愛してる〉という言葉は、私の語彙にはなく、その言葉を私に言ってくれるとか、しかも本当にそう思っているなんて信じ難いことでした。みんなが私に親切なのは、そうすべきだからであって、本当に私を好きだからではないのだと感じました。

母の日は、別の家族のことを思い出して過ごしました。懐かしいからではなく、考えなければならないと感じたからです。私は原家族のことは考えたくもありませんでしたし、新しい家族には、私の家族みたいにふるまってほしくありませんでした。そういった感情に、ものすごいエネルギーをとられ、私はたいてい感情を傷つけると思われるやり方で、その感情に取り組もうとしました。でも、そういうつもりではなかったのです。私は楽しいと感じることを自分に許せなかっただけなのです。

私は自分が学校の一員だとか、学校にとけこんでいると感じたことはありませんでした。七人家族だったので、まともな衣類や〈持ち物〉は持っていませんでした。私たちは、無償食事プログラムで暮らしていました。そのこと自体は、美味しい食事が食べられることだったので嬉しかったのですが、私が施しを受けていることをみんなに知られているような気がしました。私は学校を安全な場として、つまり自由になれる、脅える必要のない場として利用しました。学校にどんな罰があろうと、原家族で起きたこととは比べものになりませんでした。私はだんだん学校ではやりたい放題やれると感じるようになりました。その感じを捨て去るのはとても大変でした。ほかにどうしたらいいのか分かりませんでした。学校は家にいないときにいる安全な場所でした。リーズ家に移っても同じことでした。そこは居心地が悪く、どこか別の所に行くのは時間の問題でした。私は自分だけでは宿題ができませんでした。いい気分だったのは数学の授業だけでした。ほかの授業は、自分が何をしているのか分からないことを書かねばならなかったり、みんなに見せなければならなかったりすることを意味していました。ときには、何も見せないほうがずっと気楽でした。今度は飛び出すつもりはないと里母に言いながら、自分はこれは時間の問題にすぎない、また次の所に行かなければならないだろうと心のなかで考えていたのを覚えています。同時に、自分がちゃんと勉強をやって、そこにずっといられることを本当は信じたかったのです。私はどこかにぴったり収まる自分を思い描けなかったのです。

私はいつも出て行かなければならないことを知っていましたので、この家族の人びとを本当に気づかい始めるほど親密にならないように感じました。心の奥で、彼らは本当は私がそばにいてほしくないのだと分かっていました。私が何かをして追い出されるのは時間の問題にすぎないと分かっていました。彼らが私に家庭を与えようとしている理由は、彼らの苦労に対し、州政府からの補償があるからだと思いました。

生まれて初めてレストランに行くのはとても怖くて、どうしていいか分からないほどでした。生活保護の七人家族のなかで暮らしていましたので、私たちはあまり外食をしませんでした。選択肢が多すぎて、注文のし方を知りませんでした。私が注文する番になると、メニューの料理の名前を発音できなくて、完璧に自分を笑い者にするに決まっている、そんな子をみんなが見物しているように感じました。今まで注文した経験がない私を今度も連れて来るべきでなかったことを、みんなが分かっていると確信しました。

友人たちに会いに湖畔までほんのちょっと運転するのが、なぜあれほどまでに大変だったのでしょう？　リーズ家の人びとには、決してその違いが分からないでしょう。私は一家の新品のライトバンを激突させたのに、もう一回、私にチャンスをくれたのです！　なんとまあ！　彼らはとても勇敢な人たちでした。私が迷惑しかかけなかったことを、彼らは知らなかったのでしょうか。家に連れ戻されたとき、私が守らなければならない契約に、私たちは署名をしました。私は本当にやろうとしていました。

私がしなければならないことは、「可」以下の点数を取らないことでした（まあ、進捗報告も書かなければなりませんでしたし、門限も少し変わりましたが）。宿題を全部やり始めると、「優」や「良」を取っていました。それ以下は取りたくありませんでしたし、リーズ家の人びとは私を信頼し始めていて、私も自分を信頼し始めていました。ずっとそこにいようと、決心さえしたと思います。

今……私はリーズ家の人びと（私の家族）を愛し、私自身も愛しています。彼らの忍耐と理解と、あの怯えていた小さな女の子に、なにか可能性があると信じてくれたことに、感謝しています。

私は現在シアトルに住んでいて、休日はよく夫の家族と過ごします。私は「私の家族」が懐かしくてたまりません。それ以外の休日を過ごしたくありません。ほかのマッシュポテトはわが家の味ではありません。違うのは、家庭だけではありません。

第13章　愛着外傷で破壊された自分からの回復

サバイバーのなかには過去の愛着外傷でボロボロになっている人もいますので、セラピーは重要な退行行動を作業することになります。この際に、融合行動や依存行動が、クライエントと臨床家の両方に恐怖や混乱の感情を再現することがあります。本章で扱う子どもとの臨床作業は、子どもの治療の後半になるまでは養育者抜きで行なわれました。子どもたちは混乱し、つまり自分という感覚がめちゃくちゃになっていたので、治療がかなり進むまでは一対一に焦点を置く集中治療を行ない、臨床家との関係をつくることが必要でした。提示されたどの事例でも、臨床家はクライエントのリードに従い、自然な癒しのプロセスが始まるにつれ、それを支援しました。

最初の寄稿では、鋭敏な臨床観察を通じて、臨床家は充足されなかった過去の発達上の要求を注意深く観察する作業を述べています。臨床家が子どもに合わせたり、創造的に反応することで、子どもが臨床家と関わり始めるのに必要な成長を促しました。

次の臨床家は、子どもが我慢できる唯一の方法で子どもと関係します。つまり姿を見せないで、そばにいるというやり方です。この臨床家は、孤独を癒やし、ほかの要求をも満たすのに必要な空想上の愛着関係をつくった子どもについて述べています。熱追跡ミサイルのように、子どもたちは彼らが発見できる場所にぬくもりやケアを見つけるでしょう。次々と里親から追い出された子どもたちに対する評価プログラムで私が観察したことは、子どもたちの多くが大人を拒絶したということでした。なかには仲間としか情緒的に繋がれない者、ペットとしか繋がれない者、最も重症の者は自分のつくった空想上の人物としか繋がれないことがありました。ある同僚の話によると、極端なほどの残酷さや有害な親としての対応を経験させられた子どもが情緒的に生き残れたのは、二十三冊の『オズの魔法使い』を何年間も繰り返し読み、自分を主人公のドロシーと同一化したからでした。

マシューのセラピストは、いつも頼りになること、ケアすること、心的外傷後ストレス障害の基本を教えること、彼の感情と行動を彼が理解するのを助けることなどで、一つの関係を育みます。筆者は、大人との関係をつくろうとする虐待を受けた青年期の子どもたちとの彼女の作業についてとくと考えています。

最後の事例は、過去の愛着障害を克服するために創造的に支援され、指導された大人との癒やしの作業について述べています。セラピストは、この私たちが携わる心からの感動的な作業でセラピスト自身の個人的な成長と問題点、つまり私たち自身のものとも共鳴する問題点について考えを述べています。

自由に処分できる子ども*

エンゼルの伝記は謎に包まれています。エンゼルを含めて、誰も彼女の本当の誕生日を知りません。セラピーに訪れたときは、五、六歳だろうと考えられました。エンゼルは生まれながらのコカイン中毒で、生まれたときに生みの母に捨てられました。父親が見つかるまでの生後四カ月間、病院の保育室で過ごしました。

彼女は自由に処分できる子でした。父親はよく牛乳を買いに出かけたきり、何日も何週間も帰らないことがありました。父親は彼女を近所の人たちに預けて出たので、彼らが仕事に出かけなければならなかったり、彼女の世話がいやになったりすると、彼女をほかの人に回しました。彼女はスラム街の暗闇でたった独りでどんな恐怖や地獄にも耐え抜いて育ったのです。「この男がナイフを持ってあの男の後をついて行くのを見た。そこらじゅう血だらけだった。この男があの男を殺したの」と恐怖にひきつった顔で、彼女は説明しました。

エンゼルは父親が亡くなるまでは、父親と彼の大勢の女友だちと一緒に暮らしていました。「父さんが死ぬのを見た。エイズだった。私は生き返らせようと、彼の胸の上でジャンプした。でも死んでいた。だから、もう父さんはいない」。

父親の死後、エンゼルは父親のきょうだい夫婦のところに行って暮らしました。夫婦はエンゼルの〈悪いお行儀〉を直そうとしても歯が立たないと感じたので、彼女を養女にするのを諦めようと考えていました。エンゼルは手当たりしだいに盗み、一連隊を養うほどの食物を貯めこみました。彼女の従兄弟《いとこ》が、修学旅行の資金稼ぎにM&Mキャンディを売っていたとき、エンゼルは二日で四十箱のキャンディを平らげてしまいました。

彼女に会ったとき、私はとてもびっくりしました。おじさんや担任の教師から聞いた〈気が変な子〉のようには見えなかったからです。飽くことを知らない食欲にもかかわらず、彼女は小柄で、浮浪児のようでした。つんつるてんの薄汚れたぼろをまとい、だらしなく見えました。親指をしゃぶりながら、ぱっと大きな口を開けて笑いました。最初に私に話してくれた彼女自身の話は、自分の名前は父親がつけてくれたということでした。「父さんは聖書から取ってつけたの」。

喪失、遺棄、大勢の養育者、育児放棄というエンゼルの外傷的生い立ちの衝撃は、治療のなかで私に愛着し、関係をもつことが不可能であることを物語っていました。エンゼルは対象の恒常的存在か、喚起的記憶を発達させなかったことが、たちまちにして明らかになりました。待合室で毎週彼女に挨拶をすると、私の存在にめんくらったかのように、彼女のアプローチは遠慮がちに思われました。治療室でさえ、私がそこにいないみたいに、

＊　マサチューセッツ州ボストン在住のブレア・バローネからの寄稿。

私に背中を向けて座りました。それが、彼女のやり慣れた他人との関わり方だったことに気づきました。もっとはっきり分かったのは、エンゼルがセッションの前に待合室で私にこう言って挨拶したときでした。「またあなたに会うとは思わなかったわ。あなたは死んだとばかり思っていたから」。一週間毎のセッションだと、彼女は私のイメージを保てなかったので、彼女にとって私はほとんど毎週見知らぬ人となっていたのです。

治療を促すために、毎回セッションの初めに自己紹介をしなくてすむように、彼女の対象の恒常的存在を発達させるのを助けなければならないことに気づきました。私のイメージを保つには、彼女には一週間間隔のセッションでは間がありすぎるようだったので、セッションを一週間に一回から二回に増やしたところ、著しい変化が見られました。待合室で待つ代わりに、エンゼルはよく私の治療室のドアの外に立っていて、私に挨拶をしたがりました。彼女はセッションのためにやって来るなり、治療室のドアをノックしましたが、それがときには一時間も早いことがよくありました。

彼女との予約回数を増やしたことに加えて、私は治療に過渡的対象を取り入れました。私たちの関係を彼女に思い出させ、私が彼女と一緒にいないときも存在し続ける、ケアし養育する一人の他人として、彼女が私を内在化させる上で役立つと思われるエンゼルと一緒に作ったものを、セッションの後に毎回エンゼルに持たせて帰らせました。

対象の恒常的存在と愛着が発達するにともない、エンゼルは自分自身でセラピーに治療的介入を追加しました。セッション毎に私の前で食べるとりどりの美味しいお菓子を持ってきたのです。食べるプロセスは、ほとんどセッションの初めから終わりまで続きました。この間は話をしようとしないで、スナックを食べ続けることに没頭していました。私に背を向けて座る代わりに、もう私と面と向き合っていたのです。食べながら私を調べるようによく見て、次にニッコリし、クスクス笑って、「あなたが私を見てるときが好きなの」と言いました。彼女がもともと自分を見捨てた環境を矯正する経験をもとうとしていることに私は気がついたのです。次に、彼女が常に憧れていた、またおそらく病院の保育室で過ごした日々以来経験することのなかった、彼女にかかりっきりの母親を求めていたのでした。食べ物を盗んだり貯めこんだりすることにより、彼女は自分を治療し、彼女が決して与えられなかったものを手に入れようとしていたことを私は理解できたのです。エンゼルは、彼女を愛する誰かを求めて、飽くことを知らない飢餓にかられていたのです。

ディードルと風*

ディードルは十一歳のとき、学校のカウンセラーの忠告で私のところに連れて来られました。彼女は何度も学校をずる休みし、欠席届けに両親の署名を偽造し、年上の子どもに売りつけようと化粧品や衣類を盗み、〈ヒッチハイクして男の子たちに会う〉ために朝の三時に家を抜け出し、麻薬を使い、挑発的な服装をしていました。最初に会ったときの彼女は、スパイクのハイヒール、黒いメッシュのストッキング、革のミニスカート、ホルターネックのブラウスという服装でした。厚化粧で、年よりずっとませて見えました。彼女の外見から私はショックを受けました。これが十一歳ですって！　なぜこんな服装を？　両親は、こんな恰好をどこか変だとは思わないの？

私はアイコンタクトをしないディードルに自己紹介をしました。私と一人で会うのか、それとも両親が同席するほうがいいのか、彼女に聞きました。彼女はうつむいて、さっさと私のすぐそばを通って治療室／プレイルームに入りました。両親は私を見て、微笑み、自分たちはそこに残ると言いました。両親は二人ともとても感じがよく、何も分かっていない様子でした。私はディードルの後から部屋に入り、腰を下ろしました。彼女は私から

＊　カナダのオンタリオ州トロント在住のシャーリーン・ウィンガーからの寄稿。

できるだけ離れて座り、一言も口をききませんでした。私はなぜ彼女がここにいると思うかと聞きました。「分かりません。どうだっていいんです」と不満そうに言いました。

そのセッションでは、始めから終わりまで彼女は無言でとおし、何もしませんでした。彼女はほとんど私に返答しようとしませんでした。私は数分だけ席を離れてから戻ると、彼女は部屋を探索しているところでした。私を見たとたん、それをやめて、また彼女の場所に戻りました。探しまわっても、質問しても、触りたいものに触っても、一向にかまわないと彼女を安心させました。彼女はまた独りにしてほしいと言ったので、私はそうしました。

次の週もまた、彼女は部屋で独りで過ごしたいと言いました。私は賛成しましたが、観察室で仕事をしているので、気が変わるか質問があれば、私のところに来てもいいと伝えました。私は彼女が絵を描くのを眺め、大好きな物語の絵を描きながら、彼女がその物語について〈風〉に大声で話しかけるのを聴きながら、ディードルについて多くのことを学びました。彼女の好きな絵の一つは、風に乗って飛ぶ翼をもった一角獣の絵でした。私は両親、きょうだい、教師から、ディードルを理解し始めるのに役立つ情報を入手しました。

そばかすだらけの顔で、不器量なりにかわいいディードルは、家族から注目されたい、受け入れられたいと必死に努力しても、たいていは情緒的に受け入れられなかった家族のなかで育ちました。解離的な母親に無視され、一度に何時間も部屋に閉じこめられ、同じように拒否的なきょうだいから身体的・情緒的虐待を受けました。

なぜディードルの姉たちが彼女を虐待し、拒否したのか、決して明らかになりませんでした。母親は情緒的に子どもたちに最小限の相手しかできなかったので、たぶん、姉たちは母親に少しでも相手になってもらおうと激しく競い合い、ディードルを自分たちが生き残るための脅威と見たのかもしれません。そこで、姉妹間の対抗意識が激しくなったのでしょう。その上、母親の解離で、境界線に関する明確なメッセージをもらえないままになっていたように思われました。子どもたちは、どんな行動が適切であり、何がやりすぎなのかまったく分からず、期待と何が自分のものなのかに関して、両価的なメッセージをもらっていました。

情緒的虐待、育児放棄、罪悪感を起こさせるメッセージは、こういった子どもたちを育てる際に継続している問題点でした。母親も父親も自分たちの知っている一番良い方法で子どもたちを養育すると約束しましたが、父親は家を空けることが多く、母親は普通の子どもの発達、行動、情緒的要求に効果的に対処するには、情緒的な支援がなく、素養も充分でないと感じるままに放っておかれたのでした。

五歳までには、ディードルは彼女の人生に欠落していた重要なギブ・アンド・テイクの報いがあり、また安全な類の愛着関係を体験する創造的な方法を発達させていました。彼女は〈お馬ちゃん〉、つまり他人と関わる自分の発達に役立つ部分を作り出しました。

もちろん、お馬ちゃんにとっては人間界はほとんど意味がないので、無視されても気づきませんでした。彼女は馬であり、馬たちは人間を必要としないので、お馬ちゃんは人間界で注目されなくても、受け入れられなくても平気でした。お馬ちゃんはとても速く走ることができ、人間界の身の危険から逃れることができたので、彼女に大人や子どもが近づいて来ると必ず逃げるのは、まったく当然のことでした。お馬ちゃんは空腹になると、草を食べました。お馬ちゃんの生活に人間は必要ではなかったのです。

十一歳のころはもう、ディードルは自分はとても孤独だと自覚し始めていました。彼女は近くの原っぱで、馬と仲良くなりましたが、馬では物足りなくなっても、どうやって友情を結ぶのか分かりませんでした。分かっていたのは、どうやって友情を避けるかだけでしたし、避けたのは二つの理由からでした。第一に、どの人も彼女を価値のある人間だとは見ていないと信じていたので、誰かが自分を知りたいと思っているとは想像もしませんでした。また、仮にそのような人がいたとしても、その人はきょうだいたちがやったようにディードルを憎み、傷つけると信じていました。第二に、ディードルは自分の世界に独りぼっちで暮らすことに慣れていたので、人びとと触れ合うのは落ち着かなかったのです。

他人に受け入れられることに憧れながらも、その結果を恐れているたディードルは、〈風たち〉――南風、西風、北風、東風――との重要な関係を発達させました。風たちは彼女が好きで、彼女の友だちでした。彼女は風の強さ、〈態度〉、温度で、どの風か分かりました。風たちは彼女に忠告を与え、あるがままの彼女を完全に受け入れ、彼女が風を必要なときはいつでも相手になってくれたし、もちろん、彼女は風たちが彼女に言うことを完全にコントロールしていました。彼女は毎日原っぱに行って風たちと会い、話をしました。ディードルは、自分自身のセラピストをつくっていたのです。

お馬ちゃん、風たち、近所の猫や犬すべてがディードルの友だちでした。こんなふうに暮らすのは、快適で、孤独感が和らぎました。風たちは親代わりとなり、お馬ちゃんは憎まれるか、疎外されるかのどちらかだと感じた世界で、彼女が生き残るのを助けました。

ディードルは他人から〈見られ〉ても平気になるまでには長い時間を必要としました。彼女は大人や子どもはすべて、機会さえあれば彼女を拒否するだろうと思っていました。他人が彼女に対して抱く知覚と一致すると彼女が信じた行動以外の行動で注目されるのは、信じられないほど不安でした。

ディードルにとって快適なこういった行動のために、彼女は結局、ピアノの先生、学校の先生、ガール・スカウトの指導者を初めとする他人から拒否され、無視されました。彼女はクラスやグループの和をことさら乱すことはありませんでしたが、他人とのプラスの関わり方を教わらなかったので、人とのつきあい方が非常に下手でした。彼女の家族とのやりとりはたいていマイナスの体験でした。ディードルは、自己充足をするという予言をしていたのです。

彼女は十一歳のときに性的虐待を受けました。彼女がこれから得た教訓は、ある人びとにとって彼女は性的に価値があるというもので、挑発的な行動や服装はここから始まったのです。

ディードルの最初の治療は基本的なものでした。彼女は、プラスの関係を発達させる試みとして、非脅迫的な環境での安全で支援の得られるリスニングをもちかけられました。彼女にとって安全な環境とは、両親もセラピストもいないことを意味しました——彼女は部屋に独りでいなければならなかったのです。彼女に注意を払っているセラピストが部屋にいるのは脅威でした。ディードルは称賛を受けつけませんでした。反映的リスニングは圧倒的で、不安にさせられました。

もし、ディードルのセラピストが男性であったなら、彼女が知っている男性の興味を引きそうな唯一のやり方で行動し、不安を軽減していたかもしれません。私が女性だったので、ディードルは無視し無視されようとする以外の関わり方を知りませんでした。私はセラピー室から出て観察窓から見ることで、ディードルが相手の身体が存在しない場で、空想を通じて関わることのできる風になりました。数多くのセッションで、ディードルはこの形を選択しました。彼女と私の唯一の接触は、セッション前の温かい挨拶とセッション後の淡々としたさよならでした。

とうとうディードルは、私がまだそこにいるか確かめようと観察室に来るようになり、一、二の質問さえもするようになりました。次に、何かやり方を教わろうと、私をプレイルームに連れて行きました。

私が面接しているもう一人の子どもの提案で、私のところに残していった紙に書かれた質問を、私はディードルと一緒にやりました。二番目の子は、ほかの子どもたちの経験について好奇心をもちました。こうなったのは、ディードルと私の関係がさらに強まった後のことで、彼女は反映的リスニングを心地よく感じているのが分かりました。子どもたちは、お互いに質問を残していくようになりました。私は子どもたちにとって、何が一番良いことなのか確信がもてなかったので、このやりとりを始めることは危険でしたが、直観的に大丈夫だろうと思いました。私の目標は、ディードルが自分は人間で、他人に対して関心があることを理解するのを助けることでした。

最終段階のあるセッションで、ディードルは私に何度も何度も本を読んでくれました。それは、ある町の子どもたち全員から仲間外れにされる孤独な少女に、ある日、風が特別な友だちを運んでくる物語でした。「その子にとって、風はとても重要だってことが分かるわ、あなたが私を、あなたの世界の一部にしてくれたのがとても嬉しい」と、ディードルに伝えました。

ついにディードルは、両親やきょうだいとのセッションに参加することができました。これらのセッションの目標は、家族が彼女を〈見る〉上で、また家族のメンバーがお互いに耳を傾け、お互いに近づく新しい方法を育み、学ぶのを助けることでした。

少しずつ、ディードルは家族との違う取り組み方を覚えました。彼女はもっと上手に自分の境界を見分けることができ、自分という感覚が強まりました。自己防衛のために家族と距離を取り続けていた間、彼女は家族の外で――私からと二人の親友からの――支援を受け入れていたのです。彼女は乗馬クラブに参加し、子どもたちや動物との作業に興味を示しました。

ディードルの母親は、自分からセラピーを断わりました。彼女は他人を信頼することができず、セラピーとは自分が傷つきやすくなることでした。彼女は自分の仕事は強くなることであり、セラピーとは、親として人間として、どういうわけか自分が落伍者であることを意味するとも信じていました。幸い、私たちはディードルを通じて、多少なりとも家族の作業を行なうことができました。

マシューの超越*

現在十八歳のマシューは、ほとんど耐えられないほど大人との繰り返される心的外傷関係に苦しみました。この少年は今、著しい回復を遂げつつあり、彼に励まされて、私は心的外傷を受けた十代の少年少女との作業に一

た。

動けなくなるまで殴り続けたというものです。マシューは、その主人のその後の顛末については知りませんでした。

専用のバーに勤めていました。マシューから喧嘩の話を聞いたことがありますが、彼の父がバーの主人を倒れて

層努力する気になっています。これまでの十八年間、彼に貼られたレッテルはこの物語から削除されました。

マシューは過去に育児放棄を体験し、彼より二歳しか年上でない兄と二人っきりで家に残されることがよくありました。誰も尊敬しない、猛烈に攻撃的な男である父親は、用心棒兼パートタイムのコックとして、バイク族専用のバーに勤めていました。マシューから喧嘩の話を聞いたことがありますが、彼の父がバーの主人を倒れて動けなくなるまで殴り続けたというものです。マシューは、その主人のその後の顛末については知りませんでした。

母親については、子どもはほんのわずかなイメージしかもっていません。どうもあまり家にいなかったようです。彼は、かっとなった父親に窓から放り出されてけがした自分を、母親が一度病院に連れて行ってくれたことを覚えています。またあるとき、父親はマシューと兄が寝ていた二段ベッドをメチャメチャに壊し、兄をつかまえ、部屋の反対側の壁にたたきつけたこともありました。

これらは、怒りにまつわるエピソードでした。父親が車で駐車場に犬を捨てに行ったときに関するマシューの描写が、父親の精神的・情緒的な残酷さを象徴しています。

マシューは五歳か六歳で孤児になりました。ある晩、思い切って居間に入ってみると、空になった酒瓶が床に転がっていました。ぴんと来たので、彼はぎょっとして寝椅子の下にもぐりました。母親と父親が罵り合いながら居間に入って来ました。数回大声で醜い言い合いをした後で、銃が発射され、母親は寝椅子からあまり遠くないあたりの床に倒れ、血の海となりました。父親が部屋から出て行ってから、マシューは近所の人びとに知らせに走りました。夜も更けてから、彼は母親の死体を確認しなければなりませんでした。それは、彼のすでに経験した心的外傷を具体化する仕事でした。次に、彼は奥の部屋で父親の死体を確認しました。

＊　コロラド州デンバー在住のジョイシー・ケネディからの寄稿。

マシューは自分をいつも教会に〈引きずって〉連れて行った最初の里親の老夫婦を覚えています。これは、マシューと兄の一時的な里親でした。次に、兄弟は両親が外傷的な死を遂げる前に、隣家の里子になっていました。彼の最初のクリスマスプレゼントは、家族がくれた熊のぬいぐるみでした。あいにく物事はうまくいかず、マシューの兄は児童施設に入所しなければなりませんでした。マシューは時どき兄に会ったり訪ねたりしましたが、それ以降兄と暮らすことは二度とありませんでした。

マシューは三年後に、養子に迎えられました。彼は生まれてはじめて、自分にかかりっきりの母親と父親をもつ喜びに期待をふくらませていたかもしれません。ところが、彼はその家族にとけこめなかったので、彼の夢は実現しませんでした。覚えていることはほとんどが、恐ろしいバレエのレッスンと、お尻をぶたれるのではないかとびくびくしていたことでした。気分が落ちこみ、攻撃的行動をとるようになったことを覚えています。両親は彼を入院させ、結局、保護施設に入れられました。養子縁組は解消されました。

それからの五年間に、十回以上、里親が変わりました。マシューは極度に落ちこみ、怒り、攻撃的になりました。ある里親の家庭にいる間、彼をいじめる少年を彼は気がすむまで殴りました。その後のグループ・ホームでは、年上の少年から性的ないたずらをされました。彼が覚えている数カ所の里親、つまり責任者である大人は、アルコール依存症者、薬物嗜癖者、変態でした。ある男性の里親は、明らかに虐待と考えられるような妥当でないやり方で、マシューをくすぐりました。男性用のグループ・ホームのリーダーは服装倒錯者でした。

マシューは、猛烈に虐待する、道徳的に堕落し、心理的に混乱をきたしている大人から受けた重篤なレベルの心的外傷で、十代の半ばまでに失感情症になっていました。自分を閉ざし、心理的に麻痺し、ほとんどコミュニケーションがとれませんでした。彼は心的外傷後ストレス障害と診断され、父親による母親殺しのフラッシュバックの頻発で、入院させられました。

最後の里親に迎えられたのは、マシューが十五歳のときでした。これは、この青年を恐怖の一生から解き放つ三年間のプロセスの開始を意味しました。新しい里親は、マシューと作業するセラピストを手配しました。用いられる決定的な介入は、真の繋がりを築くことでした。

セラピストは、マシューとのさまざまに表現できる関係を信じていました。彼女は心から彼を愛し、彼がこれまでに経験したことのない、最初の矯正的で安全な愛情を与えました。彼女は彼を、スキーやスノーボードやテニスに連れ出しました。彼女は人とのつきあい方を教え、大人になってから必要となる倫理行動の基盤を与えました。彼女は、プレッシャーをかけずに、彼の都合のよいときに彼自身の言葉で自分の物語を話すのを助けました。

彼女はマシューに親として対応し、安全の保ち方や関係の結び方を教えました。彼は彼女の家の電話番号を知っていましたし、彼女が町から出るときは、彼女に協力する事情の分かっている信頼できる同僚を必ず見つけました。この繋がりは、従来の専門家対患者の関係ではありませんでしたし、多くの大人と青年期の若者とのセラピーのように、コントロールに焦点を置いたものでもありませんでした。その関係は、回復と成長のための対等なパートナーシップでした。

セラピストはマシューを尊敬し、感情の麻痺、異常なまでの用心深さ、過覚醒、大人の回避などのような彼が生き残るために使っていた適応反応について教えました。彼は幼なすぎて自分が体験した恐怖を統合する自我の強さがなかったので、感情を麻痺させる必要がありました。彼は幼時に養育も、保護もされなかったので、それを補うために異常なまでの用心深さが必要でした。過覚醒は、彼に危険や虐待を寄せつけない準備をさせました。彼をぎょっとさせたフラッシュバックは、それをセラピストや仲間と一緒に処理できるようになるまで、無力感で苦しめ続けました。彼の絶望感は少しずつ軽減しました。彼から見ると、生きているためには大人から安全な距離を取り続ける必要がありました。

セラピストは、マシューの行動とライフスタイルにはほとんど限度というものがないことを理解したので、彼が過覚醒になり誰かを攻撃しそうになっても、マシューを無条件に受け入れました。彼女は、彼が心理的な麻痺が非常に強く、痛みを感じないで自傷行為をしたり、怒って拳で壁に穴を開けたりしても、彼を理解し受け入れました。薬物を濫用したり、アルコール依存症になったりしても、彼を受け入れました。

彼が癒やされたのは、ときにはセラピストと一緒に、たいていは三年の間に彼がつくった仲の良い友人たちと一緒に、二十四時間営業のレストラン「ヴィレッジ・イン」にいるときでした。過去そのもののように、回復には痛みをともない、その痛みは、楽しい時間や真実の、ケアをする、安定した関係によって和らげられる必要があることを理解しました。マシューには、渡らなければならない橋がまだいくつかありますが、着々と大人や精神衛生の専門家とうまく愛着をきずく方向に進んでいます。

私は過去に彼らを裏切り、堕落させ、育児放棄し、虐待した大人たちと、痛々しくも果敢に有効な関係を築こうとする十代の若者たちの努力を見守ってきたこの数十年間のことをとくと考えることが多いのです。ある新しい思想学派は、こういった青年期の若者は、生き残るために、情緒的・身体的にそのような大人から離れていなければならないと言います。虐待する大人の養育者と親密になることは、危険地帯にいることなのです、と。

こういった十代の若者は、自分たちの環境に順応するために、安全な距離を保たなければなりません。この距離は、彼らが愛着を築けないということではありません。過去において、大人と親密だったことが安全でなかったということなのです。このような若者が、皮肉にも銃で武装したり、クリップスかブラッドの〈一目置かれる〉メンバーになったり、彼らのコントロールできる範囲内で薬物やアルコールに慰めを求めたりして、彼ら自身の安全地帯を探し求めるのは不思議ではありません。十代の若者たちは、彼らの苦しみを語り合うよりも、むしろ行為的表出をします。たぶん、このために大人たちが落胆し、若者が感じていても言葉では説明できない、深刻な感情に気づかないのかもしれません。

あいにく、行為的表出行動は、このような若者に社会的汚名を着せるもととなってきました。彼らは烙印を押され、除け者扱いにされます。それは単純すぎると言ってもよいかもしれません。私は、親から大量虐殺にも匹敵する極端な虐待を受け、行為的表出をし、次に境界性人格であるとか、衝動的で非行的で分裂病的な傾向のある人格障害であるとかのレッテルを貼られる青年期の若者たちを見てきました。彼らはこれらの用語がコンピューターに入力されると、自分が〈烙印を押された〉ことに気がつきます。たとえてみれば、破産を体験し、その後の十年間信用されなくなった人と同じで、信用を回復するには長い時間を要するかもしれません。

特殊教育の教師は時どき、こういった同じ青年期の若者にSED、つまり重度情緒障害のレッテルを貼ります。教師たちの介入の焦点は、一般に障害を持続させる原因や現在の生活環境を同定するよりも、行動を管理することです。もし、これらの青年期の若者が、司法機関や青少年制度と衝突すれば、無断欠席者・非行少年・窃盗犯等々のレッテルが貼られます。彼らの尊厳を、親に当たる人が奪うばかりでなく、彼らを助けようとする専門家までもがはぎとるのです。

育児放棄し、虐待する大人との関係で心的外傷ストレスを被った若者の研究では、最近になって治療の新しい方向性が発見されました。進展しつつあるアプローチは、若者を人間的に扱うこと、彼らの自尊心を守る必要があることを採用しています。新しいアプローチは、このような若者が感じる対象恐怖をしばしば勇敢に超越することを妥当とし、自らの勇気とパワーと手を結ぶ彼らを支援します。

古い愛着外傷の解消*

私は今、アグネスと呼ぶ、子どものときに母親から身体的・情緒的に虐待されたと語った若い女性と作業して

---

* ハワイ州カイルア-コナ在住のキャサリン・ストーン・エァーズからの寄稿。

います。彼女の母親は「赤ん坊が小さいときはかわいがる」が、言うことをきかないと感じると虐待し、乱暴になりました。アグネスは、剣とブーツをつけた青いバッテリーの入った、はらわたを抜き出した人形の夢を見ました。夢の人形は、アグネスが母親との関係をどう感じたか――はらわたを抜かれ、人間よりは人形に近い――を正確に表わしていました。

アグネスは自分の足を、ブーツを履いているように、冷たくて麻痺していると言います。このセッションの間、母親に見向きもされず、情緒的に見捨てられたことの悲哀が浮上しています。彼女は喉と胸が痛くなります。歯を食いしばり、涙をのみこみ、息を殺して、涙をこらえようとしています。治療的な実践のなかにボディナミックスを取り入れようと考えると、役に立つことがよくあります。このことに留意しながら、私は彼女の左手を握り、心底満足させるやり方で、栄養の摂取と関係のある小指の筋肉に触ります。私が彼女の左手に触っている感触を感じるように言います。怒りと憤りが浮上し始めます。彼女が怒り続けていると、両手をねじる動きをします。私は彼女に、両手が何をしたがるのか尋ねます。彼女は枕を握りつぶし始めます。さらに憤りに満ちた声が彼女の口からもれ、その声に「おまえが憎い」とか「よくも私にそんなことができたものだ」というコメントが入り混じります。彼女はセッションの後半になって、赤ん坊のとき虐待されていたことを思い出していたと言います。

私は足と脚の裏側を感じるように、そして枕を蹴って、「私を見てほしかった」と言いながら、ふくらはぎの筋肉を使うように指示します。さらに悲哀が浮上し、泣き出します。私はもう一度、足の感覚を感じるように言います。彼女は足が温かくなってきたと言います。モヘアのようなピンク色のふわふわしたものが、足から膝、太股、腹部、頭、目まで広がっていく感覚について話します。彼女はこのピンクのもので慰められ、支援されたと感じます。彼女はこれを、愛し支援する巣として体験します。

アグネスの場合、大人の生活のなかで、愛着し繋がり、融合する能力、また、あるいは分離し自立する能力は、彼女の幼年早期の体験、特に母親との関係に影響されるでしょう。彼女の幼時の傷や心的外傷を切り抜け、安全で支援を惜しまないセラピストの面前で、自分の内部からわき上がる真の支援、安全、愛情を体験することで、彼女は新しい経験と、刷り込みをするのです。もし、この刷り込み／経験と自分という感覚を日常生活にもちこめば、彼女の関係は変化するでしょう。継続中のセラピーと、セラピーのセッションや人生での実践とともに、彼女は愛着を結ぶか絶縁し、自分の日常生活の状況にふさわしいことをすることができるでしょう。

私にとって重要なことは、幼時に起因するどのような苦しみ、怒り、心的外傷、崩壊であっても、クライエントがそれらを処理するための安全な環境を与えられる専門家であることです。クライエントが、愛や喜びなどのプラスの感情か、強さや熱意などの特質を表現するとき、その場にいることも、同じくらい重要なことです。自然な愛着プロセスの崩壊を体験した大人や、有害な絆をつくった大人との私の臨床経験が語るのは、クライエントを身体的か情緒的に抱きしめ、その人が幼時にもらえなかった支援を与えることが、普通は適切だということです。クライエントが感じているどのような苦悩、憤り、悲哀、マイナス思考をも受け止めることが重要だと私は感じます。

セラピストは、愛着問題を抱えるクライエントに、一定のサービスを提供できなければならないと思います。このようなサービスは愛着特有のものではありませんが、ここでは特に重要です。

（1）安全な場を提供してください。もし、セラピストが自分のクライエントを本当に受け止めることができると、クライエントがどんなことを感じていても、別の状態、つまりその子／人がいままでずっと必要としていたそのものに、自発的に移行することがよくあります。特に慰め、支援、愛されている、心の平安などの感情です。

（2）自分自身の逆転移の問題点を意識してください。これは簡単なようですが、私の場合、クライエントの成長プロセスを妨げるのではなく、自然にそうなるように、私自身の成長に向かって作業する必要があり、今でもそうしています。私の逆転移の問題点は、クライエントの苦痛、苦悩、心的外傷と共謀しやすい傾向を、私のなかにつくることかもしれません。もし、私があまりにも融合されたり、クライエントのプロセスが私自身のプロセスを誘発したりするとしたら、私はクライエントのプロセスをそのままにしておくことができず、片づけようとして、それを妨害するかもしれません。

（3） クライエントが経験していることすべてを受け入れ、クライエントのプロセスを信頼してください。クライエントが体験した恐怖があまりにも強烈だったため、クライエントのプロセスを認めることは困難かもしれません。これは、クライエントが表現している苦痛、苦悩、心的外傷の目撃に耐えられることを意味します。愛着障害は、特に感情の激しい乳児期か幼年早期に起因することが多いために強烈なのです。見捨てられの問題点は、主観的には真っ暗な奈落のような、宇宙に浮遊しているような、あるいは永遠に牢獄に閉じこめられているような感じがするかもしれません。これは、クライエントにとって耐え難いだけでなく、もしそれがセラピストの未解決の問題点に触れるとしたら、セラピストは自分の悩みのために、その悩みからクライエントを守るか、クライエントの気持ちを逸らそうとするかもしれません。クライエントは、偉そうに振る舞い、大胆なことをやり、自分は誰も何も必要でないと言ったり、自分は何も要求がないと言ったりして、これらの早期剝奪状態の記憶を防衛するかもしれません。たしかに、もし彼らが過去に見捨てられていたとしたら、現在、誰かに支援してもらうことは難しいことであり、したがって、彼らはある種の偽りの自律性を装うのです。

もしクライエントが癒やしのプロセスで巧みに指導されれば、自分の失われた能力や抑圧された部分を取り戻せることを、私自身の内部で知る必要があります。私の経験からすると、愛、支援、強さ、平安などの私たちの中核の自分に自然な状態が、どんな問題点であろうと、その状態をブロックしているものを徹底的に作業した後に自発的に現われることがよくあります。

母親に虐待されたアグネスは、セッションの最後にぬくもり、慰め、安心、養育などの感情を味わいました。これは、乳児のときに母親から与えられる必要があったものですが、母親はそれを与えることができなかったのです。アグネスは、ブーツのような冷たい足をした、はらわたを抜き取った人形のような感情の母親との対象関係をもっていたのです。アグネスは身体感覚を取り戻し、悲哀と憤りを体験し始めたとき、命のない人形という彼女の人格面が、ぬくもりのある血の通った、支援された人間のそれへと変化したのです。

第14章　当事者からの知恵

愛着問題と取り組んで奮闘し、解決し、超越し、失敗した子どもたちや親たちは、分かち合いたい知恵があります。ある里母は、とても手を差し伸べられないと思われた子ども、成長の停止した乳児が、愛着をつくれることを私に教えてくれました。その里母は、子どもが新しい母親に反応を示すまでの数カ月間、一日に何時間も、それも毎日、その子に添い寝をしました。添い寝をしながら子どものほっぺに触り、背中を撫で、希望と愛の祈りをささやき、そっと子守歌を歌いました。精神科小児病棟で看護を受ける子どもたちは、大人が彼らを傷つけないと信じるようになったとき、お互いに深い情緒的な繋がりをつくり、生き残れることを私たちに示しています。

専門家が乳児の心的外傷反応行動を考察するずっと前に、養育者は、特定の身体接触や感覚刺激がきっかけとなって、極端なほどの恐怖反応を示す幼児や乳児について私たちに語ってくれました。子どもたちや養育者は、専門家のコミュニティが幼年期の解離障害の存在に気づく前に、その障害について述べていました。私にとっての重要な教訓は、両親や子どもを彼らの問題で判断してはならないということでした。彼らは確かに問題――しかも大問題――を抱えていますが、彼らもまた冗談を言い、歌い、仕事をし、車庫を掃除し、詩を作ります。私たちは教え合い、学び合うフォーラムで、お互いに多くのことを学べるかもしれません。

本章の寄稿文は、最前線にいたことのある子どもやベテランの大人から寄せられたものです。子どもたちから寄せられた両親や臨床家への公開状や詩は、子どもたちの尊厳と希望の証言です。五年間の里母を失い絶望の真ったただ中にいるこのうちの少女の一人は、人気映画の主題歌——ホイットニー・ヒューストンの「アイル・オールウェイズ・ラヴ・ユー」を、夢中になって、数えきれないほど繰り返し聴きました。恋人を失ったことについて書かれたこの大人の歌は、情熱的に愛と憧れを告白し、もう一回だけチャンスをほしいと懇願し、永遠の愛を宣言します。少女にとってその歌は、母を失った言い知れぬ苦痛に文字どおり声を与えたのです。彼女は歌を口ずさみながら苦しみました。そうすると、心が痛みましたが、痛みを表に出すことができました。ほかのありとあらゆることに加えて、彼女は大人の歌を使わなければならなかったこと、彼女にぴったりの歌がなかったことを、私は悲しい気持ちで考えました。次に、もちろん、私たちは母親が子どもを残して死ぬなどと考えていないことに気がつきました。人気のある子どもの歌について考えてみました。なんと甘く、なんと非現実的でしょう。子どもオペラには使える歌もあるかもしれません。

もう一人の子どもの寄稿者は、里子の権利を擁護し、本章にも載っている短編や詩を書くことで、ある程度やりがいのある人生を送っています。十代のダンサーで治療家でもある少女は、被暴力体験と創造力を活かして、自分の開発したダンス・プログラムを通じて、幼い子どもたちを助けています。彼女は大学に進学し、専門のダンス・セラピストになる計画を立てています。

里親からの寄稿文には、移植させられた子どもたちと暮らした経験のない人には考えられないような子育ての難しさが述べられています。彼らは経験から育まれた強さややさしさについて語り、ほかの人たちのために役立つ助言を与えています。

養母は、彼女と幼い息子との間に愛着がつくれなかったときの苦しみや混乱を述べています。息子の行動は非常に頭の良い少年には異常なことではないとする他人の意見を幾度となく受け入れようとしたことや、友人や専門家から受けた疎外感についても述べています。彼女は、この経験がいつか息子にとって意味があることを願い続けています。彼女の物語が、同じような経験をもつ母親たちに役立つことを願っています。

里親たちへの公開状

〔愛され、望まれている十一歳の子どもからの手紙〕

親愛なる里親様

私は姉（妹）と一緒に、ある里親の家にいます。時どき、私なんか誰にも望まれないし、愛されてもいないと考えてしまいます。こんな私なんか誰にも注目されないような気がすると、ピアノを弾きます。

新しい里親の家庭で、里親をママとパパと呼ぼうとしましたが、産みの親たちのことを考えているうちは呼べませんでした。まるで、一生続く綱引きみたいで、そんな考えなんか振り捨てようとしながら、永遠に戦っているみたいです。

それに、私はほかの親たちの話をすると嫌な気分になります。愛の話をすると動揺し始めます。もう、そういうことはしたくありません。

敬具

愛され、望まれている十一歳

六番目の里親の下で

セラピストたちへの手紙

〔愛されているのに，混乱している十歳の子どもからの手紙〕

親愛なるセラピスト様

私は子どもで，十歳です。私の新しい家族は良い家族でしたが，当時私は良い子でなかったので，どの家族にもなつけませんでした。やがて彼らになつくのは分かっていました。彼らは，私をとても愛しているのを知っていたので，離れられないだろうと思ったのです。

私には良い両親が必要でした。家族になついて一番辛いのは，殴られるときです。もう愛してくれないように感じますが，でも愛してくれます。私の昔の悪い癖を直そうとしているだけです。

愛されているのに，混乱している十歳の子ども

〔同じ子どもからの一年後の手紙〕

こんにちは。

私はピンポン玉みたいに，あっちこっちの家庭を回された里子です。私は父親に虐待され，面倒を見られなかった母親に捨てられました。八番目の里親の家庭で，とうとう何かそれまでとは違うことが起こりました。一年以上もそこにいました。ほかの七つの里親の家庭は私を望まなかったので，これは珍しいことでした。八番目の家庭は，私を本当に愛し，世話をする夫婦でした〔何か違っていました〕。厄介な問題で助けてくれるソーシャ

ルワーカーを私は信用しました。里母と里父は私をきちんとしつけてくれ、愛してくれたので、私は彼らにとてもなつきました。

彼らと五年間一緒に暮らし、叔母さん、叔父さんと呼んだ後で、素晴らしいことが起こりました。セラピストは、私たちに一日十分間だけお互いにスキンシップするという宿題を出して、私が里親にもっともっとなつくように助けてくれました。ある日セラピストは、私が里母を「ママ」、里父を「パパ」と呼ぶ宿題を出すまで、前の宿題が続いていました。まだそう呼んでいなかったことが恥ずかしかったし、彼らが私にとてもよくしてくれたのに、ママともパパとも呼ばなかったので、最初はとても難しかったです。そこで、一日一回だけ「ママ」と呼ぶことから始め、その後すぐ「パパ」と呼び始めました。完全に「ママ」と呼び始めるころには、時どき「パパ」と呼び始めていました。そしてとうとう完全にそう呼べるようになりました。もし里親が私にカッとなり、大声をあげたら、私もカッとなり、また叔母さん、叔父さんと呼んでしまうだろうと思ったから、最初の頃はなかなかママ、パパと呼ぶのが大変でした。でも、とうとうそう呼べるようになり、私は本当にとてもよくなつきました。

とても幸せな毎日で、そこにずっといたいと願っていました。次に、ある日、恐ろしいことが起きたのです。ママの癌が発見されたのです。そのことに気づいた日、私は泣いてばかりいましたし、恐くなりました。癌ならママは私の面倒を見れないし、パパは看病しなければならないから、私はよそに行かなければならないだろうと思いました。私は引っ越しの日までずっと泣いてばかりいました。引っ越しの後の一週間も泣きどうしでした。そのときになっても、私は憂うつでした。私は傷つけられ、だまされたと感じ、ママが癌でも私を置いてくれるだろうと期待していたのです。でも今は、ママはママのためにも私のためにも良いことをやってくれたのだということが分かりました。あれから数カ月が過ぎ、私は今、別の里親の家庭にいます。私は精一杯なつくようにしていますが、でも今度もとても大変です。ありがとう。みなさんも、もしかしてすでに私と同じ経験をしているので、私の話を聴いてくれたのではないかと思っています。

愛されているのに、まだ混乱している子ども
一年後

誰？　それはあなた！

〔次の詩は、十二歳の詩人から寄せられたものです〕

涙に霞んだ目と
あなたが聞いたこともない
荒々しい叫び声

悲しくなり
ちっとも嬉しくなく
その叫び声はあなたを涙ぐませる

あなたは知っている
こんな叫び声が
あなたの心を
混乱させるのだと

病弱な小さな子が
ありったけの力で
ただあの恐怖を
払いのけようとしているだけ

虐待されていたけど
それでも
役に立っていた子が
誰かを必要としている

でも誰？
それって誰？
たぶん、それはあなたかも!!

さまざまな虐待を受けてきたけど、誰かと一緒に、どこかに所属する必要のある、
私のような子どもたちに捧げます。

ダンスを通じて他人を助けること

〔十五歳のダンサーから寄せられた手紙〕

ダンス・セラピーとは何ですか。

ダンス・セラピーとは、一つのことだけではなく、たくさんのことを意味します。ダンス・セラピーは、四歳から八歳までの子どもに特に役立ちます。なぜなら、彼らは自分の身に起きたことを表現する言葉をもたないからです。彼らは座って、何が起きたのか話すことができません。

ダンス・セラピーで、私は何を証明したいのでしょうか。

私は何も証明したくありません。これはセラピーです。私はこれが、子どもたちの役に立ってほしいと心から願っています。

ダンス・セラピーはどう進めるのですか。

こんなふうにです。私は子どもたちにこう言います。「もし、あなたの感情を傷つけられたことがあったら、小さく一歩前に出ましょう。もし、その感情が嫌いだったなら、同じ歩幅でもう一歩前に出ましょう。次は、深い感情についてですよ。もし、あなたが愛しているか、愛し信頼していた誰かに、何かをやるように言われたら、中位の歩幅で一歩前に出ましょう。もし、その感情が嫌いだったら、同じ歩幅でもう一歩前に出ましょう。もし、あなたが自分しか触ってはいけない身体のプライベートな部分に触られたら、大・き・な・歩幅で一歩前に出ましょう。そして、もしその感情が嫌いだったら、できるだけ大きな歩幅でもう一歩前に出ましょう！」

このように一歩ずつどんどん前に出ますが、手を叩くこと、ジャンプすること、歩くこと、足踏みをすることも含まれます。

これら全部をひっくるめたものがセラピーです。誰でも何か健康的な行為を通じて、自分の感情を表現できます。それについて話せない人は言葉を使う必要がなく、ただ身体で示すしかありません。そうすると、年齢に関係なくストレスが発散されます。今では、子どもたちは何が起きたかを人びとに示すチャンスがありますし、人びとに何を言われるか恐がる必要はありません。何か正しいことをやれる自分を示せると、自尊心が生まれます。これはすべて、一種のコミュニケーションの感覚です。それが、自分の怒りを放出させ、それが起きたのは自分だけでなかったということを、子どもたちに示します。こうして、人生は悪いことばかりではない、彼らに起こったことを表現することも悪いことではない、ということを理解するチャンスを子どもたちに与えます。

なぜ、このセラピーが効くと思いますか。

私は少女時代に父と兄から虐待を受けたので、このセラピーが効くと思います。最初強姦されたのは十四歳のときで、次は十五歳の感謝祭の週末でした。私はこういった子どもたちが経験する傷、混乱状態、後ろめたさ、怒りを知っています！　もし、起きたことを説明するこの身体的な方法を知っていたら、私はあんなに怒り、後ろめたい思いをし、傷つき、混乱することはなかっただろうと思います。これは、小さな子どもたちが彼らの心の傷を忘れ去る完璧な方法ですし、すでに身体上のものになっていて、誰も傷つけることができないので、怒りを解き放すには素晴らしい方法です。子どもたちは、自分自身を表現することができます。忘れないでください。こういった子どもたちは、若者や大人のようにそれを伝える言葉をもっていません。絵を描くことで後ろめたい気持ちは表現できますが、怒りはできません。身体を使って、まさに身体を使うことで、そのエネルギーを燃焼させます。私たちは誰一人、怒りを貯めこみたくありませんし、子どもたちが言いたいことを言う言葉をもっていないからといって、その子の人生をメチャメチャにしないようにしましょう。

何か規則がありますか。

ええ、あります。このグループに参加した人は全員、本名を使いません。

両親は外で待っているほうがいいと思います。なぜなら、子どもたちは両親が信じてくれないのではないかと恐れますが、それは私たちが子どもにもってほしくない感情だからです。子どもたちは安全だと感じ、周りの誰でも信頼できなければなりません。お互いにからかうこともないでしょうし、一歩前に出るやり方が間違っているとか、絶対に正しいとかいうこともないでしょう。

私と話したい人は、誰でも歓迎します。左記の住所にご連絡ください。

The Dancer
c/o D. Kitt Wilson
Family Sexual Abuse Program
2020 Halifax Street
Regina, Saskatchewan, Canada S4P 3V7

親として対応する里父の当惑する瞬間

フットボールの練習を終えたブラッドを迎えにフィールドに近づいたとき、私はコーチに呼び止められました。「スミスさん、お宅のブラッドの、チームメートに対する態度がよくないことをお知らせしておかないと。今日、彼は、もう一人の少年に〈黒んぼ〉って言ったんです。これはまったく許されない行為です。やめさせないといけませんね」。私の心に最初にわき上がった思いは、コーチ——そして世界中の人——に向かって、「これはわが家では使われたことのない類の言葉だ、わが家は人種偏見がない、実の子どもたちはそのようなことを言わない、ブラッドは厄介な里子だ、ああだ……こうだ……」とただちに知ってもらいたい要求でした！

呼吸を整え、当惑をぐっと抑えて、コーチにこう言いました。「今日、この問題に取り組みましょう。このほかにもブラッドのことで問題があれば、どうぞ教えてください」。

私は自分の考えをまとめ、情動を抑えて、あのような暴言が何に起因しているのか、妻と話し合うことができました。ブラッドを虐待した生みの母は、今は黒人の虐待男と関係しています。

ブラッドの怒りは、心理的には正当化されるものかもしれませんが、彼の行動は社会生活を営むうえで容認できません。ブラッドのセラピストは彼の怒りに対応しています。わが家は困惑に対応しています。私たちは教師のような一定の権威に対しては、この子は情緒的に問題のある里子だと知らせますが、彼のプライバシーの保護のため、知らせる必要のない人には情報を与えないように用心しています。私たちは地域社会の人びとに彼の生い立ちを説明して、彼に烙印を押すようなことはしたくありませんが、そのための犠牲は払っています。つまり彼の行動は、わが家の行動と態度の表われだと思われかねないのです。

「黙れ！」「誰がやるもんか！」「言ってもむだだよ！」「ソーシャルワーカーに言いつけてやる！」等々。こんな迷惑な暴言（これらと同類か、もっとひどい暴言）を里親に向かって吐く場合、私たちは里子の生き残ろうとする努力に〈戦士の守り〉、つまり攻撃者に打ち勝とうとする要求があることに気づくことが重要です。この強さは支持される必要がありますが、言葉は社会生活を営む上で受け入れられる行動を示すように、穏やかな表現に変える必要があります。

私たち里親の挑戦は、激戦から一歩退き、子どもの戦士の力を確認し、次にそれを抑制することであって、それを捨てさせることではないのです。このような抑制が可能となるのは、生きるか死ぬかの状況（たとえば性虐待）と嫌なこと（たとえば「部屋を掃除しなさい」）との違いを子どもが認識するのと同じくらい、里親が行動の原因を認識する場合です。

これら二つの見方が相まって、敵意のある「誰がやるもんか！」から、社会生活を営む上でもっと受け入れられる「部屋の掃除をさせられると腹が立つけど、ほんとはフェアな要求だって分かってるから、やるよ」へと変化します。

あーあ……里子でも、実子でも、その人生が素晴らしかったらいいのになあ！

ある里父より

愛着問題と取り組むための里母の指針

（1）ソーシャルワーカーは、あなたの里子に関する重要な情報を常に知らせることができるとは限りません。つまり何が彼に恐ろしい過去の体験を思い出させるか、どれだけの愛情表現を必要としているか・いないか、望んでいるか・いないか、といったことです。

（2）家庭でも、学校でも、どこでも、あなたは里子の擁護者として発言する必要があるでしょう。

（3）裁判手続きは、実際にそうなってしかるべきだとあなたが信じるようには、めったにならないという現実を受け入れる覚悟をしてください。

（4）両親は子どもを個別化しなければなりません。学校でも裁判所でも、ソーシャルワーカーも、どの人も、適応させる里子を範型化し、分類整理する必要があるように思われます。

（5）里親は地域社会の人と、子どもの境遇や生育歴を話し合うべきではありません。

（6）里親は、愛着障害の子どもとの生活に関連する混乱やフラストレーションという、どうしていいか分からない感情を話し合う必要があります。体制側の人びとに話しても支援されないかもしれません。一般に、里親はただ話を聴いてもらい、援助されるのではなく、審判されるか、診断され、助言を与えられることがよくあります。

(7) 里親は里子が家庭に入ってくる前に、世間の評判を良くしておくべきです。なぜなら、後で夫婦の評判が繰り返し問われることになりかねないからです。警察や近所の人びとは、子どもの行為的表出行動のために家族を非難するかもしれません。

(8) 里子が家庭に入ってくる前に、里親は夫婦仲をかため、和合していなければなりません。里子は里親を別れさせる行動で、破壊的で暴力的な過去を再現しようとするかもしれません。

(9) 里親は、過去にほかの子を育てた経験をもつべきです。自分たちの親として対応する能力で、新参の里子を扱いきれないときに、ほかの子どもたちへの記憶で里親の自尊心を再確認できます。

(10) 高価な家具付きの、新築の壊れやすい家に里子を迎えるのはやめてください。ドアをバタンと閉めたり、破壊的な行動をするのはよくあることです。安全な一時避難用の部屋が必要です。防音設備があれば理想的です！

(11) もし、あなたの里親になるという動機が、感謝されることや認められることだったら、違う職業に挑戦してみてください。あなたは生みの親、裁判官、弁護士、セラピスト、ソーシャルワーカー、里子といった全員を喜ばすことはできません。

(12) 里子の愛の定義が、基本的にあなたとは違うことを覚悟してください。たとえば、里子は愛とはベッドをともにすることか、苦痛を与えることだと考えるかもしれません。

(13) 絶対に認めたくない感情を味わう覚悟をしてください。わが子をぶつなんて考えたこともないかもしれませんが、里子を殴りたくてたまらなくなるかもしれません。

(14) 忘れることができるようになってください。あなたが忘れたり、一からまた始めなければならないことを、里子はたくさんするでしょう。恨みを溜めこむ場ではありません。

(15) 里子が見せるかもしれない本当の笑いを、一つ覚えておいてください。それが、私たちにまだ希望があることを思い出させます。

(16) 柔軟になってください。里子は怒りをたくさん溜めこんで来ますので、怒りの放出を許してもらう必要があります。はけ口として、スポーツ、掃除、草取り、パン生地をこねることとか、紙を千切ることも含まれるかもしれません。怒りの場合と同様、おそらく子どもは悲しみもいっぱい溜めこんで来るでしょうから、それの許されるはけ口も必要です——日記を書くこと、歌を歌うこと、絵を描くこと、泣くことが適切なはけ口になります。

(17) 子どもと一緒にいてあげてください。迎えに行ってください。里子が行く必要のある所へはどこへでも連れて行ってください。彼を連れて行く車のなかで、里子の希望・夢・願望を聴いてあげてくださ い。里子が話していないときは、愉快で元気の出る子どもの音楽をかけてください。

(18) あなたの家庭に来る前に里子の身に降りかかったことはすべて、子どもが情緒的、社会的に成長するのに役立たなかったかもしれません。たとえば五歳児なら、彼が零歳になるには五年を要しますので、マイナス五歳児と見なす必要があります。生物学上で十二歳ならば、情緒的には七歳児にすぎません。

(19) 里子が戦士の人格であることに感謝してください。彼には重篤なレベルの虐待を耐え抜かせた生き残る術があります。防衛機構を与えるのを助けながら、彼の術を受け入れ、尊重しましょう。

(20) ほかのすべてが失敗したら、笑ってください！　里子を笑わせるのを助けるバカなことを言うか、何か奇妙なもの——何でも——を作ってください。

ある里母より

愛着に関する金言・神話・メッセージ――養育者のコレクション

金言

・癒やしの作業の一環となるのは、過去を隠蔽することではなく、過去を受け入れることだと子どもに教えることが重要です。
・音、運動、視覚芸術、臭覚、味覚、ドラマ、歌、言語を通じて、経験を表現するように誘いかけましょう。あらゆる感覚を使いましょう。
・情動をさらけ出したとき、大げさに感心したり、驚いたりしてはいけません。
・私たちはそれぞれ感じる権利と、どう感じるかを言う権利があり、感情は自然なものであり、私たちはそれを封じこめるべきではないという考えを示し、教えましょう。
・家族の伝統と儀式を確立しましょう。
・未来について話しましょう。

神話

・子どもたちが本当に必要なのは愛情だけである（子どもたちは、制限、指導、勇気、彼らの体験という現実を癒やし、それらを受け入れるための時間、それに膨大な親の忍耐も必要です）。
・子どもたちは、あなたのしていることに感謝し、それを態度で表わすでしょう（子どもたちは、プラスの親としての対応にマイナスの反応を示すことがよくあります。単にその類の親としての対応をよく知らないため、それを体験すると不安がつのるからかもしれません。良い親としての対応をされると、そのようなケアを受けるか享受することが、不在の親を裏切っているのではないかと心配になるのかもしれません。良い親としての対応は、危険なものと感じられる感覚が生じることもあります。あるいは、良い親としての対応は子どもに対する過去の誘惑や搾取を反映するのかもしれません）。

- 子どもたちの過去の虐待の生い立ちは、思い出さなければ記憶から消えるでしょう（子どもたちは苦しみや恐怖を忘れることはありません。彼らは記憶を隠しておくかもしれませんが、彼らの行動は表出されない感情につき動かされることがよくあります。子どもについての真実であると知られていることを無視すると、子どもは自分の過去を恥ずかしいものとか、大人でさえ口にするのをはばかるひどいものだとか信じかねません）。
- あなたは子どもたちを好きになるでしょう（必ずしもそうなるとは限りませんし、ときにはそうなりますが、そうなることはめったにありません）。
- あなたは報いられるでしょう（まあ、たぶん……いつの日か）。
- あなたは生みの親を悪く考えないでしょう（あなたは、両親、ソーシャルワーカー、裁判官、子どもの苦境の片棒をかついだそのほかの人びと全員のことを考えて腹を立てたり、腹を立てたくなったりする衝動にかられるかもしれません）。

子どもたちが聴く必要のあるメッセージ

きみは好感がもてる。
私はきみにめげない。
その経験をしたのは、きみだけではなかった。
希望がある。

きみは選択ができる。
きみは必要とされている。
きみは大切だ。
ここは安全な場所だ。
きみが悪いのではない。
きみは悪い人ではない。

デイビッドの物語*

ことの始まりは中国です。

私は結婚して、夫だけでなく、息子も手に入れました。一家全員で暮らすアメリカと違い、中国の私たちの息子デイビッドは、引き続き父方の祖母と暮らしていました。

「文化の違い」と私は自分に言い聞かせました。「中国の継母は『シンデレラ』の継母みたい。私はそうじゃないことを彼らに見せてやろう」。私がデイビッドを抱き上げるかあやそうとすると、彼が私に遠慮しているのを感じました。次に、家族の誰かが、彼に関わらなくていいと言いました。「彼はあなたを汚しますよ」と彼らは言ったものでした。彼の祖母はよく魔法のように救いに現われ、デイビッドを私から奪いました。「文化が違うのだから」と、私は自分に言い聞かせました。

夫と私は、デイビッドを残してアメリカに来ましたが、一九八九年に、息子を迎えに中国に戻りました。中国の広州の中心のあらかじめ約束していた街で、中国人の義兄はデイビッドを私の腕に渡しました。デイビッドが、かん高い三歳児の中国人の声で、「ママ」と言うのを聞いたとき、私は涙がとめどなく流れました。彼を抱きしめると、子どもはぐにゃぐにゃで反応がありませんでした。「なにもかも変わるだろう」と私は大声で言いました。「あなたに必要なのは、私を知ることだけ」。

アメリカでの最初の日、デイビッドはサンドイッチを食べるのを拒み、怒りました。「そりゃ、無理もないわ」と、私は自分に言い聞かせました。「彼は疲れているのよ。これまでサンドイッチを見たこともなかったんだもの。違う食事にしよう」。

食事を変えました。この食事のために、デイビッドの父親は中華料理を作りました。私たちは食事を始めました。中国の子どもたちは、親にご飯茶碗に食べ物をよそってもらいます。私たちはこの伝統を守りました。デイビッドは幸せそうな様子で食事を楽しんでいましたが、それは私が箸でブロッコリーをつまんで、私のお茶碗に入れるまでのことでした。彼は部屋中に響く、身の毛のよだつような叫び声をあげました。最初、チリペッパーを口に入れたのかと思いましたが、彼は憎しみを顔に表わしていました。

「きみが彼のブロッコリーを盗ってしまった」と、彼の父親は言いました。

「彼のブロッコリーって、どういうこと？」と、私は聞きました。

「彼はそれに目をつけていた」と彼は答えました。「それは彼のものだ」。

「目をつけていたって、どういうこと？　なぜそれが彼のものだって私に分かるの？　私をからかってるんでしょう？」と、私は聞きました。

「彼に返しなさい」と、彼の父親は命令しました。

「まっぴらだわ」と私は答え、ブロッコリーを口にほうりこみました。途端に、そんな子どもじみたことをやるなんて、なんてバカなんだろう、ちょっとどうかしていると感じました。

＊　ハワイ州ヒロ在住のキャロリン・ハンからの寄稿。

デイビッドは、私が彼のブロッコリーを食べたことで、もっといきり立って、もっと大声をあげ、椅子から飛び下り、自分の寝室へかけこみました。

「ほら、きみのせいだ」と、彼の父親は叫びました。「きみが、彼のアメリカでの一日目をメチャメチャにしてしまった！」。

メチャメチャになったのは一日目だけでなく、デイビッドの部屋のドアもそうでした。デイビッドは、寝室のドアを激しく、しかも何回も蹴ったので、蝶番《ちょうつがい》がゆるみ、サイドパネルがばらばらになりました。

「彼はがっかりしただけ」と、私は自分に言い聞かせました。「見るもの聞くもの、新しいことばかり。彼は言葉が分からない、話せない。だから、私に八つ当たりしている。私は英語が話せる。もう少し頑張ってみなくちゃ」。

入学準備学級は至福の場でした。デイビッドはすぐに英語を覚えました。ほかの子どもたちとのつきあい方はなかなか覚えませんでしたが、知的には将来性がありました。

「彼は多動で、異常なほどあら探しをするだけです」と学級の先生は言いました。「彼が経験してきたあらゆる変化を考えれば、不思議ではありません」。

家では、彼は多動ではありませんでした。何時間でも、部屋に独りでいることができ、ものを書いたり、絵を描いたりする能力がありました。時どき、彼の部屋から物音一つ聞こえないと、大丈夫かどうかチェックしたものです。彼はよく机に向かって、アルファベットを書いたり消したりすることに熱中していました。完璧でないと彼は満足できなかったのです。異常なほどあら探しをすると言った先生は正しかったのです。彼には彼独特の完璧感があり、もし何かが彼の高い基準に達しないと、とても取り乱しました。床に作業中のものか、自分の身体を投げ出し、拳でたたき、泣くことが何度もありました。

五歳の誕生日を迎える一カ月前、私は彼の部屋の外の廊下に立って、嬉し涙を流しながら、彼が初めて本を読むのを聞きました。デイビッドは事実や日付を忘れることはありませんでした。言葉や数字の繋がりを理解することができました。彼の精神活動は片時も停止しませんでした。「彼は頭がいい。だから、時どき気まぐれで、気難しいのだろう。怒るのも無理もない」と私は自分に言い聞かせました。でも、ほかの大人たちに対しては、決して気まぐれでも気難しくもないことに私は気づき始めました。彼は感じがよく、愛想がよく、すぐ反応しました。「お宅のお子さんは素晴らしいわね」とか「こんな特別なお子さんがいて、お宅は幸せね」とかよく言われました。

私は彼らに、これは彼の表向きの行動であって、内輪では違うとは言えませんでした。「ありがとう。私は幸せよ」とその代わりに言いました。私は、私の優秀な息子デイビッドを愛したのです。

私は結婚生活では幸せではありませんでした。デイビッドの父親は、ますます不満をつのらせ、とうとう中国に帰ってしまいました。でも、彼が出て行く前に、私はデイビッドを養子に迎えました。

片親だけでデイビッドを育てるのは容易ではないだろうと思いました。それは分かっていましたが、デイビッドは私の息子でした。父親が出て行ってから、私は彼が必要なだけ注意を払ってやれると思いましたが、彼はとても多くを必要としました。彼は満足することがありませんでした。私がどんなにたくさん与えても、もっとほしがりました。

「彼はざるみたいです」と私は精神科医に話しました。「決して満足しません。生みの母のことで私が知っているのは、彼がまだ赤ん坊のとき出て行ったことだけです。私はそれについて詳しいことは知りません。今では、彼のパパも出て行きました。きっと見捨てられも問題の一部だと思います」。

それから数週間にわたり、精神科医は、デイビッドと「キャンディーランド」をして遊び、彼に絵を描かせるセッションを数回行ないました。

私だけで精神科医を訪ねると、デイビッドは極端なほど知的な子で、私が心配する必要はないと言われました。デイビッドは独りにされても不安でなかったことを、精神科医は私に思い出させました。「もし、彼に見捨てられ不安があるのなら、独りにされたとき、少しは心配な様子を見せたでしょう」と彼は言いました。

私は車で帰宅しながら、デイビッドは、私が彼を置いて出かけたときも、誰かが彼を置いて出て行ったときも、決して困らなかったことを考えました。彼が唯一見せた情動は怒りでした。でも、医者の評価で、彼は結局普通の少年だということを再確認しました。

普通の少年が盗みをするの？　普通の少年がペットを傷つけようとするの？　普通の少年が母親に怒りや憤りをぶつけるの？「しょせん、男の子は男の子」と私は自分に言い聞かせました。

デイビッドは、学校から級友の持ち物を持って帰ることがよくありましたが、私はそれを盗みとは呼べませんでした。デイビッドが盗んでいることに初めて気づいたのは、彼を学校に迎えに行ったとき、担任の先生から一ドル渡され、学校にお金を持たせないようにと言われたときでした。私は持たせていませんでした。

私がそのお金の出所を聞くと、「ああ、それはぼくのお金だ」と彼は言いました。それは彼のブタの貯金箱のお金でした。「まあ、いいか」と私は考えると、彼はとたんに自分のお金は自分で盗めないことを、私に思い出させました。帰宅してからその貯金箱を調べると、八ドルあまりもなくなっていました。ほかのお金はどこにあるのか聞くと、放課後キャンディーを買ったと答えました。まだ私の手にある一ドル以外は全部使ってしまっていたのです。「それはぼくのお金だ」とその一ドルをひったくりながら、彼は怒鳴りました。二週間後、また別の一ドルコインを持っていて、今度は男の子からもらったと言いましたが、後になって拾ったと言い換えました。

夕食後、あのお金をどこからもってきたのか言ってくれなくてがっかりした、あのお金を返すべきだと言いました。「どうして盗ったの？」と私は聞きました。

「欲しかったんだ！」と彼は叫び、むくれて自分の部屋に引っこみ、私は独りテーブルに取り残されました。

ある日、私はデイビッドが、わが家の猫を水を張ったごみの缶に入れようとしているのを目撃しました。「何してるの？」と、私は悲鳴をあげました。「やめて！」。

「べつに」と彼は答え、にっこりしました。

あるとき、窓の外を見ていると、デイビッドがその猫に石をぶつけたり、棒で突っついたりしているのを見かけました。「猫をかまわないで」と私はよく言いました。「もし、あなたがもっと大きい子にそうされたら、どんな感じがする？」

デイビッドの行動は変わりませんでした。こっそりやるようになったのです。年齢とともに、彼はもっと巧妙になり、自分のやっていることをもっと上手に隠すことができました。やがて、私はシャワーのとき、猫を風呂場に連れて来ました。

もし、デイビッドが何かをしたいと思えば、彼は世界一優秀な子でした。彼が良い行動をするときは、それはそれは良い行動でした。そして悪い行動となると、それはそれは恐ろしいほどでした。彼の悪い行動が良い行動へと移り、そのまま変わらないことを私は願っていました。この「本当に思えないほど良すぎる」行動は、一度に二週間続くこともありましたが、必ず終わりがやってきました。彼の場面操作には仰天させられました。デイビッドは決して子どもではありませんでした。乳児でなければ、大人であり、決して少年ではありませんでした。

「もう少しすれば、デイビッドは私を信頼するようになるかもしれない」と、私は自分に言い聞かせました。私は決して「私を愛して」とは言えませんでした。なぜなら、彼が私を愛していないと自分に言えなかったからです。「それは、信頼の問題にちがいない。彼の母親が彼を置き去りにし、彼の父親もそうした。私もそうすると思っている、だから彼は親密な絆を結ぶのが恐いのだ」と私は自分に言い聞かせました。

デイビッドは、ほかの子がいると、くつろいで過ごせませんでした。彼の友情は表面的なものでした。親しい、あるいは長続きする関係はありませんでした。成長するにつれ、彼は大人の扱いが巧みになりました。知人や赤の他人は、彼を家に連れて行きたがりました。「あの人たちが——私たちがドアを閉めたときの——彼の家庭での行動を見れたら」とひそかに考えることがよくありました。

否認！　私は否認していました。デイビッドがどれほど私を嫌っているか、誰にも知られたくなかったのです。もし私の友人が、デイビッドが私にどんな仕打ちをしているか知ったら、たぶん私がそうされても仕方がないと考えたでしょう。子どもに一人でそのようなアイデアが浮かぶとは、誰も信じないでしょう。ついに勇気をふりしぼって、私が彼の行動——窃盗・嘘・憎悪——について友人たちと話し合うと、彼らはよくこう言いました。「彼は頭がいいだけよ。あなた、感情的になり過ぎてるわ」。

「彼はジミーやボビーとどこも違っていない」と、私はよく言われました。「子どもはみんなそんなものよ。私の子どもだって、同じこと、いや、もっとひどいことだってやっている」。もちろん、違いがあることは分かっていました。私は友人たちが、私自身の状況の評価を無効にし、傷つけるままにしておきました。私はその状況を生きていました。私は気が狂いそうでした。でも、他人には私のでっちあげだと言わせておきました。

私は間違っていました。

最悪だったのは、誰からも理解されないことでした。私は沈黙を守りました。「私は良い母親ではないのかもしれない」と信じ始めました。「我慢しなさい」と、私は自分に檄《げき》を飛ばしました。次に、良い母親になろうと自分に約束しました。私がデイビッドと、親密で愛する関係になろうとエネルギーを充当すればするほど、彼はしりごみをしました。私が親密になりすぎると、私が年寄りだ、醜い、料理が下手くそだ、ひどい奴だということを私に思い出させましたが、巧妙なやり口でそうしたのです。

「ママ、ぼくはママが嫌いなんじゃなくて、シーラと一緒に暮らしたいんだ。ぼく、ママの感情を傷つけたくないけど、もしママが死んだら、ぼく彼女と暮らせるかな？」と彼はよく聞きました。次に、親を殺した子どもはどうなるか質問しました。「子どもの刑務所ってあるの？」。私は自分に言い聞かせました。

「被害妄想。被害妄想になってる」と鋏やナイフを食器棚の一番上の棚に移し変えながら、
　デイビッドの二年生の担任は、クラスの子どもに対する彼の攻撃的な行動に気づき、心配だと言いました。「デイビッドは、リリーが木のそばにじっとしていなかったので〈仕返しをする〉つもりだと言ったんですよ」と、担任は私に打ち明けました。「今、リリーは恐くて、彼にやられると思って、学校を二日休んでいます」。その学期の間、担任は、デイビッドの間違いを正したり、彼のやりたいこと以外のことをやるように提案したりすると、彼の敵意がつのるのを感じていました。

「リリー」事件の三週間後、私は校長先生に呼び出され、デイビッドがほかの子のお弁当を食べたので、校長先生が質問したところ、「食べたかったから食べた」と答えたと言われました。同じ週に美術の先生から、デイビッドが先生のウール製品を盗んで売ったと言われました。「彼は盗みを何とも思っていなくて、見つかることしか気にしていない」と先生は言いました。「良心がないようだ」。彼のピアノの先生は、レッスンを中止してはどうかと言いました。彼の間違いを正すと、ピアノを蹴り始めたからです。このような出来事がきっかけとなり、私は再びデイビッドのためのカウンセリングを探しました。

　今度は、カウンセラーも自分の患者を理解しました。彼女はデイビッドの頭がいいことを理由に、彼を許そうとはしませんでした。八カ月にわたりデイビッドは治療を受け、私もカウンセリングを受けました。カウンセラーの提案で、デイビッドが私との繋がりを結ぶ上で役立つ、これまでとは違うテクニックを試しました。

　それまでは、デイビッドが何か不親切なことや傷つけることをすると、私は一時中断させるために彼を部屋に行かせました。今度はその代わりに、彼を抱っこしました。私はよく彼を引き寄せ、やさしく腕に抱きました。これは行動を転換させるために、乳児にやるのと同じやり方です。最初にこうすると、デイビッドは乳児に戻り

ました。膝に乗せると顔の表情が変わりました。彼のすべすべした顔が、しわくちゃで真っ赤になりました。拳を強く握りしめ、二十分以上もギャーギャーと赤ん坊のように泣きました。彼は怒って私と揉み合いましたが、私は彼に穏やかに話し続け、前後に揺すりながら彼をやさしく腕に抱きました。彼はとうとう静かになりましたが、コミュニケーションを図るための言葉は使いませんでした。彼は自己表現としてげっぷをし、それからクックッとのどを鳴らして喜ぶ声に変わりました。二十五分間抱っこすると、腕が疲れたので、彼をカーペットに下ろし、彼のそばに座りました。彼は這い這いして、消えてしまいました。私の推測では彼は八、九カ月の赤ん坊に戻っていたと思います。

私はこの抱っこの技法を二カ月以上も試し、いくらか変化がありました。少なくとも、プラスの成果を達成しつつあるように感じました。でも、彼がこう言ったとき、望ましい成果をあげていないことに気づきました。「ママ、どうしてもうぼくに罰を与えないの？　悪いことをするたびに、ママはぼくを抱っこする。ぼくはこれからも、悪いことやめないよ。ママがやりやすくしているんだもの」。

デイビッドの怒りはエスカレートしました。時どき私がお化粧をしていると、私の後ろにやって来て、背中を突きました。「からかってるだけだよ」と彼はよく言いました。「からかってるんじゃないわ、傷つくわ」と私は彼にきっぱりと言いました。彼は笑って立ち去りました。

夜間、デイビッドはよく目を覚まし、網戸や窓を引っかき、何者かが家に侵入しているふりをしました。彼の部屋に行くと、眠ったふりをしましたが、最後には自分がやったと認めました。「どうして？」と私はよく聞きました。「ママを怖がらせたかったから」と彼は答えました。

デイビッドはまもなく八歳になり、大柄な少年になるところでした。あとどれだけ私は彼を身体的にコントロールできるでしょうか。あとどれくらい何も問題のないふりができるでしょうか。

私に対する彼の怒りが最悪の表現をとったのは、母の日ではなかったものの、その日は最悪の出来事が起こりました。デイビッドも含めて子どもたちは全員、授業で母親へ贈るカードとプレゼントを作りました。デイビッドはカードもプレゼントも家に持ち帰りませんでした。

私たちは、友人と彼女の息子を誘って出かける母の日のピクニックを計画しました。友人親子が来ると、デイビッドはその母親にかけ寄り、彼女に腕をまわし、「お母さんありがとう！」の歌を歌いました。デイビッドは友人を抱いたまま、戸口にぽつんと立っている私を振り向いて、憎らしそうに微笑みました。

カウンセリングをいろいろ受けた後で、デイビッドは反応しない――彼は相手になってくれない――と悟るようになりました。知的には、私は彼の怒り、彼が見せる恐ろしい、そしてときにはぞっとするような行動に対処できました。私が対処しきれなかったのは、彼の情緒的な距離、私に対する愛着の欠如でした。

あるセッションのとき、私はカウンセラーにこう言いました。「私は人生のある時期、なにごとも愛情で解決できると考えていました」。

「なにごとも愛情で解決できますが、愛情は受け止めてもらわねばなりません」と、そのカウンセラーは私にきっぱりと言いました。

愛情がデイビッドには届かなかったので、私は代案を探し始めました。一つの案は、「怒り軽減セラピー」でしたが、その説明書を読んで、ビデオを見ると、この方法は私にはあまりにも恐怖志向的で、虐待的に思われました。里子に出すことは問題外でしたので、ある時点で彼を養護施設に出さねばならなかったかもしれません。それも考えられないことでした。

私が選んだのは、デイビッドを父親の下に返すことでした。太平洋の上を長く寂しい旅をして帰るとき、空いている隣の座席を見て、息子を失うとは、どういうことか分かりました。

物語は始まった場所で終わります。つまり中国で、です。

第15章　失われた子どもたち――戦争、拷問そして政策

専門家としての私の体験の絶頂は、児童臨床家たちの特別の集まりのときのことです。一九九〇年にイスラエルで行なわれた「戦争における子どもたち」についての会議で同僚たちとともに教えたときでした。多くの国々からの発表のなかには、世界中の子どもたちの苦悩がぎっしりと凝集されていました。自分たちのした仕事について、また自分たちが子どもたちのなかに見た我慢強い精神についての献身的な専門家の証言は希望をもたらすものでした。政治的・文化的そして専門家間にある境界線という障壁を乗り越えて、私たち――パレスチナ人、イスラエル人、南アフリカ人、アルゼンチン人、カンボジア人、スウェーデン人そしてカナダ人たち、分析家、小児科の医師、ソーシャルワーカー、そして心理学者たちや、さらにほかの国々、ほかの分野からの参加者――は、私たちの子どもについて語ったのです。私たちは、子ども兵士、難民、ストリート・チルドレン、ホームレスであった幼いサバイバー――愛着をもたない子どもについて語りました。

この章には、戦争や政府の政策に起因する深刻で外傷的な愛着障害に苦しんだ子どもたちから私たちが学んだ事例も含まれています。路上生活者の社会や難民キャンプに住むホームレスの子どもたちが習得した生きるための技能だけでなく、拷問、誘拐、国家の崩壊を体験した子どもたちの体験も、私たちが日常の臨床の場で会っている子どもたちの経験とそれほど異なったものではありません。実際に、モデルとしてそこから学ぶことができ

るほどです。

まず最初の発表者は、カナダのある学校で難民の子どものために行なわれた集団療法プログラムについて述べています。ベンの物語は、愛着問題をもつ多くの子どもたちの現実を力説するものです。つまりベンは両親と同居してはいますが、両親は自分たちの圧倒的な要求と状況のために、彼に必要な情緒的支援と適切な対処モデルを与えることができずにいました。ベンの二役行動は、自分の親は無力であると感じ取っている子どもたちに共通して見られるものでした。このような子どもは、攻撃的な大人あるいは年上の青年期の青年のもつ「力」に引きつけられ、彼らに同一化するのです。年齢相応の恐怖が現実に出現したときには、その子の「慰め」と「優しさ」を望む気持ちは、結局のところ、自己嫌悪の感情に変わってしまうのです。このことが、ひいては、力をもつことや攻撃的な役割が〈価値あるもの〉だという信念を強化してしまい、「力」と「攻撃性」は「慰め」となり、傷つきやすさという感情に自動的に反応してしまいます。

このような子どもたちのための集団療法は、グループメンバー間の関係の成長を促進するだけでなく過去の恐ろしい体験と現在の困難を分かち合う場を提供します。プログラムが提供する支援、慰め、傷つきやすさを分かち合うことは、暴力や無力な親というモデルとは違ったモデルを提供するのです。

次の発表者は、「必要な」愛着と「親として」の愛着についての専門家としての洞察、つまりアルゼンチンで一時行方不明となり、戻ってきた子どもたちとその家族とともにした作業から得られた洞察について述べています。著者は、誘拐された子どもたちを生き残りのための強烈な、しかし危うい愛着関係に縛り付けていた、内的外的要因と、自分たちが愛されていると感じるために子どもたちが支払った代価について述べています。

産みの親が殺されてしまったとすれば、育ての親から徐々に子どもたちを本当の拡大家族に移すことは実行可能なオプションではありませんでした。両親が殺されたという情報は与えることができないか、一度に少ししか理解されません。特に、子どもが過去の恐い体験に関係している人に世話をされている間はできることではありませんでした。移行は注意深い計画と、子どもの情緒的欲求についての充分な配慮がなされるなかでもたらされました。しかしそれは子どもたちにとっては唐突でした。著者らは、子どもたちが客体的世界が完全に変わることに対処しつつ、子どもたちが経験した外傷的体験の実態について述べています。このプロジェクトは、相当量の継続的な臨床的支援を子どもたちに提供し、子どもたちにもその家族にとっても良好な結果を生んでいます。

著者らの考える「生き残りの必要から出た」愛着関係とは、第3章で述べられた、外傷による絆に多くの点で類似しています。そのような愛着が子どもに与える情緒面・行動面の影響に対する彼らの洞察は、外傷による固着関係に直接的に応用できるものです。つまり子どもたちは自然に湧き起こってくる好奇心や自発性を失い――真実を恐れ、現実を避けるのです。虐待する両親と同居している子どもの処遇について決定判断をするときが、それに似ている状況です。虐待のある環境に子どもを放置しておくのは危険であり、しかしその子をそこから引き離すことは外傷的です。子どもは危険から守られなければなりませんが、離別の痛みから守ることはできません。私たちにできることは、抱える、愛情ある環境を提供することですが、子どもの側の苦悩は避けることはできないのです。

最後の発表者は、数多くの国で、子どもの難民と行なった取り組みから得た知識を分かち合い、子どもたちがどのように愛着の崩壊と喪失に対処するかについて述べました。その方法のなかには、不在の親を内在化し、内在化されたその親がその子どもを導き、支援するというものも含まれています。また、青年期にある子どもたちの一見成熟したように見える外観に惑わされてはいけないことに気づかされました。彼らがいる社会が、そのなかで自分たちがどのような役割を自然に担うべきか知るのに何の助けにもならないときに、彼らは問題を引き起こし、混乱するのです。著者はこのプロセスを、そのほかのさまざまな状況下で、子どもが情緒的に生き残るモデルとして一般化しています。多くの構造化された癒やしの状況の例を挙げ、そのうち、あるものは計画されたものであり、あるものは地域社会から機会を与えられ支援されたときに自然に起きたものと報告しています。

再定住した子どもの難民との対話――愛着に関する数々の問題*

私の子どもの難民との取り組みの焦点は、主に喪失、離別、心理的外傷に関連した問題です。そのような子どもたちの運命の多くが、その子どもたちが体験し、目撃した圧倒される状況によって決定されているからです。愛着と援助が、外傷に対処し統合する際に重要な役割を果たすのです。特にその子たちが流浪しているときや〈隠れ場〉にいるときに、祖国でその子どもたちを助けてくれる人たちだけでなく両親と養育者たちからそれらが与えられるときには大変重要です。

ベンについて簡単に述べようと思います。再定住した子どもの難民のための支援プログラムに受け入れるために私が学校で最初に彼と会ったとき、多くの東南アジアからの子どもの難民と同様に、彼は問題児と見られていました。当時は、両親と四人の年上のきょうだいのなかの三人と一緒に住んでいて、公立小学校の六年生でした。

私とベンとの最初の面接では、彼のエネルギーと英語で会話を持続する能力が印象的でした。彼は好奇心に満ち、自発的で、私がグループでやろうと提案した将来の活動やプロジェクト（描画やワークブック）について、積極的な気持ちを表明していました。彼の担任は、ベンは教室では問題児で、同級生からは拒絶されており、大変攻撃的であると私に告げました。スクールカウンセラーは、彼だけでなく、彼の家族――そのカウンセラーによると、孤立し、うつ状態になっている――も心配ということでした。

私はベンと家族が多くの外傷的体験をしてカナダにたどり着いたと聞いていました。ベンの二人の幼い兄弟た

＊ブリティッシュコロンビア州ヴァンクーバー在住のヤヤ・デ・アンドラードからの寄稿。

ちは、家族がタイへと向かうカンボジアのジャングルのなかで、飢え死にしました。家族は絶えず移動を強いられており、ベンはごく幼い頃から多くの殺人現場を見、大きな離別と喪失を体験していました。

私の観点からすると、ベンの家族が経験したそれらの喪失と混乱が、ベンのもつ困難、特に、自分の家族、仲間、一般的な権威者たちに対しての安全でない愛着に関連したむずかしさの原因または、少なくとも、主なストレスの源になっていると思われました。

ベンは自分が友人ができない、誰も信用できない、親や兄弟に親しみを感じているにもかかわらず、彼らを愛することができないと言っていました。彼の見方では、誰も自分を慰め、養育したり世話をしたりしてくれず、自分はただ幸運によって生きていることができたのであって、親の努力や自分の生き残ろうとする能力によるものではない、と感じていました。

現在、両親も担任も、ベンを養育することにむずかしさを感じている様子でした。彼は、何も見返りをくれない子どもとして彼らの目には映っていました。ベンが必要としている情緒的な安心感を、両親からはもらえないでいます。というのは、両親は自分たちの喪失について喪の作業をしている最中だからです。すなわち自分たちの心の深い傷と悲しみが、現在の問題として彼らの上にのしかかってきており、ベンとほかの子どもたちの将来のことを純粋に心配はしていても、自分たちの心の傷を解決して現在の生活のなかに統合することができずにいるからです。また、家族は外傷後ストレス以外に多くの問題を抱えています。たとえば、文化的愛着のシンボルは失われ、彼らが祖国を離れ、自分の同一性をもってはならないことを強要された際に、まるで自分を失ってしまったかのようになった状態がその一つです。

ベンは、ごく幼いときに生き残るためには攻撃者たちに愛着をもたねばならないことを学びました。キャンプの警備兵たちに次第に魅せられ、かつ怯えており、彼らのもつ力に引かれ、自分の生きるモデルとしていったと彼は報告しました。このように攻撃者に同一化することによって、自分の恐れと痛みの感情は万能感に変化していったのかもしれません。ベンの描いた絵は、彼のかぼそい身体とは反対に、権力と身体的な力への固着を示しています。両親や兄弟のイメージにしがみつくことができず、傷つきやすくなり、こうして劣等感を増大させながらも、ベンは健全な同一性を発達させていかねばならないのです。彼は恐怖、怒り、脅迫、不安、喪失、死、希望のなさの記憶といったさまざまな状況に対抗して、さまざまな防衛を組織しようとしているのです。

彼は二重の役割を演じています。一つは、以前の外傷を克服しようと試みて攻撃者の役割を、もう一つは、脅え、孤立し、うつ状態になっている子どもの役割をです。それは他者からの慰めが必要であるにもかかわらず、あえて頼まず、また期待しないという形をとっています。

ベンの母親が最初の頃、ベンはいつも悪夢を見ていて困る、静かに落ち着いていることができず、暴力に巻き込まれやすく、家で怒りを爆発させていたと述べていました。今は以前より落ち着いて、よく眠り、外傷体験に多くのやり方で対処していると彼女は感じていると言っています。たとえば、兄の命を狙っていたクメール・ルージュから兄が隠れなければならなかった話をしたことがありました。その後、突然、自分は学校でかくれんぼをしたと話してくれました。悲しみの源、痛ましい現実の記憶から、より適応した体験へと自分の注意を彼が向けるのを見るのは興味深いものでした。

ベンと彼の家族は、戦争のもつ典型的な悲劇の一つを代表しています。彼の両親は、失望し、やっとのことで、自分たち自身と子どもたちの日常の必要にただ反応するだけです。ほかの難民や家族から離された子どもたちのように、ベンは共感に乏しく、低い自己肯定感、低い不満耐性をもっていました。彼の愛着は安定感を欠いています。初めこうした愛着は家族との体験から出発し、次は難民キャンプの権威者たちとの体験へ、その後は彼の攻撃性と、乏しく不適切な感情の絆のゆえに、彼を受け入れ難いと考えた周りの大人たちが繰り返す対応によって、永続性をもったものになっていった可能性があります。

ベンの担任は、注意集中に関して大きな問題は思いつかないようです。ベンはほどほどに学業をこなし、指示に従うことができるようだと言っています。しかし、スクールカウンセラーは、彼の社交上の能力の不足、友人をつくれないこと、衝動性と暴力が心配であるとしています。そのカウンセラーはベンの将来についても心配しています。というのは、ベンが将来に希望がないと感じていたからです。

再定住した子どもの難民にとっては、彼らを取り囲む愛・世話・同情の質が、彼らを活かす非常に大切なものであると私は考えます。ほかの子どもの難民と同じように、ベンは純粋に彼を世話してくれる大人が継続してそれをしてくれること、そして学校での支援グループ・プログラムを通して、外傷体験について自分の気持ちを表現し、批判されることなくその気持ちを慰めてもらう機会をもてるのだということを学ばなければなりません。

彼の不確かさと不適切な行動は、もし家族や学校という状況のなかで適切な緩衝対象が与えられるなら、消失してゆくでしょうし、過去について、現在あるいは将来に思い出すことはあっても、最終的に過去は過ぎ去ったものとなってゆくでしょう。実際問題として、ベンの社交上の能力は進歩し、衝動性と暴力は減少してきています。彼は自分のもつ可能性を使うことに力を集中し、意義のある愛着をつくっていくと思われます。

ベンは、社会心理的な外傷の影響を受けて苦しんでいます。彼は自分の周りで何が起きていたかについて理解するにはあまりにも幼すぎたのかもしれません。実はそれは、彼の傷つきやすさが反社会的行動と怒りを増大しただけのことだったのです。彼が自分自身に対して今でも怒ることがあるというのは、ほかの子がベンの悪口を言うからであり、それをじっと我慢しているからなのです。彼自身の言葉によれば、「僕がめちゃめちゃ怒ったときには、ほかの人を殴りたくなるんだ。それはコントロールするのがとても難しいことなんだ」。不幸にも、彼の周りにいる大人たちは、自分たちが抱えている痛みや怒りに囚われていたためにベンに注意を払うことができず、養育的で適切な対処モデルをベンに提供できずにいたのでした。私たちは、ベンがもっている心的外傷のケアをすることはできますが、それらの体験を魔法を使うように消すことはできないとベンに理解してもらわなければなりません。振り返ってみると、ベンがほかの難民の子どもたちと関わり合いをもつことが、彼の心理社会的外傷のきわめて重要な緩和剤でした。彼は、その子たちの外傷とストレスに満ちた体験に耳を傾け、自分が体験したいろいろな特別な出来事についての記憶に対処するのに自分自身も苦労していることをそこで話し、また学校や家庭で現在要求されていることについてお互いに話し合うことによって、自分自身と他者に対しての信頼感を増すことができました。しかし、彼はまだ個人から、またはギャング集団からの復讐の可能性について心配し続けており、鋏とナイフをたくさん持った化け物が彼の後を追ってくる奇妙な悪夢を見たりしています。

生き残りのための愛着と親認知プロジェクトでの愛着*

「おばあちゃん、私は大きくなれなかった。まるで誰かの手がわたしの頭をギューと押しこんでいるような感じだったの」

誘拐された少女

どの子どももすべて、心理社会的発達のために適切な愛着を形成する必要があります。極端な事例では、どのような犠牲を払ってでも生き残るためだけに愛着を形成する子どももいますが、通常は子どもは、親認知プロジェクトとともに愛着を形成しているのです。私たちは、前者を「生き残りの愛着」(Survival Attachment：

＊ アルゼンチン、ブエノスアイレス在住のユリア・ブラウンとマルセロ・ビアンケディによります。
親認知プロジェクト（PIP）とは、親が子どもを持つことを望むこと、家族のなかに子どもに居場所を与えること、子どもの名前や情緒的絆、その家族に属する感情や個人的価値観などを生み出す雰囲気全体を指します。親認知プロジェクトとその子のもつ可能性とが相まって、発達が形成されます。

SA)、後者を「親認知プロジェクトの愛着」(Attachment with the Parental Identifier Project：APIP) と呼んでいます。

よく知られているように、アルゼンチンでは一九七六～八三年の間、軍部独裁政権が権力をふるい、三千人の〈行方不明者〉の解決をあとに残しましたが、そのうち約五百人が子どもで、国全体がひどい恐怖に圧倒された時期でした。

なかには親と一緒に誘拐された子どももいました。妊娠中の母親が囚人として連行されたため、秘密の牢獄のなかで誕生しました。その子どもたちの多くは自分の親が誘拐され、拷問を受け、暗殺されるのを目撃しています。そして、そのうちの多くの子どもたちが暗殺され、ほかの子どもたちは誘拐犯や誘拐に関係すると疑われている犯人に渡されました。

そういった子どもの多くはいまだに行方不明であり、そのうちの何人かはマヨのグランドマザー・プラザ*という団体に発見され、原家族に戻されました。

子どもたちを連れ去った家族――〈横領家族〉――は、その子らを自分たちの法的な息子あるいは娘として届け出て、過去を消そうと試み、情報をすべて秘密にしました。その家族は自分たちを子どもの救い主として、またその子どもの生みの親の命とイデオロギーを破壊するものとして、〈救世主的親〉と自分たちを規定していました。こうした状況のなかで、子どもたちは生き残りの愛着をもつしかありませんでした。

生き残りの愛着は、子どもの自己同一性、隠された出生、実名なども含めた成育歴と家族に関する嘘の数々を肯定することが基礎となっています。子どもは嘘を演じつづけることを強制され、真実を明かしてくれる可能性のある人びとや状況から孤立するといった操作されやすい状態におかれます。この結果、不気味な禁止令と行動が現われます。たとえば子どもは、見知らぬ人びとの間で首を垂れていなければいけないと教えられます。それは〈良い教育〉が教えるルールの一つであるといわれますが、実は認知されることを避けることを意味しているのです。

生き残りの愛着は、強さも脆弱さも両方もっています。その強さとは子どもたちが共犯となることや、恐怖と死に直面することを避ける必死さや、隠された犯罪の結果を秘密にしようとする努力から来ています。愛着関係は脆弱で、絶えず真実が現われ出ようとする危険性のために消滅する傾向にあります。結果として、そこにおかれた子どもは、自分が葛藤のなかにいることを発見し、自分の気持ちを抑え〈過剰適応〉することによって解決を試みるのです。

まず第一に、自然な興味、自発性、事実を知ろうとする願望を失い、無関心と無気力に陥ってしまいます。第二に、その子は良い子に変身させられます。大人からの愛を永遠に受け続けることができるという幻想をつくり出し、新しい喪失が起きないように試みるのです。愛されるという代償として、子どもは知る権利を失います。そこで生き残るのに必要な条件は、考えてはいけないということなのです。

そのような子どもが発見され、原家族に戻されたときに、とてつもなく大変な経験に悩まされます。自分の本当の成育歴に気づかされるからです。自分が知っている、自分について本当だと思っていたことが明らかにされ、それは嘘だとされるのです。その子は極度の悩みとひどい不安感を体験します。

私たちはこの瞬間が〈矯正的な外傷体験〉だと信じています。それは子どもの客体的な世界の全体に起きた変化が極度の精神的苦痛を生み出すために外傷的です。同時に、再統合へ速いスピードで進んでいくために矯正的です。私たちが観察したすべてのケースで、原家族へ戻すことで驚くべき精神的・身体的成長の過程が始まったことが観察されたのです。

＊　マヨのグランドマザー・プラザ（The Grandmothers of Plaza de Mayo）は、アルゼンチンの軍事独裁政権下で消えてしまった行方不明者の子どもたちを探し出すために献身している母親と祖母たちで組織された団体です。

子どもを原家族に戻す行為は裁判官の立ち会いの下に行なわれました。裁判官は、欠席している親の代理人としても、保持している価値観の破壊を命令し法律を履行する者としても、そこに立ち会いました。

子どもを原家族という避難場所に戻すことは、その家族の一員としての自分の成育歴について知りたいという大変強い願望をその子どもがもつ過程が始まることになります。そのプロセスは、その子とその家族が一緒に完成するものであり、親認知プロジェクトを考慮に入れます。

勇敢さもそうですが、真実は精神構造にとって必要とされる精神的な分類、たとえば――良い／悪い、本当／嘘――といった分類を構築してゆくための基礎を形づくります。信頼にもとづいた愛着の形成、定着が進むと、結果として好奇心と関心を呼び醒まします。子どもたちは、血の繋がりのある家族成員とともに記憶をたどり、身体的な触れ合いを通して、精神的身体的な面で自分と似た所をその人たちのなかに発見するのです。こうすることで、過去の体験を自分たちの現在の生活に統合することが容易になり、近親を奪われたことを悼むプロセスが可能となります。同時に、嘘に嘘を重ねる必要から解放され、〈彼らの生命を救った〉救世主的行為をしてくれた人びとを、永遠に喜ばさねばならない義務からも解放されるのです。

生き残りの愛着の重さから自由になり、彼らは両親との愛着が本当に価値あるものであることを証明するために、自分なりの立証と確認のやり方をつくり出し、以前は禁止されていた調べることへの道を開くのです。隠喩的にはこれらの子どもたちは、彼らの本来いるべき居場所のなかで再誕生のプロセスを実現していると言ってよいでしょう。

以上は、マヨのグランドマザー・プラザという団体に戻された子どもたちとの取り組みをもとにした報告です。

プライバシー保護の理由から、個人の歴史については削除したことを付け加えておきます。

国際的な愛着の問題を認識すること*

子どもの情緒的生存にとって必須の要因は、家庭と家族をもつことから得られる安心感です。子どもの難民は大人の難民と同じ喪失と危険に直面しますが、大人のもつように、自分の置かれた状況についての理由と、総合的に理解する能力や、幸せな時期の思い出を今の辛い時期と分ける能力をもっていません。ある子どもがこう思い出したと話してくれました。「戦争が始まったとき、僕は子どもだった。いったん戦争が始まってしまうと、とても危険になった。どこが安全だと言えなくなった。でも、僕は恐くなかった。だって、人はたった一回しか死ぬことはないんだって分かっていたから」。

子どもたちの環境をたいした問題を起こさずに大きく変えることができることは確かです。しかし、ある出来事がその子の家族との繋がりに影響を与えるときには、それは必然的にその子にも大きな影響を与えるのです。子どもに自己同一性と自己価値感を与えるのは家族なのですから。家族を取り去ることは、子どものもつ自分が存在してよいという信念、あるいは存在する権利を脅かすことになるのです。大人がいなくても子どもたちが生き残ることができるのは明らかです。ストリート・チルドレンの存在がこの事実を証明しています。しかし、そこでは希望や喜びがなく、ただ生き残るためだけということが多いのです。また、自分について疑いをもち、世界へ不信感をもつようになるだけです。前述の子どものように、どの子どもも〈人は一度しか死ぬことはないのだ〉といったような結論に達するとは限りません。多くの子どもたちは、自分は世界のなかに存在する価値はないという結論に達しており、その考えは、彼らのその後の人生にいつもつきまとうものとなります。

＊　ヤン・ウィリアムソンからの寄稿。

家族を失った難民の子どもは、自分にこうしたらいいと教えてくれる母か父が訪ねてくれることを夢見ることが多いのです。失われた家族について、具体的に写真のような形で頭の中に内在化させるなどして、子どもたちはそのイメージが自分に話しかけ、自分の人生を導いてくれると感じることはごく普通のことです。ある男の子は、母親の霊が彼に、「知識を修めて、人生に成功する道を歩むよう」に言ってくれると話してくれました。もう一人の子は、父親の霊が自分を守り、危害から解き放ち、自分を安全な場所に置いてくれると言っていました。このように、子どもたちが誰かに属していると感じる必要は大変に大きいので、たとえ想像上でも、自分を世話してくれる人がいることの方が、家族がいない孤独感よりも望ましいのです。

子ども時代や家庭、家族の喪失は年齢の境界を尊重してくれません。遺棄された乳児や幼児は、家族を失うだけでなく、個人的な歴史も失うのです。自分について何も知らず、大人になるまでずっと難民キャンプで、すなわち伝統的活動、言語、文化の恩恵に浴さない、つまり歴史のない共同体で生活を送る子どたちは、どこに自分の人生の拠り所、所属感、言い換えれば自分の価値を見出すことができるでしょうか。十代の難民の子どもたちは、成熟し、若い成人のように見えることが多いのですが、彼らは、実は子どもの視点、理解の仕方で世界を見ています。通常彼らは、安全な避難所を提供してくれ、そのなかで自然だと考えられる役割を彼らがどのようにとったらよいかを教えてくれる共同体から断ち切られているのです。安定した成人期へと彼らを導いてくれる文化的な支援はどこかに行ってしまったのです。若い成人として彼らは孤立し、自己同一性、自己価値、あるいは自分たちの周りにある共同体に属するといった最も基本的な感覚を得られず、なんの利益も受けずに難民集団のなかをさまようだけです。

この気が滅入るような事態にもかかわらず、難民の子どものなかには大人の目から見たら絶対にありそうもないのですが、自分たちの周りの世界への希望と信頼を守り、育てているのです。それはたった一つの幸せだったときの思い出だったり、自分を愛し守ってくれる家族の一員であったときを思い出させる言い回しだったりするのです。このような幸せな生活の残滓といってよいものが、何人かの子どもたちを最悪の時期の間中、支え続けます。「戦争前には人びとは伝統を維持していたんだ。お寺、お祭り、一緒にしたいろいろなゲームは、私たちの魂の一部だ。それが楽しかったことを覚えているさ」。子どもたちのなかには、自分の人生のなかで未知のものに浸ろうとはせず、より具体的な思い出を頼りにして、感情を繋ぎとめている子もいました。「村を離れてから何日か後に、寺院がいくつか建っている所に着いたんです。私はそれをとても懐かしく思い出します。それは自分の村の近くの山々が懐かしいのと同じようです。もちろん両親のことも思い出します。今、村に戻っても見つかるかどうか分かりません。でも、寺院も山々も、そこに必ずあるはずです。でも、お父さんやお母さんは？私にはよく分かりません」。

マリアナと弟は、中央アメリカの小さな村に祖父母と一緒に住んでいました。思い出せる限りそこに長く住んでいました。マリアナの父親、叔父、年上のいとこは、ある夜、兵士たちが食料を探しに村に来たときに消えてしまいました。誰も彼らに何が起きたのか知りません。また誰も彼らが消えてしまったことについて話もしません。マリアナは祖父母がヒソヒソ声で何か話をしているのを時どき聞いていましたが、彼女が誰かに話すのを恐れていたため、家族について知っていることを誰も彼女には話しませんでした。

マリアナの母親は、父親が消えてからまもなく、仕事と安全な生活の場を探しに出て行きました。母親は娘や息子に、一年以内に戻ると約束しました。一年半後、母親はいくらかのお金と一緒に手紙をよこしました。そこには、みんなと一緒に生活するのは思ったより長くかかりそうだと書いてありました。マリアナは祖父母と暮らしていて幸せでしたが、両親がどこにいて、どうして出ていったのかを誰か教えてくれないものかと思っていました。でも、それを尋ねるのは恐くて、自分が良い子にしていないから誰も教えてくれないのかもしれないと考えていました。とにかく、それほどうるさくせず、弟と喧嘩をせず、または学校で良い子にしていれば、マリアナのことを、父親について話してもよいくらい、あるいは母親と一緒に住んでもよいくらい充分大きくなったと分かってくれるだろうと考えていました。彼女は自分が良い子であれば、母親が何かを送ってくるだろう、あるいは村の誰かがどこに行ったら父親が見つかるか教えてくれて、再び会うことができるに違いないと考えていました。彼女は、両親がどんな姿だったのかだんだん覚えていることができなくなったので、夜、泣くことがよくありました。彼女は、両親が迎えに来ても顔が分からず、また置いていかれるのではないかと恐れていました。

子どもたちにそのような壊滅的な喪失が起きたときに、私たちはどのように手助けできるでしょうか。私たちがどのように援助したらよいのか、何ができるのか、注意を払いさえすれば、たいてい子どもたち自身が示してくれます。

文化や子育てのやり方の違いにかかわらず、基本的に子どもたちが必要としているものは変わりません。子どもたちが合衆国のスラム地区にいようと、サラエボの包囲されたアパートにいようと、難民キャンプあるいは強制退去させられた遊牧民のなかにいようと、です。世界がひっくり返ったときに、子どもは自分たちの生活のなかに継続性と秩序の感覚を求めます。大人はそれがソーシャルワーカーであっても、緊急援助者であっても、いろいろなやり方でそのような秩序となじみの感覚を子どもたちのために回復することができるのです。

喪失の痛みを癒やす完全な答えとはなりませんが、日常生活の規則性と予測が可能な出来事を回復させることが、子どもに大きな慰めを与えることができるのは確かです。子どもが構造化された活動をするとき、つまりその始まりと途中と終わりを予測することができるときに、混沌とした世界のなかで、達成感と勝利の感覚を得るのです。これは、以下に示すアフリカの難民キャンプでの出来事によって鮮やかに描き出されます。それは争いと干ばつによって、一万五千人の青年期の若者たちが強制退去させられていたときのことです。多くの者が飢餓で死にかかっていて、持ち物一つなく、着るものさえありませんでした。派遣された緊急援助者たちが、見る影もないその惨めな場所に到着したときに驚くべきものを見たのでした。それはキャンプのなかで何百人もの男子と数人の大人たちが秩序だったグループを作り、授業を行なっていたのです。読み書きのできる者が教師でした。土埃のなかで裸足で、木の枝を使って地面に字を書いて、授業を進めていたのです。圧倒的な絶望状態のなかで「学校の授業」が行なわれていたのです。

国連高等難民弁務官事務所は、「子どもの難民のためのガイドライン」を作成し、子どものコミニュティのアニメ製作者やグループリーダーが子どもたちとする取り組みの方法について手短かにまとめています。その内容は、子どもたちと取り組む際に、物語などを話すことや描画、ダンス、粘土や劇といった、文化的に適した方法を使うように示しています。このような活動は、本人あるいはほかの子どもが人生のなかで起きた出来事について感じた気持ちや心配事を表現する機会を与えてくれます。このやり方は単純なように聞こえるかもしれませんが、ストレスを引き起こした数々の出来事を子どもたちがチェックし、ある程度理解し、自分の体験の一部として統合する手助けとして決定的に重要なことなのです。この点においては大人も子どももそう違いません。恐怖を引き起こす出来事が起きたとき、その出来事についての物語を繰り返し何回も話す必要があります。物語をほかの人に聞いてもらい、何らかの見方を獲得する必要があるのは、大人にとっても子どもにとっても同じです。それでも、苦悩の表現には、大人と子どもでは違いがあることを認めることは重要なことです。

子どもはもっと守られたやり方を必要とします。絵を描くとか、〈ほかの人〉について物語を語るとか、自分が見たことをほかの人に演じてもらってみるといった間接的表現方法を活用するのです。大事な点は、出来事を何らかの形で表現するということです。表現方法を子どもに選んでもらうことと、文化的におかしくない媒体を提供することが、このアプローチの特長です。

子どもの難民は、物語などを話すことや音楽、ダンスなど、表現方法は異なっても、同じような伝統的なテーマをよく選びます。マラウィーのある難民キャンプでのことですが、ある老人が毎日、学校に来て、子どもに民話をいくつか話していました。それらが選ばれたのは、なじみの感覚を呼び起こして子どもを慰めるためだけでなく、問題解決のためにとるべき手続きと、恐怖を呼び起こす出来事に対して、男性の主人公がどのように勝利の感覚を獲得したかについての例を、子どもに教えるためでした。

タイにあるカンボジア人のキャンプにようやく辿り着いて、多くの難民の家族はひどく粗末な避難小屋を建てて住んでいました。そこでは、祖国にいるときには長期間禁じられていた、舞踊を踊るために特にとっておいた小屋の周りを群集が取り囲み、なつかしい音楽の調べと足を踏み鳴らす音を聞くことができました。訓練を受けた舞踊家、音楽家、教師たちは、学校や子どものためのセンターに出て行き、希望する人に踊りや歌を教え始めました。伝統舞踊という表現のなかで、子どもたちは、自分たちの過去の伝統のなかの慰めをもたらす動きを何回も練習しました。子どもたちは勝利の感覚を感じ始め、いったん途絶えた文化のわずかな部分を再び獲得したのでした。

ほかの子どもたちはドラマを準備し、ポルポトの恐怖の過去だけでなく、難民生活における日常的なストレスの出来事も演じました。この劇は念が入っており、緊急援助者を戯画化し、その人たちの〈おかしな振る舞い〉も含まれていて、熱心な観客を前に、ユーモアとともに演じられました。大人たちはこのすぐあとに、大観衆のために自分たちの体験を再上演しました。ほかの治療形態を使うことができない状況下で、こういった伝統的なさまざまな活動は受け入れやすいために、人びとが長い間秘密としてきたものを安心して話すのに必要なものを与えてくれたのです。

アフリカの子どもたちのグループは、自分たちに起きた外傷的出来事を伝統的なダンスで再演し始めました。そのなかほどで、子どもたちは突然兵士になり、銃が現われました。疑似攻撃のなかで人びとは殺され、負傷しました。この攻撃劇の終わりでは、一人の子どもがそこに残って銃をかき集め、死体のそばに積み上げました。こうして子どもたちは、外傷的な出来事の再演をここで終えました。そしてまたもとのダンスに戻り、全体が完了したのでした。このダンスと劇は何度も繰り返されました。大人たちからは、子どもたちがあの出来事にもう何も影響を受けず、平静な状態にいるように見えたのでした。

これらの例はすべて、重要であることは明らかです。子どもたちは自分たちが知っているものや周りにある文化の慣習を頼りにし、圧倒する喪失と悲嘆の恐怖に満ちた思い出に安全に近づくことができたのです。数々の秘密を語り、過去の重荷を下ろすためには、安心感を与えてくれるものが必要であることを、子どもたち自身が見つけ出し、その欲求は伝統舞踊、歌、物語という予測可能で安全な決まったやり方を通して現実のものとなったのでした。

第16章　親子遊戯療法――愛着をつくり出す

スティーヴ・ハーヴェイ

「親子遊戯療法」(Dynamic Play Therapy) とは、親子がアート、ムーブメント(訳注　身体を動かす活動)、ドラマ、ビデオを使って一緒に遊ぶ介入方法の一つです。そのような遊びはゲームのような形をとることが多いです。そのうちのある表現活動はセラピストによって指示され、ある活動は家族のメンバー自身によって始められます。ボールを転がし転がし返すとか、パラシュートの下を走るとか、皆で壁画を描き上げるとかいった単純な活動は、問題を体験している家族にとってとてもむずかしいものです。一方、お互いに信頼し合い、感情と問題解決について健全な形で即興に表現できる家族は、どんな単純な活動もお互い同志が良い感情をもつようになり、それをもっと促進させる喜びの体験に変えてしまうことができます。遊びは、関係性に問題がある家族が、楽しく、ワクワクする表現をお互いに生み出すために使われます。

最近、モリーという養子縁組をした四歳になる娘を連れてきた母親がいました。その子は自転車に乗っているところをトラックにひかれました。幸いにも大きな怪我はありませんでしたが、モリーは次第に反抗的になり、悪い夢をたくさん見始め、母親の居所について絶えず口うるさく指示するようになりました。

この子は、麻薬中毒から抜けられず、育児放棄していた産みの親から引き離された後、生後六カ月で今の母親と養子縁組をして、娘となりました。モリーは、コカイン中毒者として生まれたのでした。養子先の両親は、モリーの治療が始まる二年前，養父がアルコール依存症から抜けられずに離婚していました。モリーはその父親をひどく慕っていましたが，彼は物質的にも情緒的にも何ら助けになりませんでした。

幼児期の数多くの問題にもかかわらず，この子は，養母と生活している間は比較的問題なく成長していました。今回のトラック事故はこの子の見捨てられ恐怖を刺激したのは明らかで，養母の行動をコントロールする要求が強くなったのでした。

養母とモリーは「リーダーに従え」という遊びをするように言われ，モリーはすぐに自分がリーダーになると名乗り出ました。次の十分間はしかし，このゲームは「リーダーに従え」というより，「追いかけっこ」と同じでした。モリーは部屋のあちこちをすごい速さで移動し，養母がリーダーになるのを拒絶しました。モリーは養母の動きを考慮して，もっと系統だったゲームをつくり出すことができませんでしたし，つくり出そうともしませんでした。こうして養母はすぐにがっかりしてしまいました。

養母とモリーは次に，一枚の紙を一緒に使って，それぞれが違う家から出てきたところを描くように言われました。モリーは養母と一緒にはどのような物語も隠喩も，発展させるのを拒否しました。与えられた紙から離れ，自分の紙が欲しいと言いました。ここまでで養母は完全に落胆し，怒っていました。そして，モリーは養母の失望に，その度ごとに間違ったことをして対応し続けました。モリーは次第に反抗的になり，身体表現は次第に速さを増していきました。

モリーと養母は，セラピストから指示された表現活動を数週間した後に，大きなクッションで家を一つ作ることができるようになりました。モリーは一つのゲームをつくり出しました。それは彼女が家から飛び出すと，大きなボールが彼女に当たるものでした。そうすると，彼女は声を出して養母に助けを求めます。あるいは，助け綱を養母に投げると，養母がそれを引っ張ってくれて，モリーは無事に家のなかに戻れるというものでした。最後には，モリーはそのゲームを変えて，そのボール／タイヤを自分で蹴り返しました。モリーは，ボールに脅える劇の役者として、大きなぼろを着たタイプの人形を徐々にいくつか加えていきました。モリーはボールを止め、養母に自分と人形たちを救助させました。養母と娘は、その小さな女の子の人形を抱えて〈家〉に戻る救助場面のなかで、興奮と喜びを何回もたっぷり味わったのでした。

イメージと小道具と隠喩の使用は、上述のセラピーの間中、絶えず変化しました。母と娘の間での遊びを交えたやり取りも失望と怒りから相互の喜びに変化し、初めとは大変異なったものとなりました。母と子が体験したこの気分の質的な変化は、信頼のおける新しい関係を発展させる最高の機会を二人に提供しました。自分たちについての新しい物語をつくり出すために、相手の出すアイデアに、それぞれが期待するようになっていきました。二人の関係は相手に対して湧いてきた魅力とプラスの感情を映し出し始めました。

情緒的困難、特に信頼という問題に関連している困難を体験している親子間での遊びは苦痛であり、期待外れのことが多いものです。より自然に身体が触れ合う形で信頼し合っている親子間での遊びは、お互いを結びつけます。遊びの体験は家族内の愛着の感情を育てます。そういった遊びの体験をつくり出すきっかけとして、相互表現活動は「親子遊戯療法」のなかで使われます。その基本原則は、家族が遊び体験をつくり出すのを手助けすることなのです。この療法は、家族に、問題解決に向かっての創造的なプロセスのなかでいくつかの異なった表現方法を織り込むことを教えてくれます。一つの様相だけでは通常不充分です。たとえばアートとムーブメントの間を行き来するとき、アートを使った遊びで生じた期待外れの体験を、身体を動かす遊びを通して表現することができます。それによってその家族は、期待外れの体験が問題となるのでなく、家族が問題と遊ぶ体験を続けるように援助されるのです。

自然の創造性

遊びと関係性の発達は通常、親と子が最初の非常に重要な情緒的絆を確立していくのに、自然で無理のない方法と密接な関係があります。「自然に行なわれる遊び」と「関係性が創造される」こととの間に関連性があることを示す例は、探し始めるといくらでもあることが明らかになってきます。まだ胎内にいる赤ん坊に向かって歌を歌う若い母親、キャッキャッと笑いこけている赤ちゃんを宙に投げ上げて受け止めている父親、七面相をしてお互いのおかしな顔を見合って喜んでいる乳児と親または兄弟同士、滑り台やブランコで遊んでいる就学前の子どもと親たち、あるいは低学年の子どもがサッカーボールを親に向かって蹴るなど。この「相互遊び」の特徴――順応性の発達、あるいはリズム表現を分かち合うこと、創造的に問題解決する能力等といった点――を見つけ出した発達心理学者や研究者がいく人かいますが、このような遊びの最も強力な点は、それが起きる、自然で努力不要のやり方という質と特徴です。たとえば乳児の最初の笑いは、自発的にこっけいな反応を母親の顔に即座にもたらすことができます。就学前の子どもたちと親たちは、もし箱一杯のスカーフや帽子を与えられたら、ワクワクする想像上のやり取りを即興で作ることが自然にできるでしょう。

今挙げたような遊びはまた、参加者が自発的な時間を共有できるようにもします。親しさと細やかな感情は、そのような心の軽い時間のなかでは、完全にそして瞬時に共有されます。身体感覚に注意が向けられ、それがお互いに共有される幼年早期は、そのような自然な遊びが重要であることは誰の目にも明らかです。遊びの参加者は、身体を動かす遊びを通してそれぞれ独自のアイデアやジェスチャーや関わり合いを自由に互いに与え合うのです。

この遊びという状況が治療的に使われ得る最終局面は、もちつもたれつの遊びが自発的なやり取りのなかでくい違いを修正するのを許す創造的な空間です。それは前述のモリーの例で起こった変化からも分かるでしょう。つまり、モリーは、最初は母親をコントロールしようと母から逃げ回っていましたが、次第に襲いかかってくるボールから子どもを助け出す劇を、母子が一緒になって発展させていったのです。

自然さ、自発性、身体的に入り組んだ表現、相互に魅力を感じること、変形可能な問題解決方法は、極端に問題のある親子関係に直面した場合でも、一度にわずかかもしれませんが、セラピーの状況で使うことができ、明るい光を当てることができます。

治療としての「親子遊戯療法」

「親子遊戯療法」は、親と子が、表現しやすく冗談めかしたやりとりをする活動をするように促すと同時に、遊びに備わっているこれらの自然な性質に光を当て、それを強化します。問題のある関わり合いについて話すことや洞察すること、理解することは、ときには重要で有益だけれど「親子遊戯療法」のなかでの変化の大きな要因は、親子が一緒に相互遊びに備わっている良い特性を自分たちで体験することです。つまり、その体験自体が愛着と信頼を育み、親子関係の変化と成長に必要な真実の時間を提供するということです。

「親子遊戯療法」の数々の技法は、自然な遊びをしやすくして、親子間での入りやすい身体的関わり合いを促しながら、関係性の変化を起こさせるために使われます。一般的には、ムーブメント、美術、劇やゲームといったものがあります。ゲームは、初めは家族全員のための単純なやりとりと配役を含むものですが、ときにはセラピストの指示の下で、またはその家族によって自発的に設定されます。セラピストが指示するゲームの一つは「リーダーに従え」で、そのなかで、参加者の誰もがリーダーになる機会をもらいます。家族のメンバー間で伸びるロープを使う「綱引き」、または大きなクッションで家を作り、登場人物としてぬいぐるみを使ってある家族を作り、それについて物語を作る遊びがあります。美術活動としては、壁画を一緒に作る、あるいは家族の一人ひとりに、家から人が一人出てくる絵を描いてもらい、その絵について物語を作ることも含まれます。

家族のなかでの闘争と不一致を解決する一つの方法として、家族メンバー誰もが順々に落書きし合う（「落書き戦争」）という遊びをすることもできます。このような活動はビデオに撮り、題名をつけ、より良い、あるいは、もっと別の解決方法を作り出すための視点から見たり、満足のいく次の場面を作るという視点から、注意深く見ることができます。

セラピストの指示によって行なうこのような活動は、自分たちの関わり合いについて注意を向けるように家族を助けて、自然な関わり合いをもった遊びが自発的に起きる場面を提供することにあります。子どもが愛着の困難、心的外傷に関連した問題を体験している家族では、最初にするゲームは形をなさず、すぐにバラバラになってしまうことが多いものです。プラスの関係上の触れ合いを防げるものが、その遊びのなかで表出してくるために、一種の診断的機能も果たしています。今までの関係性を修復する矯正的介入は、新しく作られたゲームのなかで関係性の構築を容易にするようになされます。

このような介入を数々体験するなかで家族は、自分たちがしてしまった間違いから以前とは違った何かを即興で作り出す方法を学びます。そして、自分たちの関わり方が満足のいくものになるまで遊びを続けていいことも学びます。こうして、その家族は一人ひとりそれぞれがもっている、「ともに遊ぶ」という創造的な能力を開花させながら、自分たちの困難について遊び始めることができるようになります。

表現媒体を切り換えることは、ある遊びの最中に家族が大きな不一致に陥ったときに助けになります。たとえば、もしある家族が「リーダーに従え」ゲームのなかで誰がリーダーになるかについて意見が一致しない場合、セラピストはその遊びをやめてもらい、家族メンバーに何が起きたのか自分の今の気持ちを描いてもらったり、あるいはそのゲームへの反応をなぐり描き（スクリブル）にしてもらうようにします。

ある遊びのなかで家族が何らかの成功感と楽しさを一緒に体験して初めて、「信頼」「恐れ」、そして「遺棄」といった基本的なテーマに焦点づけができるようになるのです。

プレイルーム

プレイルームには一メートル×五〇センチメートルぐらいの大きなクッションをいくつか置いておきます。それで家を作ったり、壁を作ったり、プレイルームのなかにいくつかの島を作ったりするときに使われます。ぬいぐるみは、そのうちのいくつかは人間の等身大であったり、そのほかは普通のサイズであったりしますが、劇の上演に使います。

伸びるひもは、きれいな色の柔らかい布に包まれたケースに収められた伸縮包帯です。これらは身体を使った関わり合い、たとえば綱引きゲームや劇のなかで、子どもたちが救助したり救助されたりする場面が必要なときに、〈救助ロープ〉として投げるために使います。

大きな鮮やかな色のスカーフは、伝言や手紙、衣装や、単純にスカーフを使ってのけんかにも使うことができます。

大きな体操ボールは家族のメンバー間の身体を使った関わり合いを促します。

いくつかのアート作品、新聞、模造紙は、劇からアートへの転換を素早くすることができますし、劇の上演に必要な小道具を作るのに使うこともできます。子どもたちは幽霊、怪物、そのほかの害を加えるものを描き、それを切り抜き、ドラマのなかに入れます。

音楽も大変助けになります。曲の選択は、さまざまな表現に適した曲を児童のための音楽、オペラ、クラシック、ジャズや現代のロック音楽といった幅広いなかから選ぶとよいでしょう。

部屋では、身体での関わり合いから劇へ、またそれに戻るといった表現遊びができます。こういったことは、愛着に関係する問題が身体的に表現される場合に特に助けとなります。たとえばぬいぐるみを使って遊んでいる子どもが不安になり、その遊びをやめ、自分に閉じこもってしまった場合です。セラピストは、子どもがクッションを使って、壁や境界線や島を〈作り〉、親から離れてもいいのだと勇気づけるかもしれません。この子どもは「おかあさん島」に侵攻するように、あるいは親のいる場所から救助してもらっていいと勇気づけられることもあります。

以上のような方法でセラピストは、自発的に起きた運動による触れ合いを自由に使って、治療的な活動を親子が発展させていくのを手助けします。親子は隠喩として作り出したものを、ある物語のなかでファンタジー的に、身体の動きを通して表現することができるようになります。こうして感情に関係するイメージは遊びのなかで表出可能となるのです。

「親子遊戯療法」が前提としているのは、身体活動をともなう触れ合いは、すべてそのなかに愛着の物語が含まれている可能性がある点です。それが、伝統的な言語表現を通して隠喩的に表現されるにしても、あるいは即興の身体の動きによって示されるにしてもです。セラピストが家族内での自発的な触れ合いを利用することで、その家族は自然で、触れ合いのある遊びの質を高めやすくなります。ともに参加する瞬間は、劇や美術や身体表現の形のいずれであっても、親子がそのなかで一緒に即興で何かを作った自由というものを体験したときに、その度ごとに起きうるのです。

この相互遊びのもう一つの治療的に重要な要素は、「自発的選択」というのが最も特徴を表わしているでしょう。この要素に関するセラピストの役割は、以下の二点に家族が気づいて、認められるように手助けすることです。①関係性をつくるなかで、家族メンバーが個人個人で表現するに際して、たくさんのしたいことのなかから自分がしたいと思うことを自発的に選んでいいこと。②一人ひとりが自由に反応していい、ということです。自然な遊びの結果の一つとして起こることは、選ばれた遊びに、全員が独自に自由に何かを付け加えて関わりを構築してゆくことができるということです。これを示す良い例として、普通の母親と乳児の遊びが挙げられます。子どもは微笑んで関わり合いを始めます。そして、親は微笑みを返します。その子はその微笑みを、笑いやくすくす笑いに発展させ、そのときにその母親は、言葉や身体での表現を何にするか自由に選び、それに反応するのです。

選択決定に対するこれと同様の反応は、相互遊びの過程で重要です。一例として、養子縁組をした母親と「追いかけごっこ」をしたモリーが挙げられます。二人は、「速い競争」と「遅い競争」遊びをしました。「速い競争」遊びでは、母親とモリーは、子どもの選択である速い動きに合わせて競争し合いました。次にゆっくりな動きという母親の好みは、ゆっくり行なった方が勝者になるという「遅い競争」のなかに取り入れられました。母親と子どもはこのゲームをどちらが「速い」「ゆっくり」を選ぶかについて、交代して何回か行ないました。このゲームの最初の意図は、二人のうちどちらもが、相手との関係のなかで自分の好きな速度を選ぶことができるという点を強調することにありました。自分たちに選択の自由があるということを体験し、自らが選択した事実に気づき、それを認めることができたのでした。その体験は、「リーダーに従え」ゲームのなかで感じたひどい期待外れを、別の形の相互ゲームに変え、表現するのに助けになり、それによって母子ともに、一緒に遊んでよかったという感じをもつのを助けたのです。

事例――エイミーとムーア夫人

以下に挙げるのは、養子縁組という状況のなかにあった五歳の子どもの事例から出てきた三つの短いやりとりです。これら三つのやりとりは、表現力豊かで冗談めかしたやりとりが、どのようにある子どものかなり重度の愛着問題を取り扱うのに使われたのかについて描き出しています。

エイミーは、ひどい育児放棄と身体的虐待を受けたために社会福祉課によって、実母から一歳半のときに引き離されていました。その後二年半の間、数回にわたり、別の里親をいくつか転々としていました。エイミーは転々とする度ごとにますます反抗的になり、噛み付く、蹴る、叩く、癇癪《かんしゃく》を爆発させる、そのほかのマイナスの行為を表出していました。最後の里親家庭に預けられる直前に暮らしていた里親家庭では、そこの父親から性的な虐待を受けていました。

エイミーは、嘘をつく、盗みをする、反抗するという大きな問題をもっていました。彼女は、最初は反抗的な態度で、次にひどい泣き真似をして、欲しいものを得ていました。養子縁組をしたムーア夫妻と同居するようになったときには、彼女は周りを激しく操作し、一緒に暮らす者にとってはひどい苦痛を与える子になっていました。

エイミーはムーア一家と暮らし始めた半年間は、主だったマイナスの行動は起こさなかったのですが、ムーア夫妻は、エイミーが表面上彼らの家庭に満足のいく適応を見せていたのですが、それが変化したときに驚愕《きょうがく》したのでした。夫妻は二人とも養い親として経験が少なく、エイミーのおふざけのいい標的でした。彼らはエイミーが幼稚園のときに問題行動を起こしたときから、エイミーのことを大変心配していました。

彼女は小学校入学後の最初の数カ月、盗みをしたということで担任から絶えず目を付けられていました。同級生を押したり、叩いたり、噛んだりするようなけんかにいくつか巻き込まれ、そのようなときに両親には、自分の間違った行為を説明するのに、込み入った話をでっちあげて話していました。このような数々の無作法のエピソードは、コントロールできないほどエスカレートしているように見えました。ある日は盗みで始まり、次の日は嘘をつく、喧嘩をする、三日目までには、エイミーとムーア一家は怒りと期待外れで一杯になるといった具合で、このようなエピソードはエイミーと両親の間に最悪の感情を引き起こしていました。

エイミーは養子縁組をした母親に連れられてやって来て、一緒にセラピーを始めました。私は最初の遊びのシナリオとして、部屋を「良い島」と「悪い島」に区切りました。私のした指示は、エイミーが「悪い島」に行ったときに、身近にある小道具を全部盗む真似をすること、ムーア夫人は伸縮ロープをエイミーに投げて彼女を救助することというものでした。

このゲームは、エイミーがムーア夫人の投げるロープを避け、もっともっと物を盗む真似をすることで、だんだん興奮のうちに進んでいきました。とうとう、エイミーが救助ロープをつかみました。しばらくは、「綱引きゲーム」でした。それは、エイミーが「悪い島」を離れたくないことを示していました。エイミーが、養子縁組をした母親であるムーア夫人に対して、身体を張って戦っているのは明らかでした。この戦いは両者の注意を充分に引いていました。この戦いは、先ほど述べた両者の感情的混乱と同質のものでした。しかし、今は二人は遊びのなかでそれを表現して、関わり合いを続けることができたのです。

エイミーはついに、「良い島」に引っ張られていくことを自分に許しました。彼女は、ムーア夫人が考えたより素早く走って行ったので、ムーア夫人の足に体当たりして、二人とも軽いけがをしてしまいました。この体当たりの出来事は、何をこのゲームのなかに組み入れたらよいかのヒントになりました。私は、ムーア夫人に彼女自身の周りに大きなクッションを数個置いてもらいました。エイミーには、できるだけ母親から離れて、置かれたクッションの上を走ったり、ジャンプしたりして、養母にぶつかる真似をしてみてと言いました。エイミーはこの遊びに興奮して、次のセッションもそれを続けて、ムーア夫人を囲んでいるクッションの上を走ったり、ジャンプしたりして遊んでいました。エイミーは笑い始め、心から楽しんでいる様子でした。その笑い声は母親にも伝染して、母親も笑い声を上げ始めました。

何回かジャンプした後、エイミーは養母のいる所へ〈入り込もう〉とクッションの下を這《は》い始め、クッションの下に入り込むための入り口を数カ所見つけ出しました。突然彼女は、今、自分は母親のお腹のなかにいると言いました。ムーア夫人、エイミー、私の三人が一致して、今こそエイミーが養母の子どもとして生まれるときだと分かり、そうすることに決めたのでした。誕生場面が上演されました。それはムーア夫人とエイミーにとって大変感動的なものとなりました。〈誕生〉の最後の場面では、エイミーは母親の膝の上に横になり、とても穏やかで、何をされてもいいような安心した情緒的な状態でした。そして、ムーア夫人はエイミーの目を長い間じっと見つめていることができました。翌年も続けられた治療の間中、二人はお互いに、このときの体験は二人にとって深く重要であったと話題にし続けました。

実の母親探し

誕生物語の何カ月か後にエイミーは〈自分の実母〉がどんな人なのか話し始めたので、その母親の絵を描いてごらんと、セラピストから励まされました。エイミーは生みの親に数年間会っていなくて、確かな記憶もありませんでした。思い出すことができないという事実が、後でなされる養子縁組についての表現と会話の明確な出発点となりました。私はエイミーに、生みの親の絵を置くことのできる家をクッションで作るように勇気づけ、一方、ムーア夫人には現在の自分の家を作るように言いました。エイミーは、この二つの家を行ったり来たりする旅をするように励まされました。彼女はいくつかのセッション中、その旅がどのようなものか示すために地図を書き、自分がそれらの家を行ったり来たりする旅の途中にある想像上の嵐や森を作り出しました。また、彼女はあるセッション中、三十分間、ある一つのエピソードのなかで大変ドラマチックになり、一つの家からほかの家にゆっくりと入っていき、転んだり休んだり、嵐のなかで道に迷ったりするなどを表現しました。彼女はそれを演じるのに大変ドラマチックなクラシック音楽を選んだのでした。ムーア夫人は声を使い、嵐のなかでエイミーが道を見出せるように、歌を歌ってエイミーに呼びかけました。この劇遊びは強烈で、魅力的なエピソードを生み出したのでした。

触れる「イニング」ゲームの場面

臨床的な活動のなかで、養母と娘の間に大変いい感じが生み出されていたにもかかわらず、エイミーの学校や家庭での反抗的で操作的な行動は継続していました。エイミーに入浴や布団に入るといった最も単純な行動でさえ、させるには絶えず戦いを余儀なくされるとムーア夫人は話していました。そこで私は一つのゲームを作り出しました。それは、ムーア夫人は「おかあさん島」に留まり、エイミーは抱っこされたり揺らされたり世話されたりするために、そこに一緒に留まるか、またはそこを立ち去ってもよいというゲームでした。そのゲームは、まずエイミーがムーア夫人に、エイミーを捕まえるようにさせることで始まり、もう少しという所で逃げて行くということを繰り返しました。次に、そのゲームを強・中・弱タッチとフリーという四段階を含んだものにしました。これは、エイミーとムーア夫人が相互選択に参加することができることを企てたためでした。

この変更後のゲームでは、ムーア夫人はエイミーを膝に乗せることから始めることができ、エイミーはそこにいるか離れるかを選択することができるものでした。ムーア夫人は、エイミーの希望に合わせて、エイミーを強・中・弱と強さを変えて抱き、もしエイミーが希望すれば彼女はそこを去ることができるのでした。しかし、条件として、エイミーはムーア夫人に言葉で自分の希望を伝えたら、それに合わせるように自分の身体をコントロールしなければならないという約束でした。もしエイミーが「強」ということを選んだら、彼女は自分が望むだけ強い力で逃げ出そうともがいてよい。もし、「中」を選んだら身体の筋肉を柔らげ、ゆっくり動く必要がある。もし「弱」を選んだら、逃げるときにできるだけゆっくりで柔らかい身体の動きをする必要がある。もし「フリー」を選んだら、エイミーは身体で自由で容易な動きを見せる必要がある、というものです。

エイミーとムーア夫人はこのゲームを五、六セッション遊んだ後、もっと楽しく、創造的なやり取りを作り出すことができるようになりました。当初の数セッションの間、エイミーは一貫して母親から逃げて行くとき、「フリー」か「弱」を選びました。しかし彼女は自分の身体を動かすときに、強く、速い動きをしてしまうのでした。ムーア夫人はエイミーの言葉でなく、エイミーのこのような固い動きに反応していました。それに対してエイミーはがっかりしていました。しばらく後のセッションでは、エイミーは、「弱」とか「フリー」と言ったとき、自分の身体をコントロールすることを学んでいました。それは「おかあさん島」との境界ぎりぎりまで来ていたときでした。するとエイミーは「強」と言って、とても身体を固くして素早く彼女から逃げ去ることで、母親を負かそうとしました。これは母親をがっかりさせることになり、母親は、エイミーを最後の瞬間に捕まえてしまうのでした。エイミーはいつもそのようなときには泣いて反応し、「傷つけられた」とたいそう確信的に叫ぶのでした。このような表現は母親が自分を手放すようにさせ、そうすることで母親から逃げ、自分が勝ちを得るためのいつもの操作であり、企てでした。

このゲームは拡大されました。ムーア夫人とエイミーは、抱っこゲームの長さを三十秒、一分、二分、五分のうちのどれかを選べるというものにして、私たちは点数をつけ始めました。ムーア夫人は「おかあさん島」で、このうちの決められた時間エイミーを抱っこすることができた場合には勝者になれます。エイミーは逃げおおせれば勝者になれます。エイミーと母親は、この最終ゲームを遊び始めました。私たちはこのゲームを「イニング」と名付け、きわめて容易に相互参加と楽しみのスタイルと質を体験し始めました。上記に述べたような遊びのエピソードの場合と同様、いったんお互いのタッチの選択を相互に使い始めると、二人はより前向きの親密な情緒的な質を、関係性のなかで体験したのでした。母と娘がプレイルームのなかで、より冗談めかした創造的なやりとりを体験し始めると、エイミーの行動は変化し、家でも学校でも、以前よりもはるかに操作的ではなくなりました。ムーア夫人は、エイミーに対する自分の気持ちについて、以前より自然に可愛さと親密さを彼女の周りに感じるようになったと話したのです。

この家族とは、エイミーがムーア家に入ってから約一年半たった後に治療に関わったのですが、その後何年間かにわたって、ムーア夫人と私が電話で話した会話の内容によると、エイミーはこの養父母との生活で、うまく幸せに生活しているということが推測されたのです。

ムーア一家は、エイミーの無作法に直面するという自然のなりゆきとして、行動管理のやり方についての助言が必要でした。上記に挙げたいろいろなゲームを実際にして遊んだことが、自分たちの受けたセラピーのなかで最も意義深い体験を提供してくれたと、ムーア夫人とエイミーは言っていました。信頼と愛着の感覚が生まれ育つことのできる雰囲気づくりを、これらの冗談めかした体験が助けたことは明らかでした。セラピーの最終段階では、どのゲームを自分たちが遊びたいかを選び、ほとんどのセラピーの時間中、自分たちのふざけたやり取りを即興で作ることができたのでした。

養母と娘は、自然で楽しみのあるやり方で相互に身体的に関わり合うことを楽しめるようになりました。彼らは身体的接触や劇についての相手のアイデアを認め、相互に応答し合うことを学び、自発的な遊びのやり取りを交互に作り出すことができるようになりました。彼らは自分たちの間にある情緒的困難について、ドラマ、ストーリー、ゲームをつくり出し、発展させることができるようになりました。「誕生」と「実の母親」の二つの劇は、この養母と娘の冗談めかした体験をプラスの体験にするのに役立ったのでした。「イニングス」は自分たちの権力争いのなかに遊びの要素を導入する手助けとなったのでした。

第17章　発達的遊戯療法

ヴィオラ・ブロディ

私は一九五四年に、現在「発達的遊戯療法」(Developmental Play Therapy) と名付けている治療様式を開発しました。それは、入院している重篤な障害児で、伝統的な〈おしゃべり〉治療や、ほかの遊戯療法ではよくならない子どもたちの要求に応えるものです。この新しいアプローチの主たる要素は、子どもと身体的に接触すること――抱いたり、おんぶしたり、水浴びしたり、歌ったり、治療者に触れさせたり――です。ただし、子どもたちがどんなに怯えても、セッション中に外に飛び出すことは許されません。子どもたちは、即座にこの〈触れること〉の配慮に反応します。他人に反応し出したり、食欲が亢進し体重が増加したり、成熟過程が回復したり、この世界での自分の適切な位置を獲得したりします。その当時はスタッフも私も、触れること、身体接触が子どもたちの愛着過程を先導するとは思いもしませんでした。それ以来私は、小学校やヘッドスタート・プログラム(訳注　貧困者の子ども〈三～五歳〉に対する連邦政府の保健・教育プログラム)やデイケア・センターの子どもたちと一緒に作業をしてきましたが、触れることが成長の基本であることを認め、理解するようになってきました。

私はまた、この単純な親子間で触れるという訓練が、大人にも必要であると認識し始めています。発達的遊戯訓練は、子どもが欲すること――見てもらい、触れてもらうこと――を大人が体験することで子どもを変えるというより、むしろ大人を変えることに焦点を当てています。見たところ単純ですが、多くの被訓練者たちはこれをすることがどれほど難しいかを述べています。何を言ったりしたりするかではなく、存在の質こそが違いをもたらすのだと彼（女）らはただちに悟るでしょう。

「発達的遊戯療法」の目標は、肉体としての身体や生きる喜びを体験することで、中核的な自己を発達させることのできる環境を提供することです。子どもは誰に触れられているかに気づきます。子どもは気づかれたり触れられたりすることで、より深い接触を求めて存在しているという内的な感覚を保ち続けます。この求めることが愛着過程の始まりなのです。

「発達的遊戯」は、子どもに何か特別なことを言ったり行なったり感じたりするようには意図されていません。これは〈処方〉治療ではありません。

「発達的遊戯療法家」（DPT）は活動をコントロールしますが、破壊的になったり、子ども自身や治療者を傷つけたりしない限り、子どもを制限しません。治療者は次のようにセッションを始めます。

DPT　（第一セッションで四歳の子どもに向かって）あなたのこと知らないので、名前を教えてくれる？

子ども　アンナ。

DPT　あなたの名前の響きが好きだわ。もう一度聞かせてくれる？

子ども　アンナ（少し大きな声で）。

DPT　さっきより大きな声だったわね。あなたもそう聞こえた？　さあ、私があなたを見たら、あなたの手をもって来てね（どちらかの手に軽く触れながら）。

子ども　（触れられた手を見てほほ笑んで、もう一つの手を触ってもらうために差し出す）。

DPT　ああ、すてき。その手も私に「こんにちは」を言いたがっているわ（別の手を触りながら）。

もしも、子どもが手を引っ込めて反応したら、子どもは言葉を使わずにそのときの自分を表現しているだけなのです。DPTは、子どもの回避行動を解釈することで反応せず、子どもが注目されていると感じられる別の方法を試みるだけです（「あなたは二本の手があるのね」）。このとき、なかには手を隠す子どももいるでしょう。そのとき、そこにいる子どもと治療者の間には、手を隠した子どもとその手を探すDPTという形で関わり合いが始まります。

なかには触れられたときに何も感じないことを示す精神的に病んだ子どももいます。ここでDPTは、さまざまなこと——子どもを抱き上げたり、抱っこしたり——して、子どもが自分の身体を感じるのを助けるでしょう。もし子どもが抵抗するならDPTは降ろしますが、この抵抗そのものが子どもは何かを感じていることを示しています。

子どもの反応は、触れることが子どもの内的世界に影響を及ぼしていることを表わしています。このことで子どもは、自分自身の存在と触れた人の存在が分かるようになります。このことで、子どもは関係をもち、愛着で結びつくことが可能になります。

次に、DPTの原則とそれにともなう小見出しを、私の著書の出版社から許可を得て転載します。*

（1）触れられる体験をすると、子どものもつ自己という感覚は発達する。

「発達的遊戯療法」の文脈では、触れられる体験が子どもに触れている大人との関係をつくり出します。触られている子どもは、自分自身を「私」として、「触れる人」を自分が感情をもったり、行動を起こしたりできる

＊ A・V・ブロディ『触れるという対話——発達的遊戯療法』（フロリダ州トレジャーアイランド、発達的遊戯訓練会、一九九三）七‐八頁。

「他人」として認知できるようになります。

大まかに言うと、触られていると感じる子どもは、「触れる人」を受け入れるか（しばしば「触れる人」に向かう運動で示される）、「触れる人」を拒否する（しばしば「触れる人」に背を向ける）かです。ところが、繰り返し触られる体験をしている子どもは、自分に触れる大人と何らかの方法で関係をつくるのに失敗することはありません。そして、もちろんこの関係は、それぞれの自己との相互関係を意味します。触れられることは、その子どもに自己感覚をつくり出すだけでなく、人間関係が及ぼすさまざまな発達上の影響を子どもに分からせることにもなります。人間関係を通じて子どもは成長して行きます。

（2）子ども自身が触れられる体験をするために、有能な大人が触れてあげなければならない。有能な大人は、自分自身が触れられた体験をもつ人です。なぜなら、その人は触れられることがどういう感覚かを知っていて、触れられる感覚をつくり出すために「触れる人」が何をしてくれたかを知っているので、自分が触る人になれるのです。また、子どもが触られる感覚をもつために、必要な人間関係をどのように提供したらよいかを知っています。

（3）「触れる人」になるために、大人はまず進んで「触れられる人」になることを学習しなければならない。触れられる感覚を自分が体験するのは容易でなく、特にセラピスト、教師、親などでは困難です。触られる体験が、あなたの子ども時代の思い出（良いものも良くないものも）がよみがえらせるので、しばしばむずかしいのです。しかし、これらの触れられる体験があるからこそ、あなたは子どもたちに触れられるのです。

（4）触れられる感じを体験するために、子ども自身が触れられることを許さなければならない。

あの手この手で虐待された子どもたちは、自分が触れられるのを許さないかもしれません。彼らにとって、大人と関係をもつことは痛ましいことだったのです。触れてくる大人に近づくという反応の代わりに、虐待された子どもは背を向けるか、反応しないままかどちらかです。しかし、もし治療者が繊細で静かに引き下がらずにそのままでいると，子どもたちは身体的自己を体験し始めるのです。少しずつ彼らは，大人が自分たちを見るのを許し，最後には触れるのを許します。

（5）子どもはまず触れることを通して，見られていると感じる。

私たちは誕生したときにまず見られる体験をします。この体験は，どちらかの親が最初に私たちに触れるときに始まります。私たち人間にとって触れることは，より形式的でより複雑な人間関係に先立って行なわれます。しかし人間関係を結ぶほかのやり方は，どんなに年齢が進んでも，触れることに取って代わられることはありません。生涯を通じて，触れることは情動を喚起し，人びとの相互関係の質を具体化します。子どもも大人も触れられると，見られ認められたと感じると報告しています。

一つの見られ方としての触れることは，さまざまな身体接触――それは子どもと治療者との間で発達する人間関係の各段階で，特別な子どもにとって正しいものとして治療者から選ばれる接触――を具体化させたセラピーの全過程を通して持続します。

「発達的遊戯療法」では，正しい接触とは，子どもが触れられていると感じるのを助けるものです。そしてそれは子どもが，自分自身の身体的信号を知るためのもので，命の出会いのときに大人との人間関係に子どもが触れているという体験をするためのものです。

（6）人間関係を提供するために，子どもには触れられる感覚が必要で，大人は「発達的遊戯」のセッション中に起こる活動をコントロールする必要がある。

「発達的遊戯療法」のセッションでは，子どもが触れられる感覚を得られるように，大人が体験を創造します。この目的のために，大人は「発達的遊戯」のセッションでの活動を先導します。

行動するのは大人であり子どもではないので，大人が指図をします。そうすれば，大人と子どもの治療関係は可能になり，発展するのです。

次の引用は、最初は何もせずただ叫び走り回るだけの四歳の少年とのセッションからで、触れるという対話がどのように愛着関係を先導するかを述べています。

［場面］「発達的遊戯療法家」がアレンと向き合って床に座り、アレンは両足を治療者の膝に乗せて広げ、治療者と向き合って床に寝ころがっています。

DPT　（アレンに寄りかかり、彼の右頬にキスをする）
アレン　（治療者を見てほほ笑み、右手で頬を擦《こす》る）
DPT　（驚いて見ながら）キスで何か起こったかしら？
アレン　（笑いながら）僕はそれを擦《こす》り取ったんだ。
DPT　さあ、もう一度キスをしなくちゃいけないかな（寄りかかり、またキスをする）。
アレン　（治療者を見ながらくすくす笑って、またキスを擦《こす》り取る）
DPT　誰がキスを擦《こす》り取ったのかな？　誰がしたのかな？
アレン　僕だよ！（笑いながら）僕がやったんだよ！
DPT　それじゃ、もう一つの頬にしなくちゃいけないかな。（寄りかかり、左の頬にキスをする）
アレン　（もう一度笑って、擦《こす》り取る）
DPT　（彼にキスをして、それから抱き上げて揺すり出す）
アレン　（彼女の腕に静かに寄りかかり、彼女の髪に手を伸ばしそれで遊び出す）

子どもの見方からすると、揺することの価値は、次の質問「（治療のなかで）私たちがやったことで、何が一番好きだった?」への子どもの反応に表現されています。九〇パーセントの子どもはいつも「揺すること」と答えます。

結論として、私たちは自分たちの接触恐怖を認知することこそが重要なのです。もし、私たちが接触への恐怖やタブーをもっていると、この章に描かれた種類の養育的で誘惑的でなく、要求がましくない接触を私たちが提供する妨げとなります。適切で好ましい接触は提供する人にも受ける人にも変化をもたらします。

第18章　プレイバック・シアター
——子どもは自分の物語を見つける

ジョー・サラ

十六人の子どもとスタッフが、居住治療センターの体育館で、オープン・スペースの周りに並べた椅子に座っていることを想像してください。〈ステージ〉には、別の大人の集団がいます。彼らもやはりスタッフです——レクリエーション治療者、心理学者、創造的芸術療法家、教師の補助者などです。しかしこの時点では、彼らは別の役割をとります。彼らは「プレイバック・シアター」の役者として登場します。〈コンダクター〉と呼ばれるリーダーは、子どもたちに、自分たちの生活場面から物語を作って話すようにと誘います。十歳の男の子が立ち上がります。コンダクターからの質問に助けられて、五歳のときに迷子になった話を始めます。彼は自分の話の役に当たる役者を選びます。「スティーブは僕の役。ドナは婦警さん」。話し合いはなく、役者はステージの準備をします。対話、身体の動き、音楽、簡単な小道具などを使って、彼らは物語を演じ始めます。少年は舞台の袖で、コンダクターの隣に座って見守ります。最後に、彼はにっこり笑ってうなずき、「そのとおり。それが起こったことなんだ」と。彼は大喜びで観客のなかの自分の席に戻り、今度は別の子が話す席に着きます。

「プレイバック・シアター」は、観客かグループから選ばれたボランティアの語る個人的な物語で、劇場の場面が創造される即興劇の一つの形態です。一九七五年に、ジョナサン・フォックスによって、ニューヨーク市の北部に設立された「プレイバック・シアター」は、個人と社会の双方から、コミュニケーションや個人の体験の妥当性を求める人間的要求に応えるものとして考えられました。最も早期の形態による劇場は、（私たちが想像できる）部族のメンバーがそこに集まり、その日に彼らに起こったことを動作で語り、移行期ではしばしばそのグループにとって重要な物語を語り、このような機能を充分に満たしていたのでしょう。私たちの現代西欧文化では、人びとが集まり、癒やし、芸術的な統合をもたらすコミュニティの目的が、まったく繋がりのない舞台へと分散してしまったのです。私たちは演劇活動を娯楽として、または高度な芸術として評価するでしょう。私たちは精神療法を通じて、個人的な癒やしを求めるでしょう。私たちはさまざまな公的な祝賀会や儀式に参加するでしょう。私たちの「プレイバック・シアター」に込められた意図は、このすべての体験がもつ本質的局面を統合する新しい文脈を開発することで、つまり芸術や救済行動が等しく構成要素であるコミュニティ・フォーラムを新たに創造することなのです。

たとえそれがどこで起きていようと、常に暗黙のうちに現われる「プレイバック」の力は、確かめ癒すために治療的場面でますます利用が増えています。私たちは自分自身の物語を証言し、私たちの言うことを尊重してくれる聞き手を見つけ、他人の物語に自分の心を開きたいという要求を共有しますが、普通では物語を共有する機会の乏しい人びと――いわゆる特別の集団――には、これらの要求が特に激しいのです。精神病患者、収容されている老人、回復途上の薬物濫用者、問題を抱えた青年などすべての人びとは、話したり聞いてもらったりするチャンス、自分の体験を理解され尊重される手段をもつチャンスを渇望しています。

「プレイバック・シアター」の形態は何にでも向きます。異なる条件や目的に直ちに合わせることができ、いつも本質的に儀式化された枠組みと物語に対する基本的な尊重で維持されています。一人で行なう専門の「プレイバック」のリーダーは、グループ全体が上演に参加するように勧めるでしょう――それは物語る人と同じくらい、物語を演じる人もエンパワーされることにあります。別の状況では、専門の俳優や監督や演奏家からなるチームの場合、標準的なパフォーマンスのやり方に近くして利用する方がさらに治療的かもしれません。

私が最初に記述したような情緒障害をもつ子どもとの「プレイバック」では、治療的集団モデルよりパフォーマンス・スタイルが利用されます。ほとんどすべての子どもたちは、悲惨な虐待や遺棄からのサバイバーでした。彼らは私たちの文化の最も病んだ部分――薬物や貧困や暴力や政治的公民権剝奪――の影響を受けてきました。驚くことに、子どもたちは元気いっぱいで、快活で楽天主義です。しかし、子どもたちは自分や家族やそのほかの物語に登場する人を演じる大人の俳優を簡単に受け入れますが、他人の物語の役割をうまく演じるほどの自我の強さはもっていません。

パフォーマンス様式を利用するには別の利点があります。すなわち、子どもたちはセッションを治療ではなく、楽しいイベントと考えます。彼らは「プレイバック・ショー」に出席する機会があると、特別扱いを受けているように感じるのです。

私たちが初めてこの施設に「プレイバック・シアター」を持ち込んだとき、私たちはどのような物語を彼らに求めるのか――自分のことを考えるのに使われるかもしれない物語やお伽話や映画の筋や書籍ではなく、自分の人生からの自分の物語――を確実に子どもたちに理解してもらうために、注意深い前置きを計画しました。しかし、私たちはすぐに、説明とデモンストレーションは不要であることが分かりました。私たちが言うべきことはただ、「私たちはここにいて、実際にあなたたちに起こったことに耳を傾け、それからそれを演じましょう」ということです。彼らはたちまち理解します。私たちが演じられる時間以上に物語がたくさんあります。そして、物語を話す人は――たぶん一つのショーで三つの物語を――、自分自身だけでなくほかの子どもたちにとっても、充分に意味があり共鳴を得られる瞬間を自分たちの人生から選択するのです。

私たちは、毎月または二カ月ごとに一回、約三年間これらのショーを提供してきました。いくつかの繰り返されるテーマがあります――不正、個人的な手柄、身体のけが、いたずらなどです。多くの物語は人間関係に関することです。つまり、これらの子どもたちのほとんどが家族から離れており、なかには永久にそうである子どももいます。多くの子どもたちは、両親ともう一度巡り会いたいと望みますが、なかにはこれが痛ましくも非現実的である場合もあります。なかには家族を喪失した現実を受け止め、彼らがつくろうとしている新しい繋がりの方に焦点を当てる子どもたちもいます。

いくつかの物語は、つかの間であれ、喪失した家族を代用できる他人を見つける体験を祝うものでもあります。九歳のラシッドは、グループの人たちと公園に出かける話をします。彼は一人で迷子になり、二人の〈申し分のない〉小さな男の子と友達になると言います。二人ともラシッドより年は若いのです。彼はこの子どもたちと忍者タートル遊びで楽しい時間を過ごし、母親は公園のベンチで見守っています。

ラシッドは、感受性の鋭い情熱的で創造的な子ですが、何年も両親と会っていません。祖母は彼に、両親は亡くなったと話しています。しかし、実は薬物にはまって子どもの世話ができないのです。時どき彼は祖母を訪ねています。祖母は彼が悪い子だと文句を言い、彼を引き取りたいと思っているかどうかはっきりしません。もし祖母が彼に関わろうと決めれば、結局、彼は退所して祖母に養育されることになるでしょう。一方、ラシッドは家族を渇望しています。彼は公園でのこの瞬間のできごと、つまり母親が注意深く見守るなかで遊ぶ申し分のない小さな男の子であることが、一体どのようなことかを垣間見て私たちに知ってほしいのです。

別のショーでは、十二歳のリズが準備をしているときに私に近寄ってきました。私は彼女が、情緒的危機を治療する子どもの精神病院から退院してきたばかりなのを知っていました。彼女の母親は、極端な精神的不安定のために、娘の世界に予測不可能な悪夢を持ち込んだのですが、そのため何年ものあいだ母親との闘争を続けてきました。リズの反応の仕方の一つは、見たところ大人のような行動を発達させていることでしたが、母親が取ろうとしない責任を彼女が果たす努力をしても実を結びませんでした。リズは他人に対して、極端に皮肉を言ったり寛容でなかったりしますが、すべての人、スタッフや子どもたちはリズの皮肉を避けるようにしています。しかし、もちろん彼女は大人ではなく、充分に子ども時代を過ごしていないただの子どもなのです。彼女が怒りや自暴自棄の感情にのみ込まれると、彼女の知ったかぶりの理路整然とした態度は、何の役にも立たないことを知っています。

リズは私に、病院で過ごしたときの物語があると耳打ちします。ショーが進行してゆき、私は彼女を語り手の椅子に誘います。彼女はいつものように、神経過敏でせっかちな態度で舞台に上がります。でも、彼女は別の物語を話そうと決めました。それは危機ではなくアファーメーションについての物語で、友達になる子どもを探しているジャンとフィルに二年前に初めて会ったときの物語でした。

「リズ、その出会いで、あなたは何て言われたんだっけ」

「動きすぎって」と私を見て、笑いながら言いました。

「でもあの人たちは本当に私を好きだったんだわ。シスター・マーガレットに、絶対私のことを知りたいって話していたわ。その次の土曜日には彼女たちが私を訪ねてくれて、今は私が週末に彼女たちの家を訪ねているわ。たぶん今度の感謝祭には、私が彼女たちを訪ねるわ」

役者たちはこれに至る一連のやり取りを演じます。舞台では、リズが実際にいない場面——シスター・マーガレットやジャンとフィルの間の話し合いまで演じられます。

「彼女は愛らしい子どもみたいね、シスター・マーガレット。私たちが想像していた以上に、とっても利発で大人っぽいわ。いろいろつらい体験をしてきたのにね」

その場面は、リズが新しいボランティアからの電話を受けるところで終わります。

「リズ、本当にあなたと会えて楽しかったわ。またすぐ会えるわね。たぶん今週の土曜日にね」

リズは舞台の脇で語り手の座る椅子で見ています。彼女はその瞬間、顔の前で拍手をして、自分の体験が目の前で生き返るのを見て、観客のなかの友達やスタッフとこの生き生きとしたやり方で、劇を共有したことを非常に興奮し喜びました。最後に、彼女は私の腕をつかんで、今やまた注目の的になっているのを恥じらっています。

「リズ、ジャンとフィルは今でも友達よね」

「もちろんよ。金曜日に会いに来るわ」

ときに、新しい希望に満ちた人間関係に焦点を当てたリズのような物語が、別の面の物語に展開することがあり、ジャンやフィル、またはこのような子どもたちを見つけられる人は誰であろうと、その人たちを絶望的に求めてしまう喪失の物語にも繋がります。最近、教室で行なわれたショーでは、机や椅子を後ろに押しやって〈舞台〉にできる空間をかろうじて作って、教室での行動が良かったご褒美として、昼食のピザを町まで買いに行くという物語が上演されました。ラティッサと一緒にご褒美を貰った別の子どもと、ご褒美を与えた先生の助手が同行しました。彼らは二人ともショーを見に来ていたので、ラティッサの物語は彼らにとっての思い出となり、また彼らに対する感謝の効果もありました。経験そのものという何気ない楽しみや喜びが、劇に上演されると、大人との付き合いや世話という温かな気づきになったのです。

次の語り手は十一歳のジェシーでした。ラティッサの物語ではシナモンロールの役をやり、クラスメートを大喜びさせました。彼はまったく違った物語をもっていて、自分がそれを本当に話したいのかどうかを確かめるのにしばらく時間がかかりました。それは彼が最初に里親の家庭に行ったときの物語でした。七歳のとき、ジェシーと兄は何も知らされずに、学校から里親の家に連れて行かれました。彼が言うには、自分の母親は子どもたちを愛していましたが、子どもたちや自分自身をコントロールできなかったのです。里親のレイダー夫人は、実母よりもっとひどいことが分かりました。夫人は冷たくて残忍でした。子どもたちが夕食を食べないと言って、お仕置きに針金のコートハンガーで子どもたちを叩きました。「僕たちは彼女のご飯が嫌いだったんだ」とジェシーは言いました。数カ月後に実母を訪ねたとき、自分たちがどんなに酷い仕打ちを受けているかを話す機会がありました。母親はうろたえました。母親自身も子どもたちを叩いたことはありましたが、見知らぬ人に子どもたちが叩かれると考えるのは我慢できませんでした。彼女はもっと良い里親に子どもたちを移す手配ができました。

ジェシーの話を聞いて、ほかの子どもたちが夢中になっているのを感じて、私は誰かほかに里親を経験したことがあるかを尋ねました。みんなが手を挙げました。彼らはお互いを見回しました。このことは、彼らが一つのグループとしてお互いを知らなかったということでした。先生も驚きました。先生はクラス全員が里子たちであるのをまったく知りませんでした。

私たちはその場面を見守りました。突然連れ去られた少年たち、レイダー夫人の不可解なとげとげしさ、子どもたちがどのような扱いを受けているかを知ったときの実母の絶望などの場面です。ジェシーは、自分の物語を意図的に穏やかに尊厳をもって話しましたが、劇のなかではとても熱中していました。彼は二、三秒おきにいちいち大声で役者に特別の注文を付けたり、彼が言ったことが取り入れられると喜んでうなずいたりしていました。その場面は、実母が子どもたちをレイダー夫人から連れ出して終わりました。「お前たちを自分の家に連れて行けたらと思うけれど、まだできないんだよ」。劇が終わったとき、しばらく沈黙がありました。

「何かレイダー夫人に言いたいことはあるかしら。あのときは七歳で、小さすぎたから言えなかったけれど、今は十一歳だからあるんじゃない？」と、すぐにジェシーに尋ねました。彼は躊躇しませんでした。

「僕は彼女に言いたい。誰も子どもをそんな風に扱う権利はないし、たとえそれが自分の子どもであってもだ。あなたは子どもを傷つけることはできない。それは間違っている」。

役者たちはもう一場面、ジェシーとすくむレイダー夫人の短くも意味深い場面を上演しました。今はもう大きな少年でそれほど無力ではないジェシーが、すべての子どもたちへの正義と優しさを切々と要求しました。レイダー夫人には彼の話を聞く以外の選択は残されていませんでした。それを見て、本当のジェシーは満足げにうなずいたのです。

私たちはこのショーの最後に近づいていました。もしほかの子どもたちが望むなら、私はジェシーの物語を聞いている間に気づいた考えや感情などを共有してみようとみんなを誘いました。私は彼らの反応の素早さと正直さに感動しました。子どもたちは語り手の席に座って、自分の物語を話すのに躊躇《ちゅうちょ》しませんでしたが、いつもは「プレイバック」の外で感情を共有することにとても遠慮していました。ジェシーの勇気ある率直さと彼の物語そのものが、ほかの子どもたちにいつもとは違った方向で、自分自身の物語を感じさせてくれたのです。

自分から進んで自分自身を表現する部分は、教室に信頼と尊敬の雰囲気を注意深く作り出してくれた彼らの先生と関係がありました。先生は、ジェシー自身と同様ほかの子どもたちにも、ジェシーの物語が重要であることを難なく認めるのでした。彼女はショーのあとで、特にクラスの子どもたちが全員里親制度を受けていると打ち明けられて、必ずもっと話す時間をとってフォローアップすると私に知らせてくれました。

先生や治療者や子どもを養育する職員の側で、フォローアップの必要性に敏感になることは、この仕事の成功に関わる重要なことです。討論や解釈は「プレイバック・シアター」では場違いですが、子どもたちの物語はしばしば、あとで教室や生活の場や治療セッションで起こるかもしれないので、それを共有するので、それを新しい共有レベルへと道を開きます。

正規のスタッフは私たちのショーで演じられる価値ある役割を果たしていて、それはもっと注目する必要があると気づいたり反応したりする点だけでなく、共感的で支援的な存在になる点で価値があるのです。残念ながら、すべてのスタッフがジェシーの先生のように慎重に、「プレイバック・シアター」を受け入れるとは限りません。ある人たちは、物語の主観的な体験に焦点が当たっていることに困惑したり、たぶん子どもたちに与えられた毅然とした尊重に不快を感じたりするでしょう。彼らは何よりも自分たちの専門的な課題を行動の管理と捉える傾向があり、そのため私たちがなぜそれほど子どもの体験に耳を傾ける努力をするのか理解できないのです。正確に言えば、彼らと私たちの子どもへ向かう態度や接近の仕方に深刻な相違を感じさせます。私たちが行なっていることは、劇場という媒体を通して、すべての子どもたちの物語は、聞いてもらい理解される価値があるという信念にもとづき、私たち自身や私たちの創造力を子どもたちの経験のためにおいておくことなのです。これは本質的にはひかえ目な仕事であり、壊れやすさがないわけではありません。私たちが同僚や若いクライエントの前で、「プレイバック」を上演することは、かなり個人的な危険をかけることなのです。それは、ある意味で距離と権威にもとづく職業的スタンスとは正反対のものです。

ジェシーは、「プレイバック・シアター」で物語を語ることで何を獲得したのでしょう。一つは、自分が独りではないこと、そして里子だった彼の経験がクラス全員の子どもと共有されたことを学びました。彼は母親に対する愛と忠誠心を伝えられましたし、親として欠点があっても、母親の彼に対する愛と忠誠心も伝えられました。また、彼は虐待された子どもという秘められた苦悩の恥を外在化できました。彼の怒りはレイダー夫人にしぼられましたが、初めてのその場面のあと、母親は身体的に虐待することも間違っていると気づき言葉に表わしました。

痛みと恥辱のこの思い出は、このとき初めて公のコミュニケーションの場に持ち出されました。彼がこれを乗り越えるまでには、この物語は何回も語られる必要があると思います。でも大切な一歩が踏み出されたのです。

上演される特権をもつ多くの物語と同じように、ジェシーの物語は普遍的なテーマ——この場合、愛と喪失と正義——に触れています。子どもたちが人生で出会う人間関係への気づかい——満たされなかった人間関係、失われた人間関係、執着し苦しい人間関係、理想化した人間関係、壊れそうな新しい人間関係——などを直接的、間接的に扱っているほかの多くの物語に考えを巡らせることができます。七歳のアレンは、いつも世話をしてくれた祖母が最近亡くなって、喪に服していました。祖母が彼を信頼して、店に買い物に行って欲しいと言ったときのことを彼は誇らしげに語りました。彼は劇の途中で、「スープだよ。おばあちゃんはスープが欲しかったんだよ」と思い出しました。ビッキーは家の中でもっとも衝撃的な暴力と隣り合わせで生活していましたが、ボランティアと一緒に教会に行ったときの素晴らしい物語を語りました。そのとき彼女は、教会の席でボランティアの間で潰されながら、ゴスペル・ソングを大声で歌ったと言います。ずっと昔に家族に捨てられた太ったかわいいダニエルは、手術を受けなければならないとき、病院のみんなから受けた親切に感動しましたが、いつもは無愛想で知られた児童保護員のアーリーンに特にそうでした。マネーは十二歳の誕生日に、彼の境界性人格障害の母親宅に泊った悲惨な誕生パーティーから、直接「プレイバック」ショーにやってきました。彼はこの苦しみを証言し、少なくともある種の理解を得られる物語が語られました。「プレイバック・シアター」は、これらの子どもたちすべてが、果敢に繋がりや意義や生き残りを求めるのを応援するのです。

第19章　居住ケアの愛着モデル

デイヴ・ツィーグラー

愛着障害は、私たちの社会に起こるほかの多くの課題にとてもよく似ています。私たちはこの社会にあって、非常に古い問題に新しい用語を作って、私たち自身がその酷《むご》さに怯えているのです。誤解してはなりません。愛着障害は深刻な問題ですが、センセーショナルな物語やテレビ用に作られた本に書かれて来たようなものではありません。愛着障害をもつ子どもたちはただの子どもたちです。彼らは難しい子どもで、たしかに人を傷つけることがあります。けれど、彼らはどうしようもない子どもたちではなく、いわんや未来のテッド・バンディ（訳注　一九八九年に十二歳の少女殺害で有罪となり処刑された連続殺人犯）たちでもないのです。私たちはこのむずかしい子どもたちに毎日プログラムを行なっています。そして、ほとんどすべての子どもたちに明らかな進歩が見られます。

私たちの〈ケア〉システムには何万人という子どもたちが参加しており、それは本来家族という場で養育されて来なかった子どもたちが、こんなにも多くいることを意味します。この子たちは、しばしば誰にも入り込めない防衛や堅い殻をもっています。知識をもった理解ある養育者がいなければ、手を伸ばして絆を結ぼうとするときに問題にぶつかるでしょう。

この子たちは愛着障害というより、愛着のテーマをもっています。彼らは、仲間集団（普通は十二歳以下）より家族にまだ強く結び付いている間に、誰かが子どもたちに手を差し伸べなければ、この子どもたちは明日にも非行や犯罪に走るでしょう。今日の刑務所は、過去にケア・システムにいた子どもたちで溢れています。この子どもたちに対しては、今支払うか（ソーシャルワーカーやセラピストや専門の里親に支払う資源）、後で支払うか（私たちの社会の施設の無償の食事つきの部屋）、どちらかなのです。この子どもたちは明日の犯罪者になるかもしれませんが、本当の愛着障害をもった子どもたちと混同すべきではありません。

重い愛着障害をもつ子どもたちは、決して誰ともうまく愛着を結んだことがありません。軽度から中等度の障害をもつ子どもたちは、今までの短い人生のなかで、ほんの部分的にしかも決して真に報われることのない愛着しか持たなかったのです。この子どもたちは生後十二カ月から十八カ月で、人間にとって最も基本的な本能――ただちに絆を結びまず生き残り、それから他者との相互依存の世界で成功の場を見つけるのですが、ここで失敗して人生をスタートさせます。物事が悪く始まると、絆を結ぶ本能（身体的な生還を促進する）は、痛みを回避したり、愛着（情緒的な生還）を無視したりしてくつがえされます。愛着の種は成果が観察されるずっと前にしばしば撒かれます。愛着障害のサイクルを破壊しなければ、私たちの社会にある社会的ネットワークのなかに場所を見つけるのに、一生かかっても不成功に終わるでしょう。

この子どもたちを社会としてどう助けるのか、私たちは依然としてそれを確信できない段階にいると思います。混乱とある種の絶望のなかで、私たちは絶望的な治療としか見えないものを発達させ、親や専門家やプログラムは、これらの侵入的アプローチが治療のすべてであると信じています。私たちはこの絶望を取り払い、まず最初に問題やその原因を明確に理解し、必要な解決に関与し、私たちの解決法を検証するためには忍耐が必要だと提案します。ジャスパー・マウンテン・センターと呼ばれる小さな居住治療プログラムに関して、忍耐強い検証をあなた方と共有したいと思います。

ジャスパー・マウンテン・センターはどのように出発したか

センターは、機能不全レベルだけでなく健康レベルでも、多様な家族で育った三人のベビーブーム世代によって設立されました。私たち三人は、学士号をもち専門的な経験を重ね、エネルギーに限りがないように見えますが、「一度に一人」というマザー・テレサの忠告に従って、心理学の世界に違いをもたらそうと始めました。私たちの目標は、家庭生活と専門職業生活に継ぎ目のない統合をつくり出すことでした。この目標はまったく効果的に達成され、プログラムを受けている子どもたちにとって良かったのと同じように、私たちにとっても良かったのかどうか、未だもって明らかではありません。実践的ステップは簡単に活かすことができます。つまり、合衆国で住むのに一番健康的な場所を探すために、基準を決める限りない話し合いが重ねられ、南オレゴンの約束された土地に移り住み、田舎の農場を買い求めました。その古い農場に慣れるのに六カ月かかり、その農場を長い時間かけて整備した後、私たちは州の児童保護局に、今最大の挑戦に向かって準備していることを知らせました。州の職員の反応は、五分五分の意気込みと疑惑でした。障害をもつ子どもを自分の家庭に受け入れることに関心のある人の意気込みは、カウンセリングの背景をもち、経験を積んだ専門家のものだったのです。さらに、なぜ選択権のある人びとが、自分たちの家庭に障害をもつ子どもたちを受け入れたいのかという疑惑でした。十一年後の今でもこの疑惑をもつ人びとはいます。

ジャスパー・マウンテン・センターは、一九八二年にオレゴン州ユージーンの南東、三十二万平方メートルの農場に建てられました。景色は美しく、二本の大きな河、深い森、滝、掘り抜きの井戸、何マイルものハイキング路、三百メートルの山の切り立った崖、これらのすべてが私たちの所有地にありました。この農場は、オレゴン地方で二番目の家屋敷としての歴史をもっていて、コーネリアスとジャスパーヒルズへのオレゴントレイル

（訳注　西部開拓時代に移動のために使われた歴史的な有名な道の一つ）の最後部に位置しています。障害をもち虐待された子どもたちに希望をもたらすために、私たちはこの美しさと歴史に働きかけました。子どもたちは、初めから自分たちの虐待や痛みの物語を語りながら、ジャスパー・マウンテンにやって来ました。プログラムの焦点はただちに、ほとんどの子どもに見られる性的虐待の傷を癒やすことに当てられました。私たちはまもなく、ほかの子どもとはまったく異なる回復をする子どももあれば、まったく回復しないように見える子どももあることが分かりました。なかには、決して相手を見ようとしない子ども、どんな愛情も押しやってしまう子ども、自分たちがされたようにすぐに相手を利用し虐待する子どももいました。一九八〇年代の初期に、私たちは絆に問題をもつ子どもたちを確定し始めましたが、その子どもたちは例外なく最もむずかしい子どもたちでした。

どのようにプログラムは進むか

ジャスパー・マウンテン・センターは、身体と心と魂の健康に関する原理にもとづいています。プログラムでは、澄んだ空気、清らかな水、たくさんの運動と、親は専門家であるという家族の文脈での治療要件が保証されています。この家族という焦点は、治療的シチューのなかでは最も重要な材料であることが分かって来ました。家族のなかにいることが、愛着障害の子どもたちには大変な違いをもたらすのではなく、家族の力とその支える力こそが、絆をつくる過程で違いをもたらすだろうという最終分析に至ったのです。初期には、私たち三人が外部からの援助なしにすべてを行ないました。この時点でプログラムは、三人の子どもに対してスタッフ一人という、州で一番高い監督・治療基準を満たしていました。

プログラムでは四つの基本的な介入カテゴリーを用いました。すなわち環境的介入、行動的介入、精神療法的介入、そして自尊感情への介入です。

・環境的介入は、治療的ディズニーランドを作ることですが、この世で一番幸福な場所というよりは、この世で一番健全な場所となるように私たちは努力しています。プログラムの環境面での細かいチェックがなされ、たとえば建物の建築面から食事まで、自然採光量から外部の世界から子どもたちに届く暴力のテーマのコントロールまで（たとえばコマーシャルのないテレビ）含まれます。

・行動的介入は、ありふれた重要な行動管理システムを含んでいて、そこでは子どもたちは特権が決定されるレベルまで獲得するのです。ジャスパー・マウンテン・センターでは、プログラムの最も伝統的な部分ですが、に関する行動システムをもっています。このレベル・システムがプログラムの最も伝統的な部分ですが、子どもたちは朝起きて、まっすぐチャートに向かい、今日はどのレベルにまでゆくべきかを見つけ出します。行動修正は重要なステップですが、治療の最初のステップでしかありません。ギブ・アンド・テイクの枠組みが要請される行動的方法は、愛着障害をもつ子どもたちには不可欠のものです。

・精神療法的介入は、芸術療法や遊戯療法ばかりでなく、個人療法、集団療法、家族療法の介入をすべて含みます。この介入には、プログラムの精神科医による薬物の介入や面接などもときに含まれます。それぞれの子どもは、さまざまな大人との対人関係を発達させるスキルを促進させるために、精神科医に加えて二人の個人カウンセラーをもっています。

・自尊感情への介入は、このプログラムの特異な側面が見られます。バイオフィードバック、集中や瞑想の訓練、治療的レクリエーション、馬術プログラム、ハイキングや岩登り、ジョギング、庭いじり、視覚的パフォーマンス芸術、コンピュータやCD-ROMの能力、子どもたちの自己イメージを高めるためのビデオによる肯定的フィードバックなど、多くのものを含んでいて、子どもの自己価値感覚の源がたくさん取り入れられています。

しかし、右記のような魔法の介入（すべての子どもがこのリストに魔法を見つけ出すほどの何かがあります）をもってしてさえ、愛着障害をもつ子どもが他人に対する自らの資質を回復するために、これらのどれかを使うという保証はないのです。私たちの基本的治療プログラムの背景から、この挑戦的な子どもたちに用いられる具体的なアプローチが開発されました。

違いは何か

ジャスパー・マウンテンでは、私たちはよくこう尋ねられます。愛着障害をもつ子どもは、両親やケースワーカーや治療者を恐がらせるのに、なぜこのプログラムでは恐れられないのでしょう。このことがこの子どもたちとの違いをもたらす一歩なのです。彼らは恐れられる必要がないからか、彼らのコントロール資質が優性になるからかです。この子どもたちとの関係は、しばしば初めは戦争と同じです。優位性を巡る闘争では、もし子どもが勝てばみんなが負け、もし大人が勝てばみんなが勝つのです。私はそのように単純に見ています。もちろん、コントロールの制圧を巡る闘争にどのように勝つかは単純ではありません。プログラムにおいて、私たちがこの子どもたちを恐れないのは、どれほど子どもたちが良くても、ジャスパー・マウンテン・センターのコントロール戦争には誰も勝てないという事実から生まれます。多くの場合、普通ととても頭の良い子どもたちは、すぐに個人的にスタッフをコントロールするかもしれませんが、このプログラムではそれができないことを数週間で悟るでしょう。

私たちがこの子どもたちに対して私たちが成功をおさめる決め手となる別の要因は、チームとして仕事をすることと、統一されたアプローチによって、子どもの人生のあらゆる変数をコントロールすることです。私たちのプログラムには、単に住居から学校へという建物の変化があるにすぎません。アプローチとスタッフは一致して活動します。私たちは子どもが苛ついたり、コントロールしたり、他人を遠ざけたりという昔使った方法が、今やキャンパス内でも外でも機能しなくなるように、ケースワーカーや家族と一緒に働く時間をとります。

この子どもたちへの治療は、彼らの明らかに複雑な侮蔑や防衛を取り除くだけでなく、真実の魅力的な代替を提供しなければなりません。愛着障害をもつ子どもにとって、魅力的に見えるものにどう近づくことができるのでしょうか。答えは交渉の第一の原理と同じように単純です。すなわち、私が望む物のいくつかを手に入れるときだけに、あなたは望む物のいくつかを手に入れます。そうでないように見せようと試みても、子どもたちはたくさんの物を欲しがります。もしあなたがそれを知っていれば、それが彼らの弱みになり、そのため彼らはすべての物に無関心を装うのだと信じますが、一般的に彼らは、物質的な所有物に対して強く動機づけられています。それを信じてはいけません。同時に、もし彼らにそうさせたら、彼らは与えずに取るだけでしょう。あなたは彼らに相互性ということを教え、責任を取らせなければなりません。結びつきをつくるために、いつもプレッシャーをかけなければなりません。普通の子どもたち（誰か最近このような子どもを一人でも見かけましたか）にとって、強制はプラスのあるいは有効なアプローチではありません。しかし、この子どもたちは礼儀正しくお願いしたときだけデザートがもらえるのです。たとえば、自分に与えられた家事をしたら映画に行くとか、今日学校で二つの重要な行事に参加したら十五分間、任天堂のゲームで遊べるとかです。アプローチは明確です。つまり何もしなければ何ももらえない（愛情を除いて）のです。

この子どもたちとの治療の効果は、大人と子どものあらゆる相互関係に引き継がれます。これは、プログラムのスタッフと子どもの間のあらゆる接触が、パズルのごく小さな部分でありながら、絵全体に決定的になることを意味します。操作的な子どもは、彼らのトリックが誰かに効けば、彼らは変わらないのです。もし治療者や両親が協働していても、学校がその輪の外にあれば、間欠的な変数が強化されるばかりで、繰り返し子どもは変わらないでしょう。それは繰り返しお金を掏《す》るために、自信満々のギャンブラーをラスベガスに行かすのと同じ原理なのです。子どもは、結局、自分が勝つだろうと悟るのです。

すでに述べたように、この子どもたちは普通とても頭が良く、自分が欲しい物を手に入れるためにやるべきことを知っている場合、このような経過をたどります。まず最初にあなたが葛藤を起こすかどうかを見るために、何もしないことから始めます。それから、途中まで嫌々やります（あなたを罰する）。それから、どうしてもやらなければならないなら、ふてくされてやるでしょう。そして結局は、やります。このように進行するステップは、彼らが欲しい物を手に入れるために、果たさなければならないときにだけ起こります。このパターンが何年も繰り返されると、認知的不協和という心理的原理が入り込んで来て、それによってもし行動が変われば、その結果態度が変わるし、態度が変われば、その結果行動も変わるにちがいありません。

愛着障害をもつ子どもたちに、あなたが望んでいること（それは人間関係への前進的なステップです）をしなさいと要求しなければなりません。彼らは快く正直にそれをする必要はありません。ただそれをする必要があるだけです。あなたが体系的に彼らに示し始めることは次のことです。彼らは弱くても虐待されることはないこと、他人と親しくなることで自分の欲しい物が手に入る世界は、他人を利用したり、情緒的にも個人的にもこの世に独りぼっちでいたりするよりずっと素敵な世界だということです。

違いをもたらす最後の要因は、二文字の言葉、時間です。私たちは何かとても正しいことをするのに時間を取られたくないからです。時間は私たちの文化では四文字語、つまりtime〈時間〉です。なぜなら私たちは信号で三分待たされたと言ってイライラし、すぐに治るように風邪薬を欲しがり、古い型のコンピュータに記録を保存するのに二秒半待たなければならないとき、信じ難いほど耐えられないのです。愛着障害を治療するのに何年もかかるという予想に、私たちがたじろぐのは不思議でしょうか。これは、週末集中プログラムあるいは少なくとも十二週間の特別プログラムで、何らかの絆を約束する即席の〈抱っこ〉療法と何か関係があるかもしれません。本当の愛着障害に見られる引きこもりや距離を取るパターンは比較的早くに消失し、その後すぐに、相互依存性と脆弱性の新しいパターンが学習されると信じる人もいるかもしれませんが、私は既述したように何年もかかる集中的努力を短縮できるとは信じ難いのです。どんな銀河系の問題も一時間以内に解決できるスタートレック世代にとっては、何年もの努力は想像できないかもしれませんが、実はそれが必要なのです。

家庭に愛着障害のある子どもをもつ私たち親たち（私は里子を一人引き取っています）すべてに好都合なのは、もし何らかの進歩、わずかな成功、あるいは無駄や悪化でない方向に少なくとも向かっていると確信できれば、私たちは何年もの努力にかけるより良いチャンスを選ぶことでしょう。私たちのプログラムが、両親に提供しようと思っているのはまさに道路地図です。私たちはみんな、人間は十代が始まる前に、少なくとも生育に十二年はかかっていることを知っています。私たちの最近の考えでは、再学習過程に五年から七年かかるかもしれないということです。すぐに治るという間違ったメッセージを与えられない限り、親たちは有効な方法が示されさえすれば、しっかり学習できるのだと信じています。

ジャスパー・マウンテン方式は機能します。それが場所、人、アプローチ、つぎこんだ時間、あるいは以上のすべてが同時であってもです。重要なことは、子どもがスタッフを使い古す前に、プログラムが子どもの防衛を使い古すことです。子どもたちがジャスパー・マウンテン・センターを出て行くとき、私たちは彼らを〈治った〉とは書きません。愛着は本能であるばかりでなく、スキルでもあるのです。子どもたちに人生ゲームで成功する新しい道具を与えない限り、防衛手段なしに子どもたちを恐ろしく無関心な世界に出立させるべきではないのです。子どもたちは絆を築きたいと決定した後でさえ、どのように絆を結ぶかを学習するには多くの時間が必要です。これは学んだことを忘れて再学習する普通の過程です。もし、私たちが遠くまで一緒に行く準備をしないなら、子どもたちを回復の長い道程に導かないということが重要です。このことは居住ケアでは、事例を決して完全に終わらせないということを意味します。私たちのプログラムの卒業生は、接触を続けたり、訪ねて来たり、お金を借りたり、家族に会わせるために婚約者を連れて来たりします。私たちは以前に子どもたちを自分たちの拡大家族に招いたことがありますが、そこではほとんどすべてが受け入れられます。

養子縁組は、この子どもたちにとって最後のチャンスかもしれないと理解すべきです。養子縁組のために、子どもを自由にし、適切な家庭に預け、その子と五年ないし七年間エネルギーを充当する時間が必要なのです、〈プランB〉で、別の家族とプロセスを始める時間がないかもしれません。これを聞くと、養子縁組する家族の責任が非常に大きいようですが、最初の養子縁組家族で本当の絆が結べないとすれば、決して別の家族でも結べないでしょう。

おそらく極限の虐待とは、生きるために他人に依存する子どもを取り上げて、愛着を形成できる場所に処遇しないで生き残る本能をくじき、幼児期に他人と繋がることの援助に失敗し、残りの人生を情緒的にも精神的にも独りで過ごし、友達、配偶者、自分の子どもたち、そして神からも離れて生きることを期待されることです。これはまさに、地獄の定義に近いものではありませんか。多年にわたる困難な仕事は、愛着障害の子どもの人生の質を保つには、高すぎる代償ではないというジャスパー・マウンテンの私たち全員の意見に、あなたも賛成してくださることを願っています。

第20章　養子縁組と愛着

デイヴ・ツィーグラー

養子縁組求愛モデル

ジャスパー・マウンテン・センター（JMC）のスタッフは、必要に迫られて自分たちのプログラムの最初の五年間で、なぜ何組かの養子縁組はうまくゆくのに、多くはうまくゆかないのかを分けて考えようと試みました。この疑問を考えた二年間は、次に示す子どもたちにとっての養子縁組モデルを発展させ、実施するという成果をおさめました。

その子どもたちとは次のような子です。

・情緒的に障害がある。
・治療が難しい。
・一度あるいは何回も養子縁組で失敗している。

「養子縁組求愛モデル」の基本原理は、次に示すものです。

・標準的養子縁組手続きは、特別なニーズをもつ子どもやその将来の家族には充分でない。
・準備や訓練や専門的支援がなければ、この子どもたちと養子縁組で成功する可能性は少ない。
・子どもや家族は、この養子縁組関係の現実に対して準備しなければならない。
・養子縁組への関わり合いは、子どもと家族の双方によってなされるべきで、情報や関心ではなく両者の関係性にもとづいてのみ行なわれるべきである。

このモデルには三段階があります。

（1）**段階Ⅰ**　子どもに養子縁組の準備をさせ、養子縁組の成否に関わる子どもの取る役割を理解させます。この状況で子どものもつ重要な力を明確にします。家族は通常の認可段階を踏み、養子縁組委員会で選ばれます。家族はケースワーカーやＪＭＣのスタッフと会い、最初の出会いに何を期待すべきかを学びます。子どももこの出会いの準備をします。両者はケースワーカーと家族療法家と一緒に会います。子どもは、一つのまとまりとしての家族、個人としての家族の一員、最後は家庭環境のなかの家族を知ることによって、信頼を寄せ始めます。

（2）**段階Ⅱ**　これは現実に即して進めなければならない段階です。両者とも、自分たちが何をやろうとしているのか、それを誰と一緒にやろうとしているのかのイメージをもっていますが、そのイメージがきわめて明確にリアルにならなければなりません。この段階は、広範な訪問や家族カウンセリングによって特徴づけられます。プロセスはまず初めに、両者の長所やプラスの特質に焦点が当てられ、次に両者の悪いところや欠点などに移り、最後は養子縁組の長所や短所を結合させた現実が強調されます。

（3）**段階Ⅲ**　養子縁組がうまくいくために、三つの必要な関わり合いがあります。子どもと家族の双方になされる最初の関わり合いは、養子縁組に関する関心と時間と努力についてです。二番目の関わり合いは、子どもとの関係および子どもの家族との関係についてです。最後の関わり合いは、人生における家族についてです。最後の関わり合いは、通常の養子縁組での最初のステップではなく、特別なニーズをもつ子どもたちとうまく養子縁組する場合の最後のステップです。この関わり合いは、概念ではなく、人との間でなされなければなりません。障害をもつこの子たちにとって、養子縁組はいかに困難かという現実は、概念としての養子縁組に関わるよりさらに強力であるために、この子たちには重要なのです。

提案とテクニック

【段階Ⅰ】

準備　段階Ⅰは、家族と子どもが出会うずっと前から始まります。ここでの一つの鍵は準備です。特定の養子縁組の仕事が始まる前に、尋ねる重要な質問があります。「みなさんは、養子縁組に対して何か準備をしていますか」。あまりにもしばしば、家族は子ども以上に準備をし過ぎています。子どもに養子縁組の準備をさせるのは、理想的に言えば、出会いに先立つ一年前から起こりうる課題について具体的なカウンセリングを行なうべきでしょう。養子縁組のクラスにそって、家族にこれから先に起こるかもしれない闘争の準備をさせるために、移行過程で働いてくれる養子縁組のワーカーやカウンセラーと将来の両親とが出会うことは価値あることです。

最初の出会い　養子縁組委員会が縁組の祝福を与え、「養子縁組求愛モデル」が決定した後で、家族に移行カウンセリングを行ない、モデルやプロセスや目標などを話し合う養子縁組ワーカーやカウンセラーに出会うことは重要です。ほとんどの養子縁組家族は、子どもをもつことに初めはゆっくり、そのうちにすごい勢いになることを心に留めておきましょう。急ぎすぎる求愛は常に問題をはらみます。このプロセスにおいて家族の同意や関わり合いを取りつける必要があります。あるいは、このモデルを使わないことです（一般に、家族がすごい勢いで急げば急ぐほど、準備が懸念されます）。

初めての子どもと家族の出会い　再度の提案として、ワーカーやカウンセラーが積極的に関わることです。この人たちにとって子どもたちが関わる前に両親だけに会うことは、養子縁組する子どもにとって複雑で圧倒される度合いが減ります。ワーカーやカウンセラーが、これからの数カ月間に何がなぜ起こるのかを大づかみにするだけでなく、前もって子どもと両親との間に起こることについて説明する時間を取る必要があります。話し合いを堅苦しい、あるいは形式的にすぎないようにしましょう。話し合いの目標は、長い目で見れば、この組み合わせが関係者すべてにとって良いものだと理解するように明確化することです。あらゆる立場から声が上がるでしょう（子どもの将来に影響を及ぼすように子どもをエンパワーしてください。そうすればさらにいっそう良い反応が得られるでしょう）。

プロセス　お互いを知るための話し合いは、カウンセリングから始めましょう。二回目に家族全員で来てもらいましょう。家族にはさまざまな人物（道化者や朝に不機嫌な人など）がいることを、早くはっきりさせる技法を使いましょう。ここでの技法は、自分の左右に座っている家族について好きな点と嫌いな点を紙に書いてもらうことです。カウンセラーがそれを読み上げ、書かれているのは誰かを家族に推測してもらいます。次に、家族の住む家から離れて、午後にどこかを訪ねることを始めましょう。次は一日、次は一晩、家から離れてみましょう。これは遊びの空間を平等にすることになります。家族の住む家では、養子縁組する子どもだけがその環境に馴染まないからです。公園、レストラン、海岸のモーテルなどで過ごし、この目的は家族の縄張りに慣れさせることではなく人間関係を結ぶことなのです。養子縁組する子どもは、家族の住む家に来る前に、すべての家族員を個別にあるいは一緒に少しは知るチャンスをもつことが必要なのです。

カウンセリング　最初の出会いや話し合いは、カウンセラーの面接室で行なわれるべきです。それぞれの訪問のあとにセッションが行なわれるべきです。カウンセラーは、家族と子どもを一緒にしてプロセスを促すように役割をとります。そうすれば双方が、この状況を準備されコントロールされていることを知ります。

【段階Ⅱ】

カウンセリング　カウンセリングは頻繁に続けられますが、必ずしも毎回行なわれる必要はありません。子どもの長所と短所を明確にするのを助けるために、里子養育者に関わってもらいましょう。

プロセス　現実的になりましょう！　広範な訪問、主として家庭環境に訪問する計画を立てましょう。特別なイベントは止めて、日常生活に取りかかりましょう。この段階の目標は、この養子縁組の結びつきが、現実的にどうなるかを明確にすることです。

テクニック　組み合わせ、家族、子ども、それぞれの長所と短所を強調しましょう。それは困難で当惑することかもしれませんが、個人的に恥ずかしいことだけでなく、すべての人の長所を公にするときでもあります。みんなに次のような質問をして、答えてもらう技法を使いましょう。「本当に頭に来たら、私は……」「……で私は悲しい」「機嫌が悪くなったときに、それを直す一番良い方法は……」などです。このいくつかをロール・プレイ（役割の演技）しましょう。子どもたちにコーヒーの前の朝のママを演じさせましょう。両親はお互いにどのようにけんかするでしょうか。養子縁組する子どもに、自分のあまりよくない性質、たとえば乱暴だったり失礼だったり、人を傷つけたりする点を演じさせましょう。家族員に後から分かることは、何でも今のうちに話させたり、演じさせたりするべきでしょう。

【段階Ⅲ】

プロセス　みんなが出会ってお互いに充分に知るようになった今、力点は関わり合いに移行します。関わり合いには三つのレベルがあります。①時間と努力、②関係性、③生活の関わり合いです。関わり合いの①は、ずっと以前に取り決められ実施されていなければなりません。次の二つのことが指標になるので、みんながこの関わり合いをどう処理したかを振り返り評価することは重要でしょう。関係性への関わり合いに、みんながどのように関心をもっているでしょうか。愛着障害の子どもたちの場合、現実的な期待をもっているため、これは注意深く検討されなければなりません。このときこそ明らかに、生涯にわたる関わり合いという課題が検討され始めるときなのです。再びここで、関わり合いとは人びととのことで、養子縁組という概念とのことではないと言うべきです。

カウンセリング　ここでは、カウンセラーのスキルが一番必要とされます。関わり合いには多くの複雑な問題があります。これを述べることは、みんなの側に抵抗をもたらすかもしれません。事態がうまく進んでいても、なぜ計画がだめになるのでしょうか。全般的に見てこれは良い組み合わせではない、だから養子縁組を中止しようという最終的な分析を誰も真に望んでいないのに、こういう場合があるかもしれません。このときカウンセラーは、きっぱりと自ら進んで悪役にならなければなりません。関わり合う子どもの能力に問題があったり、両親が能力以上に子どもに対して善意をもったりするかもしれません。

儀式　もし、養子縁組でゴーサインが出たら、一つの重要なステップとして、誰かが養子縁組委託の公式承認を行ないます。儀式を行なうことを考えましょう。友だちを招待してパーティを開きましょう。私たちの文化では、これを一番重要な出来事のために行ないます。

最後の思い

特別なニーズをもつ子どもたちにとって、養子縁組がうまく機能しても仕事は完全には終わりません（いつ親の仕事は終わるのでしょう?）。子どもと家族双方にとって素晴らしい処遇であるのに、仕事は今始まったばかりなのです。家庭への移行はすべて重要な雰囲気のもとで行なわれますが、仕事はもっと簡単になると過信してはいけません。私たちの経験から、子どもの身体的・発達的段階に応じて新しい闘争が生じてくるのです。しかし、それが養子縁組を本当の人生のようにするのです。新しい挑戦がそこここにあります。

困難な養子縁組での生き残りと成功

養子縁組は結婚にとてもよく似ているようです。つまりすべての人にとって、あまりに多くの結婚が痛みと共に消えてゆきます。そうでない結婚もありますが、みんな幸せとは限らないのです。自分の期待を小さくして、みんなと何とかやる人もいます。関係者すべてが愛し、学び、成長するという素晴らしい体験はほんの稀です。成功を育むためには、結婚と同じように養子縁組には多くのケアと思考とスキル訓練が必要です。結婚も養子縁組も失敗する理由の一部には、関わる人びとが、自分は実際何に対して「はい」と言っているのか分からなかったり、自分たちの見ている現実に対処するために必要なものを持っていないのを発見したりすることです。目標は養子縁組という現実をどう生き残るかだけでなく、巻き込まれた挑戦にどう立ち向かって成功するかでもあるのです。

あなたの健全さ以上を維持すること

健全な養子縁組を維持することは、自動車を維持することになぞらえられます。注意を要する問題があり、広告にあるように「あなたは今払いますか、後で払いますか」なのです。ここでいくつかの点を比較してみましょう。

ラジエーターを点検しよう	過熱しないように冷やそう
ハンドル／ブレーキを点検しよう	いつもコントロールしよう

バッテリーを充電しよう　エネルギーを蓄えよう
性能を調整しよう　力を維持しよう
プラグを点検しよう　放電し続けよう
タイヤの擦り切れ具合を点検しよう　破裂する前にあなたは疲れていることを悟ろう

これらの示唆に含まれることは、養子縁組で健全さを維持するために知っておくべきことのすべてです。最高の真実は単純なことです。最近のベストセラー本には、幸せで満たされた人生に必要なことは、私たちが幼稚園時代に学習したことすべてだと書いてあります。何人かの人は最初からもっているかもしれませんが、ほとんどの人は元気を回復するものを利用しようと思えばできます。もし、あなたが最初からもっているなら、ここで読むのを止めて結構です。でも、もっと聞く必要があれば続けて読んでください。

なぜ養子縁組は失敗するのでしょうか

養子縁組が破談になる理由はいろいろありますが、すべては一つに要約されます。家族はさまざまな理由で養子縁組を選択しますが、彼らは関係者全員のために何か良いことをしたいのです。闘争が起こるのを知っていますが、みんなが大きな苦痛に耐えるために養子縁組をするのではありません。子どもへの関わり合いが、愛するほかの人への関わり合いを害し始めるなら、養子縁組は失敗です。もし、問題の核心があるとしたら、たぶんそれは養子になる子どもでしょう。ここに二つの重要な視点があります。

家族　養子縁組をするには多くの理由があるかもしれませんが、最後に家族が決めるのは、新しい家族の一員を受け入れるだけの自分たちに生活や心に余裕があるかということです。しかし、もし彼らの愛情や好意の申し出に、無関心や敵意が示されたらどうすればよいのでしょうか。家族は子どもの生活が大変だったのだろうと理解できますが、もし子どもがこの新しい家族の示す優しいケアをただ受け入れさえしたら、何もかもが変わるだろうと家族は信じるのです。何週間も何カ月もかかった後に、子どもが家庭も心もどちらも欲しくないと家族に知らせることになれば、養子縁組はすべての人に痛みだけをもたらします。おそらく子どもは、どこかほかの所ならもっとうまくやれるでしょうし、家族の人びともすべてのことが始まる前ならもっと気楽にやれたのは明らかです。これはしばしば、すべての人たちにとって、失敗と罪悪感と哀しみで一杯の終章になるでしょう。

子ども　養子になる子どもたちはみんな、深い喪失感を体験していたり、あるいは自分たちは家族を必要としていないと思っていたりします。特別なニーズをもつ子どもたちのほとんどは、喪失感以上のものを体験しています。里親養育システムのなかで怯え途方にくれている子どもは、すぐに新しい家族ができると知らされます。しかし、子どもにとって家族、つまり子どものためにいつもそこにあると思われているのにそこにない家族とはどういうものか、人びとには分かっているでしょうか。子どもにとって、お母さんやお父さんは養育してくれなかった人、またはさらに悪ければ酷く虐待した人を意味するかもしれません。おそらく、子どもは今まで多くの家庭や学校に入ったでしょう。もし、家庭が安全だと知らなければ、即座に自分の心を危険に晒すことができなくて子どもたちは家族をテストするでしょう。ときに、子どもたちのテストが家族に誤解されて、悪循環が始まります。事態が悪くなればそれだけ子どもに恐怖心が起こり、さらにテストが繰り返されるのです。子どもは家族が努力しなくなったと理解すると、子どものためだと考えられた家族がそうでなかったためにケースワーカーが現われて、再び子どもは移動させられるのです。このことで再び、子どもにとって世界は生き残るために闘い、あらゆる犠牲を払っても弱音を吐いてはならない残酷な場所として確信されるのです。そして、世界はもう一つの反社会的人格をつくるのです。

これらの罠はどうしたら回避できるでしょう。どうしたらこのプロセスが続かないだけでなく、みんなにとって良い体験になりえるのでしょう。

成功する養子縁組はどんなふうでしょう

特別なニーズをもつ子どもとの関わり合いで成功する養子縁組は、TLCを多くもつ傾向にあります。優しい（Tender）愛情ある（Loving）ケア（Care）ということでしょうか。いえ、まったく違います！　この子たちと失敗する養子縁組では、優しい愛情あるケアが常にあり過ぎるのです。これが主要な問題の一つであるかもしれません。成功する場合は、TLCがこれとはまったく異なることを意味します。

翻訳（T＝Translating）　子どもが本当はどこにいるのかを理解するために、子どものいる現実を正しく翻訳することです。操作的な十代の子どもたち（そしてそうでないすべての子どもたち）は、反対のことを言うことが一般的に知られています。真実に近づくように、子どもたちの言っていることを翻訳し直すことは、しばしば安全な賭けです。次のことを翻訳し直すことで練習してみましょう。規則は欲しくありません。将来のことは心配していません。学校の勉強には全部ついて行けます。今晩は早く家に帰るつもりです。これと同じ原理が、特別なニーズをもつ子どもたちとの間では働くのです。

学習（L＝Learning）　難しい子どもを養子縁組させるという挑戦から学ぶことは、みんなにとってどうしたらスムーズにゆくかではなく、成功の指標の一つであるということです。あなたがスムーズを望むなら、ジェルO（訳注　フルーツゼリーの素）を手に入れてください。ところが、養子縁組はスムーズではありません。それはあなたの見方次第では困難や挑戦なのです。あなたがそこから学ぶことを挑戦と見れば見るほど、それだけあなたは難しい子どもを養子縁組させるより良い候補者と言えるでしょう。

コントロール（C＝Stay in control）　子どもも含めて、すべての時間とすべての状況をコントロールしましょう。この子どもたち自身は難しくなかったのではありません。子どもたちは、安心で安全な家庭を提供できず混沌として虐待や育児放棄をする家族からたくさんの援助をもらっていました。恒常的なコントロールはかなり大変に聞こえますが、もしあなたがこの子どもたちの一人と養子縁組するなら、子どもはあなたがどのようにコントロールしようとするかを見るために、絶えず試してくるでしょう。もし子どもがコントロールできれば全員が負けです。もし、子どもがコントロールできなければみんなが勝ちです。単純なことです。

翻訳、学習、コントロール（TLC）は、言うは易し行なうは難しです。しかし、ここがポイントの一部で、難しい養子縁組があなたに何を提供するでしょう。むずかしい養子縁組は、養子に値する受ける側の子どもに家族の一員になる新たな機会を与えるにつれて、あなた自身にも成長の機会を与えるのです。

成功のための七つの戦略

（1）　子どもの真のニーズを理解すること。子どもの言葉に耳を傾けたり、正反対の課題のために額面通り子どもの行動を受け入れたりするのは、しばしば援助になりません。もし、子どもが虐待や遺棄という育児放棄された過去をもっているなら、子どもの行動様式に関係なく子どものニーズはかなり直截《ちょくせつ》的でしょう。この子どもたちは次のことを必要としています。

安全性　自分の基本的ニーズが満たされる非暴力的な環境なら、私は安全です。

安心感　親が責任をもち、私がただの子どもでいられる構造化した環境が必要です。

受容　私の行動が好かれなかったり、受け入れられなかったりしても、私を一人の人間として受け入れてくれる人が必要です。

所属　私は誰かに属す必要があります。私は他人と繋がって、愛情を与えたり受けたりするのを学ぶ必要があります。

信頼　私は信頼したりされたりする学習が必要です。私は公平に、正直に、尊敬をもって、しっかりと扱われる必要があります。

関係性　誰も犠牲にならず双方が高められるやり方で、私は他人と関係を結ぶことが必要です。

自己認識　自己理解のもとで、自分の人格や行動をどのように変えてゆくのかを学ぶ必要があります。

自己価値　人間としての成功を示す最後の指標は、私が自分自身や自分の価値を信じているかということです。

（2）プラスのしつけは、あなたのコントロールや子どもの自己価値に一番早くたどり着く道です。技法としては、子どもから子どもの行動を切り離すことが含まれます。罰してはいけません。しつけは大切です（教えることを意味します）。〈中休み〉を入れて疑似罰にしないことです。論理的な帰結を使うようにしましょう。答えを知っている質問を発して、子どもに嘘をつかせてはなりません。力の闘争を回避しましょう。あなたとでなく、子どもたち自身と闘わせましょう。ユーモアのセンスをもち、あなたがどう感じるかを子どもに決めさせてはなりません。子どもたちをいつも過去の行動に閉じ込めないことで、子どもは変わり、もっと責任をもつようになるでしょう。

（3）操作的なゲームに勝つことを学びましょう。あなたに敵対するルールを子どもに使わせないようにしましょう。操作的な子どもに心を完全に読まれないようにしましょう。あなたは容易に標的になるでしょう。子どもがあなたを叩こうとしたら、子どもを面くらわせましょう。普通、もし子どもが何か欲しくて操作しようとしたら、子どもが自分のやり方を通そうとするのを全力で阻止するか、子どもに負けずにあなたがより操作的になるか（それは良く効くので）でしょう。子どもがすること、あるいはあなたがそれに対処することを予測して、数歩先を行きましょう。感情的に反応してはいけません。そうすると、あなたは創造的に考えなくなるでしょう。親としての対応はチームを組むことでもっともうまくいくでしょう。あなたの取る次の動きを充分話し合って、アドバイスやアイデアをもらっておくと良いでしょう。もし、子どもがあなたをあたふたさせるようなら、子どもは操作的なゲームに勝ちあなたたち二人は負けるでしょう。

（4）あなたが必要とする助けを正当な提供者に求めましょう。率直に言えば、この子たちを理解しないカウンセラーでは、事態をさらに悪くする可能性があります。操作的な子どもにとって、誰かの面接室で週一時間〈完璧〉に振る舞うことは、たいして挑戦的なことではありません。もし、カウンセラーがあなたに問題があるように見始めるならば、ほかのカウンセラーを探しましょう。有望なカウンセラーには、養子縁組や虐待児や愛着障害の子どもとの経験を尋ねてみましょう。あるいはもっと良いのは、このような子どもとうまくやれるスキルをもっていると強く薦められたカウンセラーのもとに行きましょう。

（5）自明なことは、このタイプの養子縁組は難しいということです。しかし、それがひどいという必要はありません。この違いは、あなたが完全にコントロールしている何か――自分の感情やユーモアのセンス――によるのです。賢い人が昔、「もしあなたが自分のユーモアのセンスを失ったら、世界はもはや面白くなくなるでしょう」と言いましたが、養子縁組もこれに似ています。

（6）あなたは親以上であることを心に留めておきましょう。もし、あなたが一日二十四時間親であるなら、あなたはかなり無味乾燥になってしまうでしょう。妻、学生、ハイカー、ボランティア、街角のダンサー、芸術家、夫、そのほか何であれ、受ける以上に多くを与える親役割に嵌《は》まってはいけません。もし、充電しなければ、電池は長くもたないでしょう。

(7)　急いではなりません。最も悲しい失敗した養子縁組の例は、子どもが必死に親をテストしているのに、親がそれをやめさせる例です。必死になっているのは、テストがほとんど終わりかけていて親がテストにほぼ合格していること、それを親が分かってほしいということなのです。この子どもたちは傷つくのに長い時間がかかりました。彼らが再び傷つきやすくなるには時間がかかります。しかし、どこに行くのか分からない道を、いつまでも行ってはなりません。あなたの行きたい所に着くには、ずっと良い道があるでしょう――良い道路地図――、それをもっているカウンセラーから良い援助をもらいましょう。

最後の考え

そこで、あなたは何を考えますか。たとえ、あなたが考えていた以上に大変な仕事のように聞こえるとしても、独りだと感じないでください。もし、生みの親が自分の子どもに我慢しなければならないことすべてを知っていたとしたら、それをやり抜くのにそんなに熱心になれるでしょうか。思い違いをしないでください。このように、子育ては世界中で最も複雑で難しい仕事だと考えてください。もし、誰か他人が失敗したものをあなたが拾い上げなければならないとしたら、それはもっとやり甲斐のあることなのです。もしこれが全くあなたの想像以上だったら、ペットを飼ってください。でも、もしあなたが自分の人生をスタートしたいと思い、若い人の人生に最も重大な影響を与える存在になりたいと思い、あなたが可能だと考える以上に自分自身について学びたいと思うなら、CSDはあなたと取引しましょう。

第21章　もしもこうだったら、どうなるでしょう

新しく誕生した本
苦労は終わった
疲れた、力が抜け、満足
小さなイボ、もっと磨かなければ
……たぶん、仕事の隠喩

低速ギアで思い巡らしてみると、私たちの社会全体が心的外傷関連の愛着障害に病んでいるのではないかと不思議に思えます。私たちが助けようとしている親たちのように、私たちも社会も、同じ心配事と同じ盲点をもっているのではないでしょうか。

私たちは子どもたちの行動について、まるで彼らの問題がすべて彼らの内部にあるかのように、あるいはテレビやビデオゲームや学校に原因があるかのように反応していて、私たちが彼らをどのようにケアしたら良いのかを考えていないのです。私たちは彼らの恐るべき行動に反応し、彼らの寂しさや痛みを無視しています。私たちは彼らの恐怖、彼らの怒りとこれを呼ぶのです。

私たちは、トークショーやミーティングや法廷で、マントラ（訳注　聖なる祈り）をグループで唱えます……。

なんて恐ろしいのでしょう――私たちはどうすれば良いか知っていることは全部やっています――なんて恐ろしいのでしょう。

……私たちは無意識に祖先のリズムに合わせて恍惚のダンスを踊りながら、まだ誕生していない世代にその動きを手渡しています。

そして、私たちの社会の治療者はどこにいるのでしょう。私たちの自己同一性や行動上の制限を、誰が手伝ってくれるのでしょうか。社会が発している警告麻痺反応や心的外傷の絆を、誰が手伝ってくれるのでしょうか。私たちは、それほど長く頑張れるでしょうか。

そしてもしもこうだったら、どうなるでしょう

もしも企業、教会、産業、政府、ボランティア組織、すべてが参加して、家族のために豊かなプログラムを考案して、優れたプログラムや指導性に対して賞状や承認を与えたら、どうなるでしょう？

もしも家族センターがすべてのコミュニティに発展して、家族活動――スポーツ、庭いじり、冒険旅行、近隣の活動、工芸、木工、配管工事、機械整備、彫刻、陶芸、科学やコンピュータの実験室、芝居、絵画、ダンス、人形芝居教室、ストレス・マネージメント、ヨガ、料理、金銭管理など――に力を入れたら、どうなるでしょう？

もしも脆弱で問題を抱えた家族が、援助され支援されてたちまち元気になるとしたら、どうなるでしょう？

もしも子どもたちへの処遇が何回となく変更されることが、彼らに対する残虐行為なのだと同定されたら、どうでしょう？

もしも子どもたちと家族のための豊かで、楽しくて、教えてくれる、治療的なデイケア・センターが、里子養育のための型にはまらない付属の施設として利用できるとしたら、しかもスタッフは給料が高くて、ベテランの里子養育の職員──賢く、愛らしく、楽しい人びと──であるとしたら、どうでしょう？

もしも子どもたちに適切なケアを提供できないか提供しようとしない親たちに対して、我慢強く愛着を示す子どもたちを永続的に別の家族に処遇し、一方で親たちとの関係をうまく維持しながら、あちらこちらに間違って処遇されないように私たちが支援してゆくとしたら、どうでしょう？

もしもすべての肌の色、年齢、背格好が同じひたむきなベテランの里親がリクルートされ、奨学金が授与され、子どもたちや親たちと一緒のグループワークで訓練されるとしたら、どうでしょう？　そして、その里親たちが近所のセンターに配属され、そこで専門的な相談を受けたり与えたり、研究者がこれらの年長者の知恵を求めているとしたら、どうでしょう？

もしもすべての学校に子どもたちの求めに応じられるカウンセラーがいて、子どもたちの人生の課題である寂しさ、愛、恐怖、喜び、離婚、プライド、葛藤を扱う遊戯グループや活動グループがあるとしたら、どうでしょう？

もしも世界中のリーダーが、世界中の子どもたちや家族たちを元気にする政策に関わるとしたら、どうでしょう？

そして、社会としての私たちが、私たちすべてに属するこの子どもたちと一緒にダンスを踊り、そのなかに私たちの未来があるのだと認識したなら、どうなるでしょう？

寄稿者

T・ナラニ・ウェイホルア・アーキベック（T. Nalani Waiholua Archibeaue, Ph.D.）
臨床心理士。仕事の半分はマウイで個人臨床をし、あとの半分は教えたり、コンサルテーションをしたり、スーパーヴィジョンをしています。

キャサリン・ストーン・エアーズ（Katharine Stone Ayers, D.C.）
心身発達心理士で、ハワイ本島で開業し、デンマーク・ボディナミクス協会で専門的な訓練を行なっています。

ブレア・バローネ（Blair Barone, Psy. D.）
ボストン子ども病院の一般小児科部門およびマサチューセッツ総合病院の心的外傷クリニックで、心理士スタッフとして仕事をしています。

シャロン・K・バウアー（Sharon K. Bauer）
心的外傷、愛着、養子縁組、グリーフ・ワークを専門にしている資格を持つ専門臨床カウンセラー、免許をもつマリッジおよびファミリー・セラピストです。

ラニ・ボーマン（Lani Bowman）
ハワイの地方にある施設で里子たちを育てており、彼女自身もそこで育ちました。

マルセロ・ビアンケディ（Marcelo Bianchedi）
アルゼンチンのブエノスアイレスで、精神分析医として開業しています。

ユリア・ブラウン（Julia Braun）
アルゼンチンのブエノスアイレスで、精神分析医として開業しています。

ヴィオラ・ブロディ（Viola Brody, Ph.D.）
臨床心理士で、発達的遊戯訓練協会準会員の責任者で、フロリダのセントピーターズバーグのエッカード・カレッジの準教授です。

メアリールー・カーソン（MaryLou Carson, L.C.S.W.）
カリフォルニア州ナパで、愛着と心的外傷に関する訓練と治療を専門にしています。

ヤヤ・デ・アンドラード（Yaya de Andrade.）
ブリティッシュ・コロンビア州ヴァンクーバーで登録された心理士で、ハーヴァード医学校心的外傷クリニックでインターンを終えたPh.D.の取得予定者です。

マーク・D・エヴァーソン（Mark D. Everson, Ph.D.）
チャペルヒルにあるノースカロライナ大学で、心理学部の準教授と同学部の幼児期心的外傷と虐待のプログラムの臨床指導教官をしています。

クラウディア・ギブソン（Claudia Gibson）
親子の訪問に関するスーパーヴィジョン、コンサルテーション、法廷での証言などを行なっています。

リチャード・T・ギブソン（Richard T.Gibson, M.D.）
ハワイ大学の小児精神医学の特別研究員です。

ハリエット・グラス（Harriet Glass, M.A., D.T.R.）
ハワイ大学の演劇・ダンス部門の大学院教職員です。

ジュディス・E・オロデンカー（Judith E. Orodenker, A.T.R.）
登録されたアート・セラピストです。

エリアナ・ギル（Eliana Gil, Ph.D.）
アメリカ全土に知れ渡った講演者、作家、臨床家です。

キャロリン・ハン（Carolyn Han, M.A.）
作家およびハワイ大学の教員です。
スティーヴ・ハーヴェイ（Steve Harvey, Ph.D., A.D.T.R., R.D.T., R.P.T./S.）
コロラド州スプリングズの免許を持つ心理士で，全国ダンス，ドラマ，遊戯療法の三部門に登録されています。
サンドラ・ヒューウィット（Sandra Hewitt, Ph.D.）
ツインシティーで個人臨床をしている児童心理士で，十七年間子どもの性的虐待を扱ってきました。
ヴァレリー・アイルズ（Valerie Iles, C.C.W., B.A.A., E.C.E.）
トロントのクレッシェで乳児の精神衛生にかかわるワーカーで，個人臨床をしています。
ジョイシー・ケネディ（Joycee Kennedy, L.C.S.W., B.C.D.）
コロラド州オーロラのハンプデン・アカデミーの責任者をしており，青年期の子どもたちの心的外傷・ストレスからの回復についての研究や治療を専門としています。
ルイス・リーマン（Louis Lehman, Ph.D.）
ワシントン州タコマの総合精神衛生センターのスタッフ治療者で，アメリカ原住民カウンセリング・センターの責任者です。
モリー・リード（Molly Reed, M.A.）
オレゴン州ユージーンの子どもと家族の治療者です。
ジョー・サラ（Jo Salas, M.A., C.M.T.）
元祖プレイバック・シアター社の創立メンバーです。訓練に関する情報は International Playback Theatre Network, P.O.Box 1173, New Paltz, NY 12561 気付で Jo Salas に手紙を書いてください。
フェリクス・サルビ（Felix Sarubbi, C.I.S.W.）
小学校レベルの正規の授業を受ける生徒のための学内カウンセリング・プログラムに携わるスクール・ソーシャルワーカーです。

ルツ・シーツ（Ruth Sheets, R.N., M.A.）
サンフランシスコで小児と家族のための看護師をしています。

ベルナール・W・シグ（Bernard W. Sigg, M.D.）
パリで精神分析医を開業していますが、そこで彼は市立心理療法センターを一九七一年に立ち上げました。

エディス・シグ-ピアット（Edith Sigg-Piatt）
一九七一年来、母国フランスの公立学校で心理教育者をしています。

スチュアート・M・シルバーマン（Stuart M. Silverman, M.D.）
ハワイ大学の精神医学部助教授で、その学部の子ども入院病棟の責任者です。

カレン・シッタール（Karen Sitterle, Ph.D.）
テキサス州ダラスで臨床を行ない、テキサス大学のサウスウェスタン医療センターの臨床スタッフで、しかも災害対応精神衛生チームのコーディネーターです。

ピーター・H・スタートヴァント（Peter H. Sturtevant, C.A.G.S., L.C.P.C.）
メイン州キテリーの公的学校システムでカウンセラーをし、そこで個人臨床もしています。

モリー・ロメール・ウィットン（Molly Rohmer Whitten, Ph.D.）
マイケル・リース病院のスーパーヴァイザー心理士で、子どもの精神衛生に関連した診断や治療やほかの問題の専門家として、シカゴで個人臨床をしています。

ヤン・ウィリアムソン（Jan Williamson, M.F.C.C.）
国際的な子ども問題の個人コンサルタントであり、ヴァージニア州リッチモンドに拠点をおいています。

シャーリーン・ウィンガー（Charlene Winger, D.C.S.）
精神療法家。一九八四年来、主に子どもと子ども時代に性的虐待を受けた大人のサバイバーとの作業に携わっています。

デイヴ・ツィーグラー（Dave Ziegler, M.C., N.C.C., L.P.C., L.M.F.T.）
ＳＣＡＲ／ジャスパー・マウンテン・センターの創立者であり、専務取締役です。

訳者あとがき

今日本では子どもの問題が噴出し、教育、医療、福祉、地域その他いろいろなところで試行錯誤が繰り返されているように見受けられます。このような状況に対して本書は新しい視点と可能性を提供してくれるのではないかと思います。それは「愛着」とその喪失と再構築という視点であり、特に暗中模索の状態が続いているように見える児童虐待の問題とそれへの対処についての道しるべの一つになれるように思います。

本書には「私たちの」子どもたちについて大変重要なことが書かれています。それは、愛着と心的外傷との関連性です。「愛着」という語が使われるようになった経緯・意味・研究についての詳しい説明は他書に譲りますが、愛着とは、「他の人間に対する親密な愛着は人生がその周りをめぐる中軸のようなもの」（ボウルビィ、一九八〇）といった表現があるように、人生のさまざまな場面において私たちの心の中から強さと喜びを引き出し、それと同じ強さと喜びを他者に与える源なのです。つまり私たちに生きる力を与えてくれるほど、愛着とは重要なものなのです。

では、そのような大事なものの形成が阻害されたり、なくなったりした場合に、子どもに何が起きるのでしょうか。本書はそれを教えてくれます。端的に言えば、愛着の妨害や愛着対象の喪失が子どもに心的外傷を引き起こす可能性が大きいこと、外傷的な出来事が愛着関係に大きな影響を及ぼすこと、愛着障害を持った子どもの側にどのような神経発達的、生理学的、心理的、行動的変化が引き起こされるのか、それに対してどのように対処したらよいのかについて書かれています。特に、第2章の警告と麻痺反応モデルは、今までの心的外傷に関する研究と愛着に関する研究を著者が豊かな臨床体験のなかで統合したもので、本書の中心をなしています。続いてそのモデルにもとづいた治療のあり方とその意味づけが述べられ、各章に描かれているさまざまな事例によって具体的に理解される構成となっています。この本を読むことで、特に子どもの問題行動の背後にある複雑なメカニズムについての理解といろいろな対処の方法の可能性について理解が深まることでしょう。

編著者のビヴァリー・ジェームズ女史は日本では余り知られていませんが、クリニカル・ソーシャルワーカーとして臨床家として、またトレーナーとして特に心的外傷を受けた子どもたちの査定および親子再統合を含めた愛着関係再構築を目的とした遊戯療法を実践してきました。ハワイにセラピールーム兼トレーニングの場として、ジェームズ研究所を開いて多くのセラピストを輩出し、またハーヴァード大学のメディカル・スクールで招聘教授として講義もしていました。彼女が理論的な裏付けをしっかり持った卓越した臨床家であることは本書の第1章から第3章にかけて読まれるとよく理解できると思います。

また彼女の児童臨床の分野での知己の広さは寄稿された多くの論文から推測されます。たとえばプレイセラピストとして大変有名なエリアナ・ギルの名前も見えます。プレイバック・シアターのジョー・サラの名前もあります。その即興性と創造性へのゆとり、芸術性そして楽しさを特徴としているプレイバック・シアターですが、筆者は子どもたちのグループはできないものかと、四年ほど前にバサー・カレッジでのワークショップに二週間ほど参加したことがあります。そのときトレーナーでもあったジョーから、子どもに対するときにどのようなことに留意したらよいか、いろいろ教えていただき、手渡された原稿がありました。本書にそれが収録されているのを見つけたときには大変感激しました。そして会ったことはないものの、ジェームズ女史は、普通の大人にはあまり価値がなさそうに思えるもののなかに、じつは子どもにとってとても大切なものがあることを分かっている鋭い感性の持ち主だと、再度身近に感じたことでした。

ジェームズ女史の著書は本書の前に二冊あり、そのうちの一冊 *Treating Traumatized Children*, 1989 は誠信書房から訳書が出版される予定です。本書では、虐待体験のある子どもの解離等を含めた心理的・行動的特徴および個別のセラピーなどについて詳しく取り上げられていないのは、すでにその著作に書かれているからです。

今、日本では、虐待を受けた子どもたちが発見されることが増え、その子どもたちの多くは家族と離れ、施設で生活をしています。このような親と子と対して、再び共に生活できるようになるにはどのようなことが必要なのかについての方法論はまだ確立されていません。本書はそういった親子の再統合に向けて何が必要なのかを示してくれています。筆者は臨床の現場から、親と子の再統合に向けて関係性の改善という視点が見られないことに疑問を抱いてきました。本書は子どもを家庭に戻して良いかどうかの査定や、親子関係の調整をする際にも大変役立つ内容が書かれています。

たとえば、被虐待児のケースによく起こることですが、子どもが希望するからといって、あるいは、親子関係が一見良さそうに見えるために誤った判断をして、子どもを危険な環境に置くというようなことを可能な限り避けるために、第3章の愛着的絆と心的外傷的な絆の違いについてよく認識することが重要であり、愛着査定の方法論として、第4章には子どもと養育者の相互作用を観察したり、描画や記入式の質問票など適切な手だてを使用し、得られた情報を生育歴などの情報のほかに、統合させて判断したりしてゆくことが必要なことがあげられています。そのなかで相互作用の行動観察の方法の一つとしてMIMがあげられています。日本の文化に合わせて使用するおもちゃなど、改善の余地はあるかもしれませんが、小児神経学的発達検査項目もさりげなく入れこまれており、実際に使ってみて、大変役立つという印象を筆者は持っています。

また何らかの事情で里親に養育される場合にも、その関係性を査定する際にも、上記の方法は大変有用性が高いでしょう。また里親と里子の関係性の構築・発展・改善してゆくために役立つ内容が記されていると思います。第16章に書かれている「親子遊戯療法」での里子と里母との関係性の変化は劇的で非常に感動的であるとともに、このような積極的に関係性を変化させるセラピーが可能であることを私たちに教えてくれる意味で、大変重要であると思います。

また主たる愛着対象が一時的に不在であるときなど、補助的な愛着対象として多くの人びとが子どもの成長に貢献できること、またその際に私たちが陥りやすい弱点などについても記述されています。たとえば、養育者が病気や外傷的出来事その他の理由で関わりにくいとき、他の大人たちに関わってもらうことで、子どもはより健康に育っていき、それはとても良いことなのですが、関わる大人たちが、ときには互いに嫉妬心を起こすこともよくあると鋭い指摘をしています。その時にそのことに気づき、子どもの成長に貢献するという本来の目的に添って大人たちが自分の行動を修正することが重要だと述べていることなどです。

本書は私たちにとっては日々の些事と思えるようなことでも、子どもたちにとっては大人との関わりがどんなに大切な意味を持っているかを気づかせてくれるでしょう。また大人による政治や経済、戦争などにも子どもたちは大きく影響を受けていることを改めて教えてくれます。そういう意味で、本書は臨床の専門家だけでなく、もっと多くの大人たちに読んでいただきたいと思います。特に教育や福祉の現場にいる人たち、また政治に関わる方たちにも読んでいただければと願っています。最近、被虐待児専門の里親研修制度ができたと聞きました。本書が被虐待児に関わる方たちにも何らかのお役に立てばと思います。

子どもたちの幸せを願っている多くの人たちが本書から少しでも勇気づけられ、知恵を授けられ、希望を見出してくださることができたならば、訳者としてこれほど幸いなことはありません。

本書の翻訳原稿が完成するに当たり、まず共訳者として、大変優秀な研究者であり、かつまた臨床家でもある高畠克子先生とすばらしいプロの翻訳者である加藤節子先生を得たことは感謝に堪えません。本書の価値を理解してくださり、翻訳を引き受けてくださいました。お二人の情熱がなければこの本が世に出ることはなかったでしょう。

　また個人的なことですけれどもこの本との出会いに関連してお世話になった方がた、渡米のきっかけを作ってくださった「エクスチェンジ・ジャパン」および「日本民間交流センター」の代表秋尾晃正氏、実習生として私を暖かく受け入れ、ジェームズ女史の著書を強く勧めてくださったバトラー・ファミリー・リソースセンターの元ディレクターのエラン・ワルター・ルイス女史とそのスタッフたち、私も含め各国からの貧しい留学生のお世話を献身的にしてくださったオールセインツ・ルーテル教会のキャンパス・ディレクターのミセス・マネル、東京から応援してくださったカウンセリングルーム「窓」の代表早川和子さん、私の家族、また私の担当章の読みづらい点などを快よく指摘してくださった、友人のシスター方、そして訳者の疑問等に大切な時間を割いて応じてくださった多くの方々に心よりお礼を申し上げます。そして出版にこぎ着けるまでにお世話になったヘルスワーク協会の三井富美代さん、最後に、誠信書房編集部の松山由理子さん、皆様には大変お世話になりました。心よりお礼を申し上げます。

平成十五年三月

訳者を代表して　三　輪　田　明　美

邦訳文献

J. ボウルビィ『愛着行動　新版』黒田実郎他訳，岩崎学術出版社，1991

J. ボウルビィ『分離不安　新版』黒田実郎・岡田洋子・吉田恒子訳，岩崎学術出版社，1977

J. ボウルビィ『母子関係の理論新版』（改訂増補版）黒田実郎他訳，岩崎学術出版社，1991

J. ボウルビィ『愛情喪失』黒田実郎他訳，岩崎学術出版社，1981

D. M. ドノヴァン ＆ D. マッキンタイア『トラウマをかかえた子どもたち――心の流れに沿った心理療法』西澤哲訳，誠信書房，2000

E. H. エリクソン『幼児期と社会』仁科弥生訳，みすず書房，1977

ジュディス・L. ハーマン『心的外傷と回復　増補版』中井久夫訳，みすず書房，1999

ジュディス・L. ハーマン『父－娘　近親姦』斎藤学訳，2000

エリアナ・ギル『虐待を受けた子どものプレイセラピー』西澤哲訳，誠信書房，1997

ハウァード・M. ノフ ＆ H. トンプソン・プラウト『学校画・家族画ハンドブック』加藤孝正・神戸誠訳，金剛出版，2000

R. J. リフトン『現代（いま）、死にふれて生きる――精神分析から自己形成パラダイムへ』渡辺牧・水野節夫訳，有信堂高文社，1989

S. ミルグラム『服従の心理――アイヒマン実験』（改訂版新装）岸田秀訳，河出書房新社，1995

シンシア・モナハン『傷ついた子供の心の癒し方――子供は助けを求めている』青木薫訳，講談社，1995

マイケル・ラター『母親剝奪理論の功罪――マターナル・デプリベーションの再検討』北見芳雄・佐藤紀子・辻祥子訳，誠信書房，1979

マイケル・ラター『続・母親剝奪理論の功罪』北見芳雄・佐藤紀子・辻祥子訳，誠信書房，1984

D. N. スターン『乳児の対人世界』理論編・臨床編，小此木啓吾・丸田俊彦監訳，岩崎学術出版社，1989，1991

Steinhauer, P. D. (1991). *The least detrimental alternative: A systematic guide to case planning and decision making for children in care*. Toronto: University of Toronto Press.

Stern, D. N. (1985). *The interpersonal world of the infant: A view from psychoanalysis and developmental psychology*. New York: Basic Books.

Straker, G., Moosa, F., Becker, R., & Nkwale, M. (1992). *Faces in the revolution*. Athens, OH: Ohio University Press.

Terr, L. (1981). Forbidden games: Post-traumatic child's play. *Journal of the American Academy of Child Psychiatry, 20*, 741–760.

Valliant, G. E. (1985). Loss as a metaphor for attachment. *American Journal of Psychoanalysis, 45*(1), 59–67.

van der Kolk, B. A. (Ed). (1984). *Post traumatic stress disorder: A psychological and biological sequelae*. Washington, DC: American Psychiatric Press.

van der Kolk, B. A. (Ed.). (1987). *Psychological trauma*. Washington, DC: American Psychiatric Press.

van der Kolk, B. A. (1989). The compulsion to repeat the trauma: Re-enactment, re-victimization, and masochism. *Psychiatric Clinics of North America, 12*(2), 389–406.

Vernberg, E. M. & Vogel, J. M. (1993). Part I: Children's psychological responses to disasters. *Journal of Clinical Child Psychology*, vol 22, No. 4, 464–484.

Vernberg, E. M. & Vogel, J. M. (1993). Part 2: Interventions with children after disasters. *Journal of Clinical Child Psychology*, vol 22, No. 4, 485–498.

Williamson, J. & Moser, A. (1988). *Unaccompanied Children in Emergencies: A field guide for their care and protection*. International Social Service: Geneva, Switzerland.

Williamson, J. G. (1989). *UNHCR Guidelines on Refugee Children*. UNHCR: Geneva, Switzerland.

Winnicott, D. (1960). *The maturational process and the facilitating environment*. New York: International Universities Press.

第17章 文 献

Barnum, K. E., & Brazelton, T. B. (1991). *Touch: The foundation of experience*. New York: International University Press.

Brody, V. A., Fenderson, C., & Stephenson, S. (1976). *Sourcebook for developmental play*. Treasure Island, FL: Developmental Play Training Associates.

Brody, V. A. (1978). Developmental Play: A relationship-focused program for children. In *Child Welfare, 58*(9).

Buber, Martin (1958). *I and thou*. New York: Charles Scribner.

Monahon, C. (1993). *Children and trauma: A parent's guide to helping children heal.* Boston: Lexington Books/Macmillan.

Nathanson, D. L. (1992). *Shame and pride: Affect, sex, and the birth of self.* New York: W. W. Norton.

Perry, B. D. (1994). Neurobiological sequelae of childhood trauma: Post-traumatic stress disorders in children. In M. Murberg (Ed.), *Catecholamines in PTSD.* (pp. 233–255). Washington: American Psychiatric Press.

Perry, B. D. (1993). Medicine and psychotherapy: Neurodevelopment and the neurophysiology of trauma. *The Advisor,* 6, 1–18.

Phimister, M. (1993). Personal communication.

Plenk, A. M. (1993). *Helping young children at risk.* Westport, CT: Praeger Publishers.

Pynoos, R. S., & Eth, S. (1986). Witness to violence: The child interview. *Journal of American Academy of Child Psychiatry,* 25, 306–319.

Pynoos, R. S., & Nader, K. (1988). Psychological first aid and treatment approaches to children exposed to community violence: Research implications. *Journal of Traumatic Stress Studies,* 1, 445–473.

Reynolds, W. M. (1987). Reynolds Child Depression Scale (RCDS) and Reynolds Adolescent Depression Scale (RADS), Psychological Assessment Resources.

Robertson, J. (1957) Film: *A two year old goes to hospital.*

Rutter, M. (1980). Parent-child separation: Psychological effects on the children. In S. Harrison & J. McDermott (Eds.), *New directions in child psychotherapy.* (pp. 323–353) New York: International Universities Press.

Rutter, M. (1981). *Maternal deprivation reassessed.* Harmondsworth, England: Penguin Books.

Rutter, M., Cox, A., Tupling C., Berger, M., & Yule, W. (1975). Attainment and adjustment in two geographical areas: I. The prevalence of psychiatric disorder. *British Journal of Psychiatry, 126,* 493–509.

Sameroff, A. J., & Emde, R. N. (Eds.). (1989). *Relationship disturbances in early childhood.* New York: Basic Books.

Salas, J. (1993). *Improvising Real Life: Personal story in Playback Theatre.* Dubuque, Iowa: Kendall/Hunt.

Seligman, M. E. P. (1970). On the generality of the laws of learning. *Psychological Review, 77,* 406–418.

Solnit, A. J., Nordhaus, B. F., & Lord, R. (1992). *When home is no haven.* New Haven: Yale University Press.

Spitz, R. (1947) Film: *Grief: A peril in infancy.*

Sroufe, L. A. (1989). *Pathways to adaptation and maladaptation: Psychopathology as developmental deviation.* Paper presented at the Rochester Symposium on Developmental Psychopathology, Rochester, NY.

Sroufe, L. A., & Rutter, M. (1984). The domain of developmental psychology. *Child Development, 55,* 17–29.

versity of Chicago Press.
Herman, J.L. (1992). *Trauma and recovery*. New York: Basic Books.
Hornstein, N.L. (1989, January). *MPD and dissociation in children, adolescents, and families: Development, diagnosis, and intervention*. Paper presented at Shepard Pratt Hospital, Baltimore, MD.
Horowitz, M. J. (1976). *Stress response syndromes*. New York: J. Aronson.
Izard, C. E., Haynes, O., Chisholm, G., & Baak, K. (1991). Emotional determinants of mother-infant attachment. *Child Development, 62*, 906.
James, B. (1989). *Treating traumatized children*. Boston: Lexington Books/ Macmillan.
James, B., & Nasjleti, M. (1983). *Treating sexually abused children and their families*. Palo Alto, CA: Consulting Psychologists Press.
Jernberg A. & Booth, P. (1979). Marschach Interaction Method (MIM), Theraplay Institute.
Kagan, J. *The nature of the child*. New York: Basic Books.
Katz, L. (1987). An overview of current clinical issues in separation and placement. *Child and Adolescent Social Work, 4*, 3–4.
Knoff, H. M., & Prout, H. T. (1989). Kinetic Drawing System for Family and School, Western Psychological Corporation.
Krystal, H. (1988). *Integration and self healing: Affect, trauma, alexithymia*. Hillsdale, NJ: Analytic Press.
Krystal, H., & Neiderland W. (1968). Clinical observations of the survivor syndrome. In H. Krystal (Ed.), *Massive psychic trauma*. (pp. 327–348). New York: International University Press.
Lewis, J. (1952). The humanitarian theory of punishment. *Res Judicata, 6*, 224–228.
Lifton, B. J. (1979). *Lost and Found: The adoption experience*. New York: Harper & Row.
Lifton, R. J. (1976). *The life of self*. New York: Simon & Schuster.
Lifton, R. J. (1979). *The broken connection*. New York: Simon & Schuster.
Lindemann, E., (1944). Symptomology and management of acute grief. *American Journal of Psychiatry*, 101, 141–148.
Main, M., & Solomon, J. (1986). Discovery of new insecure-disorganized/disoriented attachment pattern. In M. Yogman & T. B. Brazelton (Eds.), *Affective development in infancy*. (pp. 95–124) Norwood, NJ: Ablex.
Mc Dougal, J. (1982). Alexithymia, psychosomatosis and psychosis. *International Journal of Psychoanalytic Psychotherapy*. 9:377–388.
Milgram, S. (1974). *Obedience to authority*. New York: Harper & Row.
Miller, L. C. (1989). Louisville Behavior Checklist (LBC), Western Psychological Corporation.
Mills, J. C., & Crowley, R. J. (1986). *Therapeutic metaphors for children and the child within*. New York: Bruner/Mazel.

tal-contextual approach. New York: W. W. Norton.

Dugan, T. F., & Coles, R. (1989). *The child in our times: Studies in the development of resiliency*. New York: Bruner/Mazel.

Erikson, E. H. (1963). *Childhood and society*. New York: W. W. Norton.

Erickson, F., Korfmacher, J., & Egeland, B. (1992). Attachments past and present: Implications for therapeutic intervention with mother-infant dyads. *Development and Psychopathology, 4*, 495–507.

Eth, S., & Pynoos, (Eds.). (1985). *Post traumatic stress disorder in children*. Washington: American Psychiatric Press.

Figley, C. R. (Ed.). (1985). *Trauma and its wake*. New York: Bruner/Mazel.

Fraiberg, S. (1980). *Clinical studies in infant mental health*. New York: Basic Books.

Fraiberg, S., Adelson, F., & Shapiro, V. (1975). Ghosts in the nursery: A psychoanalytic approach to the problems of impaired mother-infant relationships. *Journal of the American Academy of Child Psychiatry*, 14, 378–421.

Garbarino, J., Kostelny, K., & Dubrow, N. (1991). *No place to be a child*. Boston: Lexington Books.

Garbarino, J., Scott, F. M., Faculty Erickson Institute (1992). *What children can tell us*. San Francisco: Jossey-Bass.

Gil, E. (1983). *Outgrowing the pain*. Rockville, MD: Launch Press.

Gil, E. (1992). *The healing power of play*. Rockville, MD: Launch Press.

Goldberg, S. (1990). Attachment in infants at risk: Theory, research, and practice. *Infants and Young Children, 2*(4), 11–20.

Harris, D. B. (1963), Goodenough-Harris Drawing Test (Draw-a-Man), Psychological Corporation.

Greenberg, M. T., Cicchetti, D., & Cummings, E. M. (Eds.). (1990). *Attachment in the preschool years: Theory, research, and intervention*. Chicago: University Chicago Press.

Greenspan, S. J., & Lieberman, A.F. (1988). A clinical approach to attachment. In J. Belsky & T. Nezworski (Eds.), *Clinical implications of attachment*. (pp. 387–424) Hillsdale, NJ: Lawrence Erlbaum.

Hacker, F. J. (1976). *Crusaders, criminals, and crazies: Terror and terrorism in our times*. New York: W. W. Norton.

Hall, D. K. (1993). *Assessing Child Trauma*. Toronto: Institute for the Prevention of Child Abuse.

Hamada, R. S. (1993). *Children of hurricane Iniki: Effects of evacuation and school intervention*. Paper presented at annual meeting of the American Academy of Child & Adolescent Psychiatry, San Antonio, Texas.

Harmon, R. J., Morgan, G. A., & Glicken, A. D. (1984). Continuities and discontinuities in affective and cognitive-motivational development. *Child Abuse and Neglect, 8*, 157–167.

Helfer, R. E., & Kempe, C. H. (Eds.). (1968). *The battered child*. Chicago: Uni-

Brazelton, T. B., Koslowski, B., & Main, M. (1974). The origin of reciprocity: The early mother-infant interaction. In M. Lewis & L. A. Rosenblum (Eds.), *The effect of the infant on its caregiver* (pp. 49–76), New York: Wiley.

Buber, M. (1958). *I and thou*. New York: Charles Scribner.

Buck, J.N. (1966). House-Tree-Person (H-T-P) Projective Technique, Western Psychological Corporation.

Carlson, C., Cicchetti, D., Barnett, D., & Braunwald, K. (1989). Disorganized/disoriented attachment relationships in maltreated infants. *Developmental Psychology, 25*(4), 525–531.

Carson, M. (1989). *On the safe side*. Sacramento, CA.: California Services for Children.

Carson, M., & Goodfield, R. (1988). The Children's Garden Attachment Model. In R. W. Small & F. J. Alwon (Eds.), *Challenging the limits of care*. pp. 115–126 Needham, MA: Albert Trieschman Center.

Cicchetti, D. (1984). The emergence of developmental psychopathology. *Child Development, 55*, 1–7.

Clark, R. (1985), Early Relational Assessment, Parent-Infant Relationship Global Assessment of Functioning-Scale Diagnostic Work Group of Zero To Three, National Center for Clinical Infant Programs.

Coles, R. (1967). *Children of crisis: A study of courage and fear*. Boston: Atlantic Monthly Press.

Conners, C. K. (1973). Conners' Rating Scales, Western Psychological Corporation.

Cook, D. (1991). Shame, attachment, and addictions: Implications for family therapists. *Contemporary Family Therapy, 13*, 405.

Crittenden, P. M. (1981). Abusing, neglecting, problematic, and adequate dyad: Differentiating by patterns of interaction. *Merrill-Palmer Quarterly, 27*(3), 201–218.

Crittenden, P.M. (1987). Relationships at risk. In J. Belsky & T. Nezworski (Eds.), *Clinical implications of attachment*. Hillsdale, (pp. 136–174) NJ: Erlbaum.

Crittendon, P. M., & Ainsworth, M. D. (1989). *Child maltreatment*. In D. Cicchetti & V. Carlson (Eds.), New York: Cambridge University Press.

Crittenden, P. M. (1992). Children's strategies for coping with adverse home environments: An interpretation using attachment theory. *Child Abuse and Neglect, 16*, 329.

Derogatis, L. R. (1990), Symptom-Checklist-90-Revised (SCL-90R), National Computer System.

Derogatis, L. R. (1992), Brief Symptom Inventory, National Computer System.

de Young, M. & Lowry, J. A. (1992). Traumatic bonding: Clinical implications in incest. *Child Welfare, 71*, 165.

Donovan, D. M., & McIntyre, D. (1990). *Healing the hurt child.: A developmen-*

文　　献

Achenbach, T. & Edelbrock, C. (1979). Child Behavior Checklist.

Ainsworth, M. D. S., Blehar, M.C., Waters, E., & Wall, S. (1978). *Patterns of attachment: A psychological study of the strange situation*. Hillsdale, NJ: Lawrence Erlbaum.

Armsworth, M. W., & Holaday, M. (1993). The effects of psychological trauma on children and adolescents. *Journal of Counseling and Development*, V 72, 49–56.

Barnard, K. E. (1988). Nursing Child Assessment Satellite Training (NCAST) Assessments: Community Life Skills Scale, Difficult Life Circumstance Scale, Network Survey, My Family and Friends Scale: Teenage Version, Parent-Child Interaction Scales.

Barnum, K. E., Brazelton, T. B. (1991). *Touch: The foundation of experience*. New York: International University Press.

Basch, M. F. (1988). *Understanding psychotherapy: The science behind the art*. New York: Basic Books.

Belsky, J. (1990). Parental and non-parental child care and children's socioemotional development: A decade in review. *Journal of Marriage and the Family, 54*, 885.

Belsky, J., & Nezworski, T. (1988). *Clinical implications of attachment*. Hillsdale, NJ: Lawrence Erlbaum.

Blacher, J., & Meyers, C. E. (1983). A review of attachment formation and disorder of handicapped children. *American Journal of Mental Deficiency, 87*, 359.

Bowlby, J. (1960). Separation anxiety. *International Journal of Psychoanalysis*, 41, 89–113.

Bowlby, J. (1969). *Attachment and Loss*. Vol. 1, *Attachment*. New York: Basic Books.

Brody, V. A. (1993). *The Dialogue of Touch: Developmental play therapy*. Treasure Island, Florida: Brody and Associates.

Brody, V. A., Fenderson, C., & Stephenson, S. (1976). *Sourcebook for developmental play*. Treasure Island, FL: Developmental Play Training Associates.

Bowlby, J. (1980). *Attachment and loss*. Vol. 3, *Loss: Sadness and depression*. New York: Basic Books.

訳者紹介

三輪田　明美（みわだ　あけみ）【第５～８章，15～16章】

1976年　早稲田大学第一文学部卒業

1989年から　スリッパリーロック大学大学院，ワイオミング州立大学大学院で農学，オハイオ州立大学大学院で日本言語学文学を学ぶ

1995年　スリッパリーロック大学大学院カウンセリング心理学専攻修士課程修了

1996年　ピッツバーグ大学大学院教育学部博士課程中退

現　在　精神科心理セラピスト，離別・死別を体験した子供と家族のためのサポートグループ「あそぼ」代表及びディレクター，NPO 法人グリーフケアサポートプラザ理事

共著書　斎藤学編『児童虐待臨床編』金剛出版

高畠　克子（たかばたけ　かつこ）【序章，第１～４章，第17～21章】

1968年　東京大学文学部卒業

1991年　ハーバード大学大学院修士課程修了

現　在　武庫川女子大学大学院（教育研究所）教授
臨床心理学・コミュニティ心理学

共著書　西山詮編著『リエゾン精神医学の実際』新興医学，山本和郎・原裕視・箕口雅博・久田満『臨床・コミュニティ心理学――臨床心理学的地域援助の基礎知識』ミネルヴァ書房，波田あい子・平川和子編『シェルター――女が暴力から逃れるために』青木書店，高畠克子・渡辺智子『ストーカーからあなたを守る本』法研，山本和郎編『臨床心理的地域援助の展開』培風館，下山晴彦・丹野義彦『講座臨床心理学１』東京大学出版会，吉岡隆・高畠克子『性依存』中央法規

訳　書　シェフ，A.W.『嗜癖する人間関係――親密になるのが怖い』誠信書房

加藤　節子（かとう　せつこ）【第９～14章】

1962年　津田塾大学英文学部卒業

現　在　翻訳（英語およびデンマーク語）

訳　書　スザンヌ・ブレガー『フレッシュクリーム』（デンマーク語より訳出）あむすく

ビヴァリー・ジェームズ編著
心的外傷を受けた子どもの治療——愛着を巡って

2003年 4月30日 第1刷発行
2004年 6月25日 第3刷発行

三輪田 明美
訳 者 高畠克子
加藤節子
発行者 柴田淑子
印刷者 芳山光雄

発行所 株式会社 **誠信書房**
〒112-0012 東京都文京区大塚3-20-6
電話 03 (3946) 5666
http://www.seishinshobo.co.jp/

芳山印刷 協栄製本 落丁・乱丁本はお取り替えいたします

ISBN4-414-40294-8 C3011

二次的外傷性ストレス

B. H. スタム編
小西聖子・金田ユリ子訳

●臨床家，研究者，教育者のためのセルフケアの問題　トラウマをもつ人をケアすることは，自分自身がまた傷つくことでもある。外傷性ストレスがケアの対象として定着した米国では，ケアを行う者への支援が重要な課題となっている。本書は，二次的外傷性ストレスの予防と治療という新たな問題について，米国のトラウマ研究や臨床に関わる第一線の執筆陣が，あらゆる角度から議論を展開している。

すいせん

PTSDの治療にあたるケア提供者たちを支えるにはどのようにすればよいか――最新情報を満載した臨床家必読の書。

ペンシルヴァニア大学心理学教授
マーティン・セリグマン

すいせん

本書は，外傷性ストレスの領域における画期的な書であり，代理トラウマ，二次的トラウマの理解に貢献した数々の研究の初の集大成である。トラウマ・サバイバーに関わるケア提供者はぜひ読まれたい。

国立PTSDセンター研究員・臨床心理士
フランク W. ウェザーズ

すいせん

カウンセラーは，なぜ時に力を発揮し，時に窮したりするのか。本書は，その原因について，実践面及び私生活面から多角的に迫っていく。カウンセリングに携わる者にとっての座右の書。

国際トラウマ・カウンセラー協会会長
トム・ウィリアムズ

目　次

A5判上製362P　定価4725円(税5%込)

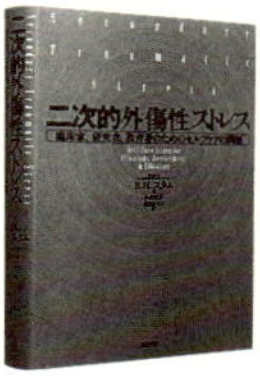

誠 信 書 房